Erkrankungen der Kieferhöhle

Symposium, Fuschl,
26.–29. September 1985

Herausgegeben von
G. Watzek und M. Matejka

Springer-Verlag Wien New York

Prof. Dr. Georg Watzek
Doz. Dr. Michael Matejka
Abteilung für zahnärztliche Chirurgie
Universitätsklinik für Zahn-, Mund- und Kieferheilkunde, Wien, Österreich

Softcover reprint of the hardcover 1st edition 1986

Mit 113 zum Teil farbigen Abbildungen

ISBN-13:978-3-7091-8834-7 e-ISBN-13:978-3-7091-8833-0
DOI: 10.1007/978-3-7091-8833-0

Vorwort

Erkrankungen der Kieferhöhle, ihre Diagnostik und Therapie werden sowohl von Hals-, Nasen-, Ohrenärzten als auch von Fachärzten für Zahn-, Mund- und Kieferheilkunde, und hier wieder besonders von seiten der Kiefer- und Gesichtschirurgen, als wesentlicher Teil des jeweiligen Fachgebietes angesehen. Die zentrale Stellung des Sinus maxillaris mit seinen engen Beziehungen sowohl zur Nasenhöhle als auch zum Kiefer und den Zähnen rechtfertigt und verlangt das Interesse beider Fachdisziplinen für diese Region. Ihre Darstellung in entsprechenden fachbezogenen Lehrbüchern ist meist recht einseitig. Außerdem kam es im Lauf der letzten Jahre durch Fortschritte der Diagnostik und durch Änderung des chirurgischen Therapiekonzeptes entzündlicher Kieferhöhlenerkrankungen zu einem teilweisen Wandel in der Wertung und Behandlung von Kieferhöhlenaffektionen. Dies waren naheliegende Gründe, als Hauptthema der 1. Tagung der Arbeitsgemeinschaft für zahnärztliche Chirurgie und Mund-, Kiefer- und Gesichtschirurgie der ÖGZMK in Fuschl die „Erkrankungen der Kieferhöhle" zu wählen. Die Auswahl der Vorträge erfolgte derart, daß der Leser des nun vorliegenden Buches einen Überblick über die Physiologie, Pathologie, Diagnostik, Traumatologie, Onkologie und Therapie von Entzündungen sowie die dentoalveoläre Chirurgie im Kieferhöhlenbereich erhält. Die entsprechenden Übersichtsartikel werden dabei jeweils durch Ergebnisse spezifischer wissenschaftlicher Untersuchungen ergänzt. Obwohl auch die rhinologischen Aspekte eingehend besprochen werden, stehen insgesamt jedoch die zahnärztlich-chirurgische und kieferchirurgische Betrachtungsweise und deren Interessensschwerpunkte im Vordergrund.

Den Vortragenden sei für die Überlassung der Manuskripte und ihre Mitarbeit gedankt. Besonderer Dank gebührt dem Springer-Verlag Wien für die ausgezeichnete Ausstattung dieses Buches.

Wien, im Winter 1986

G. Watzek
M. Matejka

Inhaltsverzeichnis

Entwicklung, Makro- und Mikromorphologie der Kieferhöhle

H. Plenk Jr.[1] und *M. Tschabitscher*[2]

[1] Laboratorium für Stützgewebe- und Biomaterialforschung
(Leiter: Prof. Dr. H. Plenk)
am Histologisch-Embryologischen Institut
(Vorstand: Prof. Dr. H. G. Schwarzacher)
[2] Anatomisches Institut I
(Vorstand: Prof. Dr. W. Firbas)
der Universität Wien

Mit 9 Abbildungen

Zusammenfassung

Die Entwicklung der Kieferhöhle beginnt etwa im 3. Fetalmonat mit einer lateralen Aussackung des Epithels im primitiven mittleren Nasengang, zugleich mit ähnlichen Entwicklungen von Siebbeinzellen und Stirnhöhlen. Die bis zur Geburt nur etwa erbsengroße Aussackung der Kieferhöhle kann sich dann weiter in der knöchernen Anlage des Oberkieferbeines ausbreiten, wenn die Milchzähne durchgebrochen sind. Ihre endgültige Form und Ausdehnung erhält die Kieferhöhle erst mit dem Durchbruch des Dauergebisses bis zum Erwachsenenalter und noch später. Durch diese Beziehung zu den Zähnen, durch die lange Entwicklungsdauer, und durch die unterschiedliche Beteiligung der angrenzenden Knochen am Wandaufbau ergeben sich eine oft hochgradige Variabilität in Form und Ausdehnung sowie eine häufige Seitenungleichheit der Kieferhöhlen. Mikroskopisch-anatomisch ist die Kieferhöhle wie die Nasenhöhle ausgekleidet, genauere topographische Befunde liegen aber bisher nicht vor.

Summary

The Maxillary Sinus-Development, Gross and Microscopic Morphology. The development of the maxillary sinus begins during the third fetal month with a lateral epithelial pouch in the primitive meatus nasi medius together with similar pouchings for the anlage of the ethmoid cells and the frontal sinus. Until birth the maxillary sinus is pea-sized, but starts growing into the maxillary bone as the decidual teeth erupt. Its final shape and dimensions are only reached with the second permanent dentition at adult age and later. Due to the relation to teeth, the long period of development, and to different contributions of neighbouring bones to the sinus wall the shape and dimensions of the maxillary sinus show considerable intra- and interindividual variability. Microscopically, the lining of the maxillary sinus resembles that of the nasal cavity, but detailed topographical descriptions are still lacking.

Schlüsselwörter: Kieferhöhle, Entwicklung, makroskopisch-mikroskopische Anatomie.

Keywords: Maxillary sinus, development, gross and microscopical anatomy.

Die Existenz eines beidseitigen Hohlraumes in den Oberkieferknochen war schon Galenus bekannt, genauer beschrieben wurde eine Kieferhöhle jedoch zum ersten Mal vom britischen Arzt Dr. Nathaniel Highmore im Jahre 1651 (Schaeffer, 1910). Bei dieser Beschreibung in der Krankengeschichte einer Patientin handelte es sich aber offensichtlich um eine besonders ausgedehnte Kieferhöhle (Sinus maxillaris, Antrum Highmori), da das bestehende Empyem durch die Extraktion des Eckzahnes entleert werden konnte. In der Folge wurde deshalb häufig vergeblich ein ähnlicher Eingriff versucht, denn die Form und Größe der Kieferhöhle variiert sowohl zwischen den beiden Seiten desselben Individuums, als auch zwischen verschiedenen Individuen ganz erheblich. Der Beschreibung der Makro- und Mikromorphologie der „normalen“ Kieferhöhle soll daher eine Erörterung der Entwicklungsvorgänge vorangestellt werden, um das Verständnis für diese Variabilität zu erleichtern.

Die Entwicklung der Kieferhöhlen

Die ersten Anzeichen für die Entwicklung der Kieferhöhlen zeigen sich etwa in der 10. Fetalwoche als seitliche Ausbuchtungen in den zu dieser Zeit schon vollständig von der Mundhöhle abgetrennten Nasenhöhlen. Diese lassen bereits die Anlagen der mittleren und unteren Nasenmuscheln erkennen, und im vorderen Anteil des primitiven Meatus nasi medius ist bei einem etwa 90 Tage alten Fetus eine epitheliale Aussprossung zu sehen (Abb. 1), die eventuell auch zweimal hintereinan-

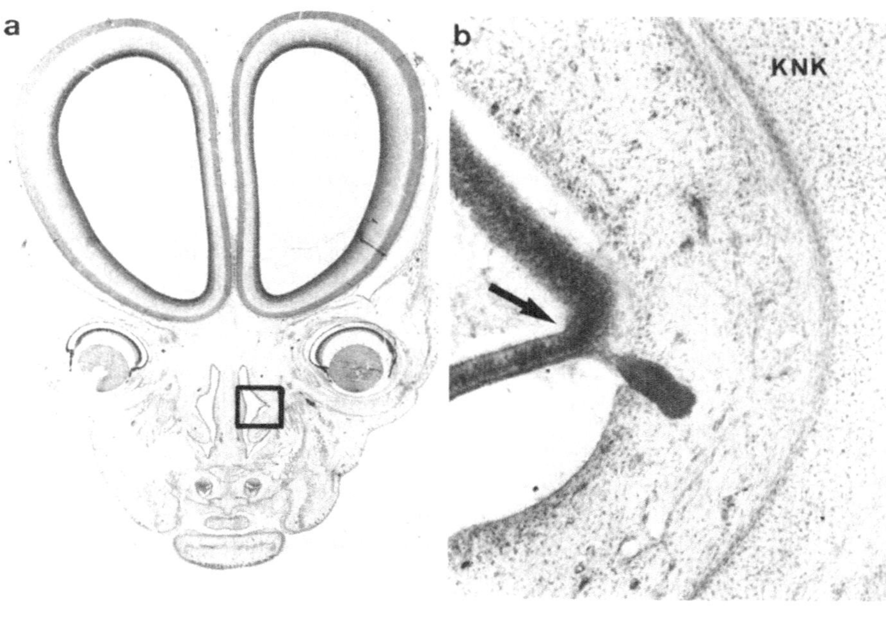

Abb. 1 a und b. Frontalschnitt vom Kopf eines etwa 90 Tage alten menschlichen Fetus (E 6, SSL 87 mm, Kernechtrotfärbung, Vergr. *a* 5 ×, *b* 100 ×. Hochstetter-Sammlung, Anatomisches Institut, Universität Wien). Die Region des mittleren Nasenganges ist seitlich ausgebuchtet und zeigt auf der rechten Seite (Rechteck siehe b) eine Epithelaussprossung als erste Anlage der Kieferhöhle (Pfeil). *KNK* knorpelige Nasenkapsel der gefunden werden kann (Schaeffer, 1910). Da die Position dieser Aussprossung exakt der Lage des späteren Hiatus semilunaris und damit des Kieferhöhlenzuganges entspricht, bringt Schaeffer (1910) solche Doppelaussprossungen mit der Zweiteilung des Hiatus semilunaris oder des Ostium maxillare in Beziehung, könnte sich dadurch aber auch die teilweise oder vollständige Zweiteilung einer Kieferhöhle erklären. Während die Aussackungen der späteren Kieferhöhlen nach seitlich und unten vorwachsen, kommt es in der gleichen Gegend auch zu epithelialen Aussackungen nach seitlich-oben sowie nach vorne-oben, woraus sich die Siebbeinzellen (vor allem die Bulla ethmoidalis) sowie die Stirnhöhlen entwickeln werden. Auch nach hinten erfolgt eine Aussackung als Anlage der Keilbeinhöhle. Zu diesem Zeitpunkt ist die gesamte Nasenhöhlenanlage von einer knorpeligen, sogenannten Nasenkapsel umgeben, die auch die Grundlage für das Septum nasale, die Nasenmuscheln und den Processus uncinatus des späteren Siebbeines bildet. Die Ausbildung dieses Fortsatzes führt zu einer annähernd sagittal stehenden Trennwand (siehe Abb. 2), die den zunächst weiten gemeinsamen Zugang zu den obengenannten Aussackungen einengt und schließlich den unteren Rand des Hiatus semilunaris bildet. Obwohl das weitere Wachstum dieser Schleimhautaussackungen in unterschiedlichen Zeiträumen erfolgt — die Stirnhöhlen, aber auch die Kieferhöhlen erreichen erst nach der Geburt nennenswerte Größe —, ist diese gemeinsame Ausgangssituation die Erklärung für die klinisch bedeutsamen

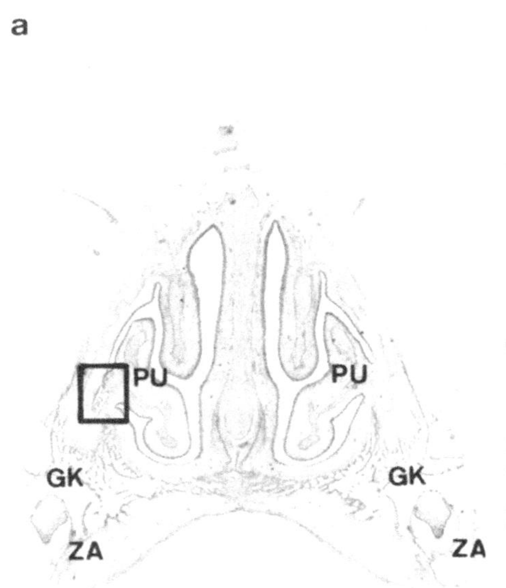

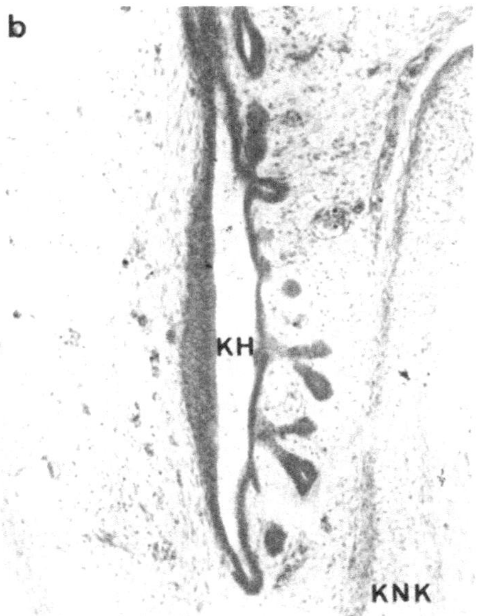

Abb. 2a und b. Frontalschnitt durch die Nasenregion eines etwa 100 Tage alten menschlichen Fetus (Ha 9, SSL 102 mm, Kernechtrotfärbung, Vergr. *a* 7×, *b* 100×. Hochstetter-Sammlung, Anatomisches Institut, Universität Wien). Der Zugang zur Anlage der Kieferhöhle (KH), die multiple Epithelaussprossungen zeigt (Rechteck siehe b), ist bereits durch den Proc. uncinatus (*PU*) eingeengt. *KNK* knorbelige Nasenkapsel, *GK* Geflechtknochenbälkchen der Anlage des Oberkieferbeines, *ZA* (Milch-)Zahnanlagen direkten oder indirekten Kommunikationen der Nasennebenhöhlen im Infundibulum ethmoidale.

Unabhängig von diesem knorpeligen Nasengerüst entstehen um die Augenanlage, lateral von der Nasenkapsel, und in den beiden schon vereinigten Gaumenfortsätzen Knochenbälkchen durch direkte (auch „desmale" oder „membranöse") Ossifikation. In diese Anlage des Oberkieferbeines, die an ihrer unteren Zirkumferenz schon die Zahnanlagen enthält, wachsen die Schleimhautaussackungen der Kieferhöhlen nach seitlich-unten vor. Dabei werden zunächst die knorpelige Nasenkapsel und dann auch bereits gebildete Knochenstrukturen resorbiert. Andererseits verschwindet aber auch zum größten Teil das knorpelige Nasengerüst (ähnlich wie der Meckelsche Knorpel in der Unterkieferanlage), und unabhängig davon gebildetes Knochengewebe übernimmt die Stützfunktion im Septum, den Nasenmuscheln, und den benachbarten Knochenanlagen (Siebbein, Tränenbein, Gaumenbein).

Als Weidenreich (1924) die Prinzipien dieser Umbauvorgänge in dieser Schädelregion analysierte, kam er zu durchaus heute noch gültigen biomechanischen Erklärungen für die Ausrichtung der endgültigen Knochenstrukturen um die Nasennebenhöhlen. Er lehnte die bis dahin vorgebrachte Theorie, die Nebenhöhlen entstünden einfach durch das Nachgeben der Umgebung auf das „Aufblähen" der Nasenhöhle, ab und führte die Nasennnebenhöhlen-Entstehung auf Vorgänge zurück, die auch die Pneumatisation von Skelettabschnitten bei Vögeln erklären können. Im Zuge des Mittelgesichtswachstums entfernt sich der Gehirnschädel von den zahntragenden Alveolarfortsätzen der Oberkieferknochen, und zur Abstützung bleiben nach oben etwas auseinanderweichende knöcherne Pfeilerstrukturen erhalten (die laterale Nasen- und mediale Orbitalwand, die laterale Orbitalwand und das Jochbein, der vertikale Gaumenbeinfortsatz und der Proc. pterygoideus), die nur durch mehr oder weniger vollständige, dünne Knochenwände verbunden werden. In diesen, mechanisch sozusagen „toten" Raum kann sich nach Resorption der nun unnötigen primären Knochenstrukturen die Kieferhöhle ausweiten. Ähnliches gilt für die Siebbeinzellen und die Stirnhöhlen, so daß hier unter Einsparung von Knochenmaterial (= Gewichtsersparnis) ein System von „toten Räumen" zwischen den Nasentunnel, die Augentrichter (Orbitae) und die Gehirnkapsel eingeschaltet erscheint (Weidenreich, 1924), das architektonische Bedeutung hat und nicht nur durch mehr oder weniger zufälliges Nachgeben gegen eine sich aufblähende Nasenhöhle entstanden sein kann.

Die hier geschilderten Wachstumsvorgänge spielen sich jedoch vornehmlich nach der Geburt ab, da sich beim Neugeborenen die Zahnanlagen des Oberkiefers praktisch noch direkt unter der Orbita befinden (Krmpotić-Nemanić et al., 1985). Die Ausdehnung der Kieferhöhlen zu diesem Zeitpunkt wird als etwa „erbsengroß" beschrieben (Schaeffer, 1910; Weidenreich, 1924), und ihre Größe nimmt erst dann merklich zu (siehe Abb. 3 und 4), wenn die im Oberkieferbein angelegten Milchzähne durchbrechen. Die nun länglich-runde Form wird erst dann „pyramidenähnlich" (Zuckerkandl, 1893) oder „tetraederähnlich" (Graf Spee, 1896), wenn das Dauergebiß und damit die Molaren durchgebrochen sind und die Kieferhöhle sich in Form von Buchten (Recessus) in die umgebenden Knochenstrukturen ausgedehnt hat (siehe unten). Der Alveolarbucht, die sich meist im Bereiche der Prämolaren und Molaren befindet, kommt als tiefstem, mundhöhlennächstem

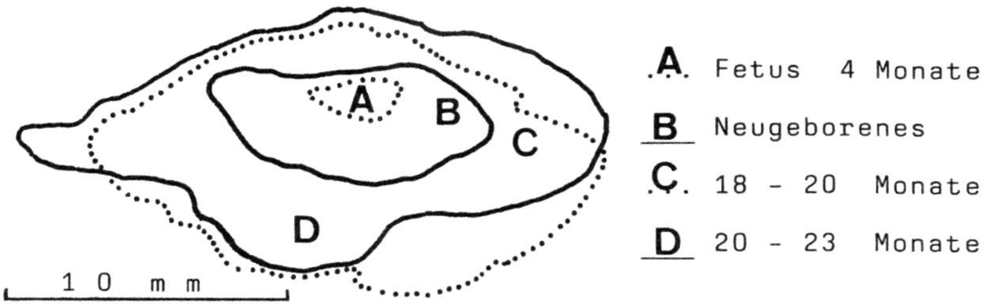

Abb. 3. Ausdehnung und Form der menschlichen Kieferhöhle in verschiedenem Lebensalter (umgezeichnet nach Präparationen der Kieferhöhlenschleimhaut von Schaeffer, 1910)

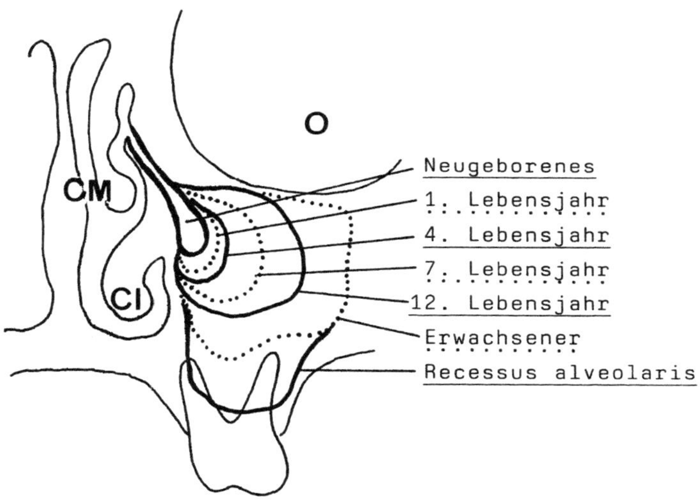

Abb. 4. Seitliche Ausdehnung der menschlichen Kieferhöhle in verschiedenem Lebensalter (umgezeichnet nach Krmpotić-Nemanić et al., 1985). *CM* mittlere Nasenmuschel, *CI* untere Nasenmuschel, *O* Orbita

Anteil der Kieferhöhle (= Kieferhöhlenboden) im Alter besondere Beaeutung zu, wenn nach Zahnausfall die Wand hier oft nur „papierdünn" gefunden wird (Weidenreich, 1924). Andererseits dürfte eine regelrechte Ausdehnung der Kieferhöhle in der Molarenregion für die Aufrichtung der bis dahin herlzontal liegenden, mit ihren Kronen nach dorsal gerichteten Molarenanlagen eine wichtige Rolle spielen (Graf Spee, 1896). Aus dieser Wechselwirkung zwischen Zahndurchbruch und der Ausdehnung der Kieferhöhle in den dadurch freiwerdenden Raum lassen sich schon viele Variabilitäten erklären, die unter noch „normalen" Verhältnissen entstehen können. Ebenso können die unmittelbar benachbarten Strukturen wie die Nasenhöhle selbst, der Tränennasengang, der Orbitalboden oder der Canalis infraorbitalis in unterschiedlicher Weise in die Kieferhöhle einbezogen werden oder ihre Form entscheidend verändern. Die pathologische Anatomie der Kieferhöhle ist zwar schon von Zuckerkandl (1893) sehr ausführlich beschrieben worden, es gibt aber unseres Wissens bis heute keine genauen Vorstellungen, wie und inwieweit pathologische Prozesse (z. B. retinierte Zähne, rhinogene oder odontogene Entzündungen der Kieferhöhle) die bis in das Erwachsenenalter andauernden Entwicklungsvorgänge oder auch eine an sich „normal" entwickelte Kieferhöhle so beeinträchtigen konnten, daß uns das Bild einer pathologisch veränderten Kieferhöhle entgegentritt.

Die makroskopische Anatomie der Kieferhöhle

Die voll ausgebildete Kieferhöhle des Erwachsenen wird als Pyramide (oder Tetraeder) beschrieben, deren Basis die gegen die Nasenhöhle gerichtete mediale (innere) Wand ist, und deren Spitze im Proc. zygomaticus des Oberkieferbeines gelegen ist. Die Basis oder nasale Wand ist annähernd quadratisch, kann aber je nach Ausdehnung der Kieferhöhle in den verschiedenen Dimensionen unterschiedliche Größe und Formen aufweisen (Schaeffer, 1910). Ihre knöcherne Grundlage wird oben vom Siebbein und seinem Proc. uncinatus, vorne vom Tränenbein, unten von der unteren Nasenmuschel und ihrem Proc. maxillaris et ethmoidalis (der mit dem Proc. uncinatus in Kontakt kommt), und hinten vom Proc. maxillaris des Gaumenbeines gebildet (siehe Abb. 5). In dieser Abbildung ist auch ersichtlich, wie die genannten Knochen das meist zweigeteilte Ostium maxillare in diesem Fall begrenzen, es sind jedoch auch hier bezüglich Form und Größe beträchtliche Variationen möglich. Der tatsächliche Eingang in die Kieferhöhle ist aber viel kleiner (Länge: 1—20 mm; Breite: 1—6 mm; Schaeffer, 1910; Krmpotić-Nemanić et al., 1985), da Schleimhautduplikaturen (sog. Fontanellen, Zuckerkandl, 1893) die knöchernen Ostien größtenteils verschließen, und liegt meist im vorderen Abschnitt. Dieser Haupteingang mündet in das Infundibulum ethmoidale, in das auch der Zugang zur Stirnhöhle (Ductus nasofrontalis) und die Siebbeinzellen münden, und steht über einen schlitzförmigen Spalt (Hiatus semilunaris), der unter der darüberhängenden mittleren Nasenmuschel liegt, mit dem mittleren Nasengang in Verbindung. Zusätzlich, und nicht mit einer Duplikatur des Hauptostiums zu verwechseln, über deren Genese schon gesprochen wurde, kann ein akzessorisches Ostium in 10 bis 43% der untersuchten Fälle (Schaeffer, 1910; Krmpotić-Nemanić et al., 1985) gefunden werden (sehr selten auch mehrere solche Ostien), das die Fontanellen weiter hinten und unten durchsetzt und so direkt in den mittleren Nasengang mündet. Schaeffer (1910) diskutiert eine sekundäre Entstehung auf pathologischer, vielleicht entzündlicher Grundlage, da er und frühere Untersucher diese Bildung beim Fetus und Kind nicht finden konnten. Alle natürlichen Zugänge zur Kieferhöhle liegen somit mehr oder weniger ungünstig für eine spontane Sekretentleerung, zumindest im aufrechten Stand. Bei Schaffung eines künstlichen Abflusses von der Nasenhöhle aus ist mit eventuellen Niveauunterschieden zwischen Nasenhöhlenboden und Kieferhöhlenunterwand zu rechnen (Schaeffer, 1910), sowie auf die Lagebeziehung mit dem Ductus nasolacrimalis zu achten, der an der Grenze zur Kieferhöhlenvorderwand verläuft und in den unteren Nasengang mündet.

Die Kieferhöhlenunterwand oder der Boden der Kieferhöhle wird vom Alveolarfortsatz des Oberkieferbeines gebildet und stellt die mehr oder weniger

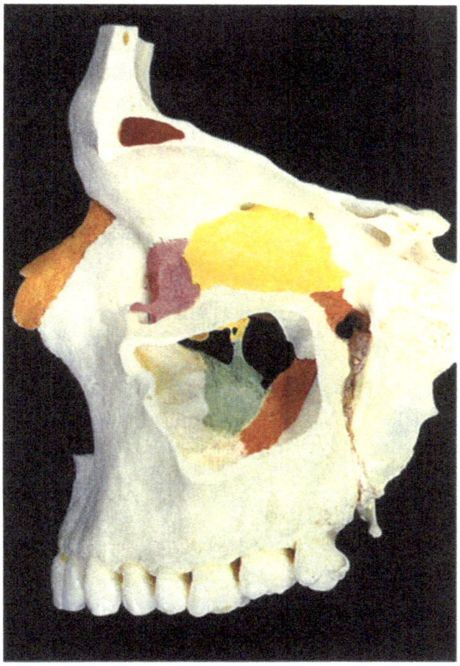

Abb. 5. Eröffnung der Kieferhöhle von lateral zum Sichtbarmachen des Ostium maxillare und der angrenzenden Knochen. Oberkieferbein (weiß), Siebbein und Proc. uncinatus (gelb), Tränenbein (rosa), Gaumenbein (hellrot), untere Nasenmuschel und Proc. ethmoidalis (grün), Nasenbein (orange), Stirnhöhle (rot)

verbreiterte Pyramidenkante zwischen nasaler und fazialer (vorderer) Wand dar. Diese an sich dickste Knochenwand der Kieferhöhle zeigt vor allem im Bereiche der Prämolaren und Molaren Aushöhlungen und Vertiefungen (Recessus alveolaris, Alveolarbucht), so daß der Boden der Kieferhöhle von hinten nach vorne ansteigend verläuft und vorne auch immer dicker ist als etwa im Molarenbereich, wo er, wie schon erwähnt, bei zahnlosen Oberkiefern sogar nur papierdünn sein kann. Der spongiöse Knochen zwischen und über den Alveolen kann aber auch vor dem Zahnausfall soweit verschwinden, daß die Wurzelspitzen in die Alveolarbucht vorragen und oft nur von Schleimhaut bedeckt sind (Abb. 6). Diese innige Beziehung der Zahnwurzeln zum Kieferhöhlenboden ist nicht nur wegen der Fortleitung von Entzündungsvorgängen von Bedeutung, sondern auch für zahnchirurgische Eingriffe wie Wurzelbehandlungen oder das Setzen von Implantaten im Seitenzahnbereich. Im Prinzip kann die Kieferhöhle mit allen Zahnwurzeln im Oberkieferbein in Kontakt stehen, meistens jedoch mit denen der Molaren (Schaeffer, 1910). Der von Highmore beschriebene Kontakt mit dem Caninus ist jedoch relativ selten, wie z. B. die von Zuckerkandl (1893) oder die von Schuh et al. (1984) mit moderneren (röntgenologischen) Methoden durchgeführten Untersuchungen der Ausdehnung des Kieferhöhlenbodens in guter Übereinstimmung zeigen (siehe Tab. 1).

Es muß jedoch erneut auf die große Variabilität der Kieferhöhle zwischen verschiedenen Schädeln und vor allem auch auf die oft erheblichen Asymmetrien bei einem Schädel hingewiesen werden (Abb. 7). Solche am mazerierten Schädel schon vorhersehbare Ungleichheiten werden allerdings durch den Weichteilmantel oft überdeckt, so daß man bei der Punktion der Kieferhöhle Überraschungen

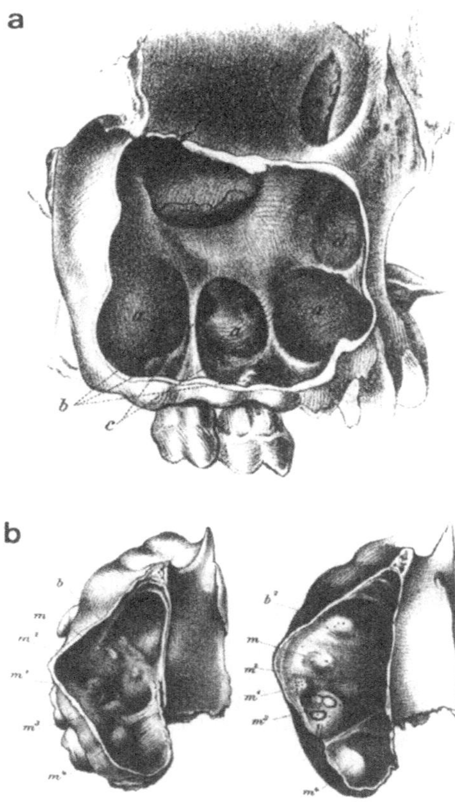

Abb. 6 a und b. Darstellung des Kieferhöhlenbodens (Alveolarbucht) von der Seite (*a*) und von oben (*b*) gesehen, aus Zuckerkandl, 1893. Die Septierungen zwischen den Zahnfächern und das Vorragen bzw. die Dehiszenz von Zahnwurzeln sind deutlich zu erkennen

erleben kann. In diesem Zusammenhang müssen auch die kleineren Cristae und Septen zwischen den Zahnfächern der Alveolarbucht erwähnt werden (Abb. 6), die eine Spülung oder Drainage der Kieferhöhle oft erschweren, während teilweise oder vollständige Septen dies eventuell unmöglich machen. Die entwicklungsbedingte Ursache solcher meist frontaler oder seltener sagittaler Septumbildungen wurde schon besprochen (Zuckerkandl, 1893; Schaeffer, 1910).

Die vordere (faziale) und die hintere (infratemporale) Wand der Kieferhöhle werden vom Oberkieferbein gebildet und sind eher dicker, während das Dach oder die obere Kieferhöhlenwand zugleich als Boden der Orbita fungiert und wiederum

Tabelle 1. *Ausdehnung des Kieferhöhlenbodens (= Alveolarbucht) nach den Untersuchungen von Zuckerkandl und Schuh et al.*

Ausdehnung bis:	Zuckerkandl (1893) (n = 26)	Schuh et al. (1984) (n = 68)
Caninus	15%	13% (Typ 1)
1. Prämolar	50%	39% (Typ 2)
2. Prämolar	12%	22% (Typ 3)
Molaren	23%	26% (Typ 4)

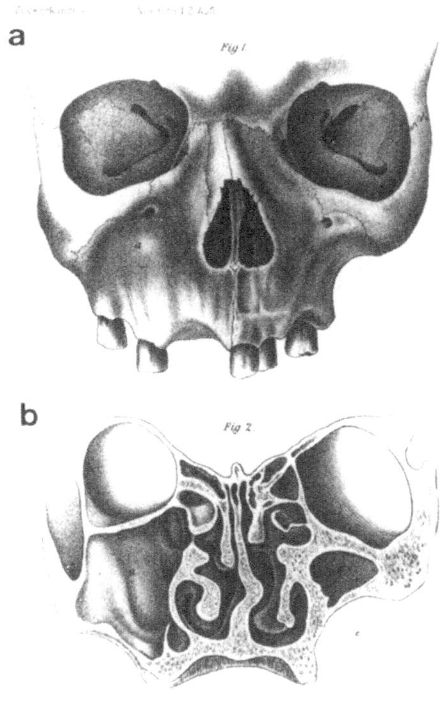

Abb. 7a und b. Darstellung einer starken Asymmetrie der Kieferhöhlen am mazerierten Schädel (*a*) und am Frontalschnitt (*b*), aus Zuckerkandl, 1893

sehr dünn ist. Der Infraorbitalkanal kann hier eine leistenförmige Versteifung bilden, oder aber nur eine rinnenförmige Vertiefung, so daß Nerv und Arterie teilweise nur von der Schleimhaut bedeckt durch die Kieferhöhle ziehen (siehe unten).

Die Kieferhöhle kann sich, ähnlich wie bei der Alveolarbucht, auch in Richtung des Gaumenfortsatzes (Recessus palatinus, Gaumenbucht), oder des

Jochfortsatzes (Recessus zygomaticus, Jochbeinbucht), oder des Stirnfortsatzes (Recessus infraorbitalis oder frontalis, Stirnbucht) im Oberkieferbein ausdehnen und so zur Vergrößerung, aber auch zur unregelmäßigen Form der Kieferhöhle beitragen. Als Richtwerte sind die von Schaeffer (1910) nach umfangreichen Messungen an Leichenschädeln ermittelten Größenparameter sowie der mittlere Rauminhalt der Kieferhöhle aus Abb. 8 zu ersehen.

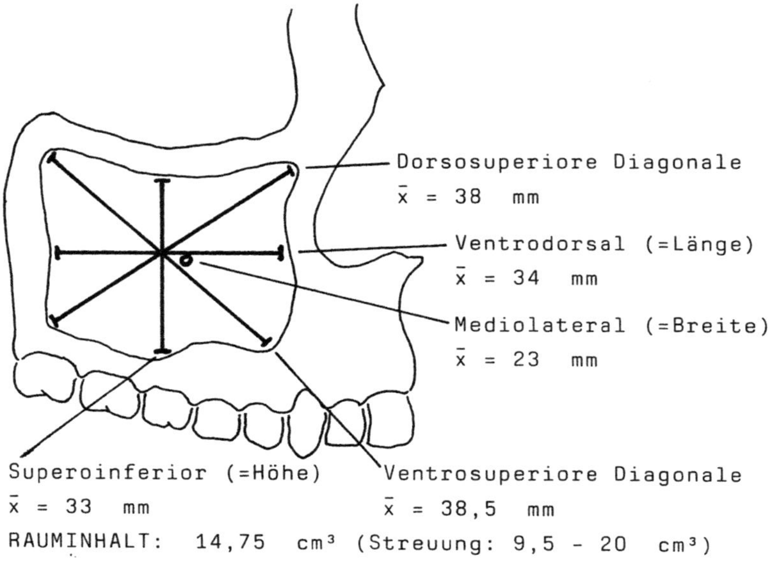

Abb. 8. Schematische Darstellung der verschiedenen Meßgrößen der Kieferhöhle mit Durchschnittswerten ($\bar{x}$) und mittlerem Rauminhalt, gemessen an 90 Schädeln von Menschen beiderlei Geschlechts im Alter von 35 bis 79 Jahren, nach Schaeffer, 1910

Schließlich soll noch kurz auf die Gefäß- und Nervenbeziehungen der Kieferhöhle eingegangen werden. Die arterielle Versorgung erfolgt über die A. maxillaris, die die Kieferhöhle über die A. alveolaris sup. post. sowie über die Aa. palatinae major und minor versorgt, die an der Vorderwand mit der A. infraorbitalis anastomosieren. Der venöse Abfluß erfolgt nach vorne über die V. facialis, nach hinten über die V. sphenopalatina und den Plexus pterygoideus. Die Nerven stammen entweder direkt aus dem N. maxillaris, um über die Rami alveolares sup. post. und med. die Hinterwand und den Plexus dentalis sup. im Kieferhöhlenboden zu versorgen. Oder der N. infraorbitalis gibt noch vor dem Foramen infraorbitale einen Ramus alveolaris sup. ant. ab, der unter der Schleimhaut der Vorderwand den Plexus dentalis sup. erreicht. Klinisch bedeutsam könnte eine Variation dieses Ramus sein, wenn er schon weit proximal abzweigt und frei in einer Schleimhautfalte durch die Kieferhöhle nach vorne zieht (Schaeffer, 1910).

Die mikroskopische Anatomie der Kieferhöhle

Über die mikroskopische Anatomie der Kieferhöhle scheinen die wesentlichen Befunde seit langem bekannt (Zuckerkandl, 1893) und wurden daher nicht weiter ergänzt, obwohl die Analyse pathologischer Veränderungen oder die Beschreibung der Reaktion der Kieferhöhle auf chronische Entzündungen oder die Insertion von Zahnimplantaten eigentlich detailliertere Kenntnisse der Ausgangssituation erfordern würden.

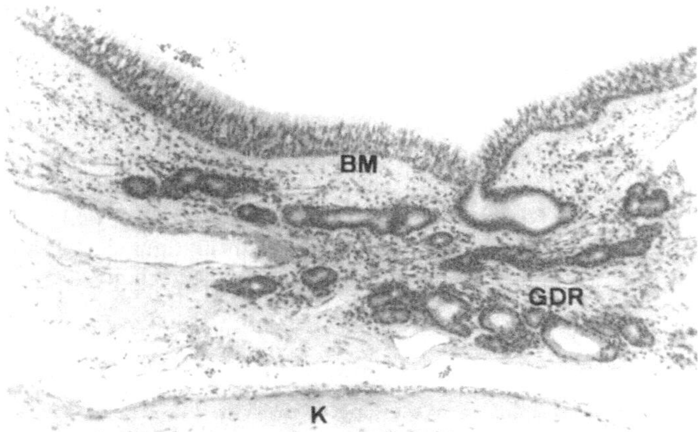

Abb. 9. Mikrotomschnitt durch die Wand der Kieferhöhle (Hämatoxylin-Eosin-Färbung, Vergr. 100 ×). Das gestuft hochprismatische Flimmerepithel mit Becherzellen sitzt auf einer deutlichen Basalmembran (*BM*) und einer gefäßreichen Lamina propria, in der gemischte Drüsen (*GDR*) erkennbar sind. Darunter wird das Bindegewebe zunehmend faserreicher und geht in das Periost des begrenzenden Knochens (*K*) über

Da die Kieferhöhle sich als eine Aussackung der Nasenhöhle entwickelt, nimmt sie dabei auch die Schleimhautdifferenzierung und den Wandaufbau mit. Die Kieferhöhle ist daher grundsätzlich von dem Epithel des Respirationstraktes ausgekleidet, einem mehrreihigen oder mehrstufigen hochprismatischen Flimmerepithel mit Becherzellen (Abb. 9). Dieses sitzt auf einer relativ deutlichen Basalmembran (= Bowmansche Membran) und einer Lamina propria aus lockerem Bindegewebe mit einem dichten Gefäßnetz. In dieser Schichte finden sich auch vereinzelt oder in größeren Gruppen die muko-serösen (= gemischten) Drüsen des Respirationstraktes. Diese Schleimhaut (Mukosa) geht mehr oder weniger fließend in ein faserreicheres Bindegewebe über, das sich in das Periost der knöchernen Unterlage fortsetzt. Somit sollte man in der „normalen" Kieferhöhle ein „Mukoperiost" vorfinden, dem eine lockere Verschiebeschicht und auch der Venenplexus, der die Nasenschleimhaut zu einem (unechten) Schwellgewebe macht, fehlen.

Wie schon erwähnt, mangelt es uns leider an genaueren Kenntnissen der „noch normalen" Verhältnisse. So wissen wir zum Beispiel nicht, wie vielreihig das Epithel in den verschiedenen Regionen der Kieferhöhle (Dach, Boden, Recessus alveolaris)

normalerweise sein kann oder soll, oder wie hoch der Anteil an Becherzellen sein darf. Eine Überzahl an diesen schleimproduzierenden Zellen und mangelnder Abtransport durch Flimmerzellen könnte die Entstehung von Schleimzysten oder zumindest von Sekretstauungen und Entzündungen zur Folge haben. Die „normale" Dicke der Basalmembran ist ebenso nicht bekannt, während eine gewisse Durchsetzung der Lamina propria mit Abwehrzellen (Lymphozyten, Plasmazellen, Makrophagen) nach neueren Befunden noch als „normal" anzusehen ist (Donath, persönl. Mitteilung). Beim Fetus und Neugeborenen wird die Schleimhaut als so dick beschrieben, daß das Lumen der Kieferhöhle mehr oder weniger verschlossen erscheint (Zuckerkandl, 1893), während die Dicke der Schleimhaut und damit des gesamten Mukoperiostes dann mit zunehmendem Alter abnehmen dürfte. Wir wissen jedoch nichts Genaueres über die Persistenz von Schwellgewebe, das etwa am Hiatus semilunaris zu einem vorübergehenden oder dauernden Verschluß des Ostium maxillare führen könnte. Eine Mitbeteiligung der Kieferhöhlenschleimhaut bei allergischen Zuständen ist ja zum Beispiel immer nachzuweisen. Eine Erweiterung unserer topographisch-anatomischen Kenntnisse dieser Region im mikroskopischen Bereich würde daher echte Grundlagenforschung bedeuten, die dem Kliniker in Ergänzung zu endoskopischer Beurteilung eine sicherere Unterscheidung der „normalen" von krankhaften Zuständen ermöglichte.

Literatur

Graf von Spee, F.: Skeletlehre, 2. Abteilung: Kopf. In: Handbuch der Anatomie des Menschen (Bardeleben, K. von, Hrsg.). Jena: G. Fischer. 1896.

Krmpotić-Nemanić, J., Draf, W., Helms, J.: Chirurgische Anatomie des Kopf-Hals-Bereiches. Berlin-Heidelberg-New York-Tokyo: Springer. 1985.

Schaeffer, J. P.: The sinus maxillaris and its relations in the embryo, child, and adult man. Amer. J. Anat. *10*, 313—368 (1910).

Schuh, E., Schmiedl, R., Vogel, G.: Anatomische Grenzen der enossalen zahnärztlichen Implantologie. Z. Stomatol. *81*, 81—90 (1984).

Weidenreich, F.: Über die pneumatischen Nebenräume des Kopfes. Ein Beitrag zur Kenntnis des Bauprinzips der Knochen, des Schädels und des Körpers. (Knochenstudien: II. Teil.) Z. Anat. Entw.-Gesch. *72*, 55—93 (1924).

Zuckerkandl, E.: Normale und pathologische Anatomie der Nasenhöhle und ihrer pneumatischen Anhänge, 1. Bd., 2. Aufl. Wien-Leipzig: Braumüller. 1893.

Anschrift der Verfasser: Prof. Dr. H. Plenk, Histologisch-Embryologisches Institut der Universität Wien, Schwarzspanierstraße 17, A-1090 Wien.

Pathologie der Kieferhöhle

K. Donath
Institut für Pathologie
(Direktor: Prof. Dr. G. Seifert)
der Universität Hamburg, Bundesrepublik Deutschland

Mit 10 Abbildungen

Zusammenfassung

Die häufigsten Kieferhöhlenerkrankungen sind entzündlicher Ätiologie, dabei handelt es sich um eine rhinogene und in etwa einem Drittel der Fälle um eine odontogene Ursache. Gut- und bösartige Tumoren entwickeln sich nur selten in den Kieferhöhlen. Karzinome der Nase und Nasennebenhöhlen betragen weniger als 1% aller Karzinome. Plattenepithelkarzinome sind mit 80 bis 90% häufiger als Adenokarzinome (4 bis 5%). Sarkome der Kieferhöhle sind noch seltener als Karzinome. Maligne Lymphome, Plasmozytome und maligne fibröse Histiozytome entwickeln sich sehr selten in der Kieferhöhle.

Odontogene Tumoren und tumorähnliche Veränderungen (sog. fibro-ossäre Kieferläsionen) des Oberkiefers führen frühzeitig zur Infiltration bzw. zur Ausbreitung in der Kieferhöhle. Metastasen in die Kieferhöhlen sind seltene Ereignisse.

Summary

Pathology of the Maxillary Sinus. Most diseases of the maxillary sinus are inflammatory. Their origin is rhinogenic and, in about one third of cases, odontogenic. Benign and malignant tumors are rare. Carcinoma of the nasal cavity and paranasal sinuses accounts for less than 1% of all tumors. Squamous cell cancer is more common (80–90%) than adenocarcinoma (4–5%). Sarcoma is even less often seen than carcinoma. Malignant lymphoma, plasmocytoma and malignant fibrous histiocytoma are extremely rare.

Odontogenic tumors and tumor-like lesions (so-called fibroosseous maxillary lesions) show early infiltration or spread into the maxillary sinus. Metastatic seeding into the maxillary sinus is a rare event.

Schlüsselwörter: Erkrankungen der Kieferhöhle, Entzündungen, Tumoren, tumorähnliche Veränderungen.
Keywords: Maxillary sinus disease, inflammatory processes, tumors, tumor-like lesions.

Die Erkrankungen der Kieferhöhle lassen sich nach ätiologischen Gesichtspunkten in Erkrankungen entzündlicher Genese und tumoröser Genese einteilen. Nach der Häufigkeit stehen die entzündlichen Kieferhöhlenerkrankungen im Vordergrund. Die auslösende Ursache kann rhinogen oder odontogen sein. Nach einer Untersuchung Wassmunds (1939) beträgt die Häufigkeitsverteilung der rhinogenen und odontogenen Sinusitis maxillaris etwa 70:30%. Die Zahlenangaben in der

Literatur zur Häufigkeitsverteilung variieren in Abhängigkeit zum Arbeitsgebiet der untersuchenden Klinik.

Entzündliche Kieferhöhlenerkrankungen

Rhinogene Sinusitis maxillaris

Die Ursache der rhinogenen Sinusitis liegt in einer Funktionsstörung im Bereich des Ostiums, die mit einer Störung der Drainage und Belüftung einhergeht. Diese ostiomeatalen Funktionsstörungen entwickeln sich zu 5% bei den sogenannten Erkältungs-Kieferhöhlen-Entzündungen (Herberhold, 1982), aber auch bei den allergischen, infektiösen und vasomotorischen Rhinitisformen. Zu sinusären Ventilations- und Drainagestörungen kommt es ebenso bei Muschelhyperplasien, Septumdeviationen, Nasenpolypen, adenoiden Wucherungen und bei Mundatmung (Mann, 1982).

Bei Kindern kann auch ein sinubronchiales Syndrom vorliegen. Auf das gemeinsame Auftreten von Sinusitis und Bronchitis wurde besonders von Radiologen hingewiesen (Wasson und Waltz, 1934; Weber, 1951). Die Ätiologie dieses Krankheitsbildes ist bis heute noch unklar (Wiesemann und Stephan, 1982). Es werden im wesentlichen zwei Theorien diskutiert: Einmal soll die Kieferhöhle das Erregerreservoir für die Bronchitis darstellen, zum anderen soll die chronische Sinusitis durch die Bronchitis unterhalten werden. Weitere Ursachen für die chronische Sinusitis bei Kindern sind angeborene Erkrankungen, wie die Mucoviscidose. Bei der Mucoviscidose oder zystischen Fibrose liegt eine Dyskrinie (Dyschylie) der exokrinen Drüsen, besonders der mukösen, vor. Das Sekret zeichnet sich durch eine hohe Viskosität und hohen Eiweißgehalt aus. Die mukoziliare Klärfunktion ist im gesamten Respirationstrakt erheblich beeinträchtigt.

Weitere angeborene Erkrankungen mit Entwicklung einer chronischen Sinusitis liegen vor bei primärer Ziliendyskinesie (Afzelius, 1979), Antikörpermangelsyndrom (Hong, 1979) und Alpha-1-Antitrypsin-Mangel.

Odontogene Sinusitis maxillaris

Ursachen einer odontogenen Kieferhöhlenentzündung können sein: Parodontitis apicalis, Parodontitis marginalis profunda, weiterhin vom Zahnsystem ausgehende Zysten und verlagerte Zähne. Als weitere Ursache ist die Kieferhöhleneröffnung als Folge von Verletzungen der Maxilla und die Eröffnung infolge der Entfernung eines Zahnes bei abgelaufener chronisch-sklerosierender Parodontitis oder eines verlagerten Zahnes zu nennen (Schwenzer, 1982).

Apikale Parodontitis

Die Entzündung schreitet von der Pulpitis oder selten von einer marginalen Parodontitis auf das apikale Parodontium. Das vom Kliniker als chronisch-apikale Ostitis bezeichnete Krankheitsbild stellt einen rarefizierenden Prozeß im Bereich des die Wurzelspitze umgebenden Knochens dar. Im akuten Stadium handelt es sich überwiegend um eine diffuse und in der chronischen Phase um eine abgegrenzte Form. Beide Prozesse führen im Seitenzahnbereich zu einer Destruktion der dünnen trennenden Knochenlamelle zur Kieferhöhlenschleimhaut und führen somit zu einer chronischen Sinusitis maxillaris (chronische Sinusitis maxillaris commitans). Die chronische Sinusitis maxillaris ist die häufigste Erscheinungsform der odontogen bedingten Sinusitis. Eine akute Exazerbation der chronischen Entzündung ist zum Beispiel im Verlauf einer Rhinitis möglich, so daß daraus eine akute seröse oder eitrige Sinusitis entstehen kann. Komplikationen mit Einbruch in die Orbita und/oder Siebbein sind möglich. Die Einschmelzung des Knochens erfolgt meistens völlig unbemerkt. Zum Tragen kommt diese Tatsache erst bei der Zahnextraktion, da es hierbei zur Eröffnung der Kieferhöhle kommt.

Nach einer Untersuchung von Neumann (1977) an der Tübinger Kieferchirurgischen Abteilung wurde bei 397 Patienten als verursachender Zahn einer odontogenen Sinusitis in 59% der erste Molar, in 28,7% der zweite Molar, in 5,6% der Weisheitszahn, in 5,1% der zweite Prämolar, in 1% der Eckzahn und in 0,5% der erste Prämolar ermittelt.

Bei den 410 operierten Kieferhöhlen der 397 Patienten konnte in 3,4% keine odontogene Ursache gefunden werden.

Histopathologisch bestand bei 73% dieser Patienten eine chronische Sinusitis, in 20,5% der Fälle bestand eine chronische polypöse Sinusitis, in 4,4% fand sich eine eitrige und nur in 2,2% eine akute Sinusitis maxillaris. Die Männer waren mit 57,7% häufiger als die Frauen mit 42,3% betroffen. Der Altersgipfel lag im 4. und 5. Lebensdezenium.

Parodontitis marginalis profunda

Die Entzündung schreitet über das Desmodont (Taschenbildung) bis zum apikalen Parodontium. Die Zähne zeigen klinisch keinen Befund. Die Vitalitätsproben der betroffenen Zähne sind positiv. Erst im fortgeschrittenen Stadium der apikalen Parodontitis kommt es zur Wurzelkanalinfektion mit einer retrograden Pulpitis.

Odontogene Zysten

Radikuläre, follikuläre, Keratozysten und auch die seltene kalzifizierende odontogene Zyste können in die Kieferhöhle einwachsen und bleiben lange Zeit symptomlos. Eine chronische Sinusitis mit entsprechendem Beschwerdebild entwickelt sich erst wenn die Entzündung der radikulären Zyste fortbesteht und auf die Kieferhöhlenschleimhaut fortgeleitet wird. Bei follikulären, Kerato- und kalzifizierenden odontogenen Zysten entsteht die Sinusitis entweder durch eine fortgeleitete Entzündung der infizierten Zysten oder durch sekundär in der Schleimhaut provozierte Abwehrschwächen.

Odontogene Tumoren

Odontome, Ameloblastome und andere odontogene Tumoren mit Durchbruch in die Kieferhöhle können analog der odontogenen Zysten eine Sinusitis maxillaris induzieren.

Bakteriologische Untersuchungen haben gezeigt, daß bei der akuten Sinusitis maxillaris Haemophilus influenzae und Pneumokokken bei ca. 55 bis 75% der Patienten als ursächlicher Erreger isoliert werden konnte (Mann und Pelz, 1979; Pelz und Mann, 1980). Bei der chronischen Sinusitis maxillaris ändert sich das

Keimspektrum, zu einem polymikrobiellen, wobei Anaerobier in über 50% der Patienten anzüchtbar sind (Frederick und Braude, 1974; van Cauenberge et al., 1975). Nach Untersuchungen von Mann (1982) ist die Kolonisation der Nase und Nasennebenhöhlen nicht nur eine Funktion der Chronizität der Sinusitis, sondern auch abhängig von vorausgegangener Antibiotikatherapie, Operation, Hospitalisierung und vom Allgemeinzustand des Patienten. Parallelabstriche bei akuten Sinusitiden aus der Nase und Kieferhöhle ergaben eine Übereinstimmung des Keimspektrums in 64% der untersuchten Fälle, nur eine teilweise Übereinstimmung in 16% und keine Übereinstimmung in 20%. Bei chronischen Sinusitiden mit klarem Nebenhöhlensekret und intakter mukoziliarer Clearance sind die Nebenhöhlen trotz der Schleimhautveränderungen steril (Mann, 1982).

Den *Immunglobulinen* kommen als spezifische Abwehrsubstanzen eine besondere Bedeutung zu. Systemische Defekte am immunologischen Abwehrsystem äußern sich in häufigen rezidivierenden pyogenen Infektionen. IgA steigt zeitlich begrenzt bei akuter Sinusitis an, während IgG deutlich abfällt. Bei chronischer Sinusitis ändert sich der IgG-Spiegel nur wenig. Unter den Konditionen einer defekten lokalen Immunabwehr werden bakterielle Keime zum permanenten infektallergischen Antigenreservoir mit allen Folgeerscheinungen.

Das *histopathologische Bild* der Sinusitis maxillaris wurde von Terrier et al. (1976) bei 111 Patienten vergleichsweise zum endoskopischen Bild untersucht. Die Autoren kommen aufgrund ihrer Untersuchungen zu dem Ergebnis, daß eine Unterscheidung zwischen beginnender, abklingender und chronischer, einfacher oder schwerer Entzündung, allergischer oder infektiöser Erkrankung möglich ist.

Demgegenüber sehen zahlreiche Autoren nur einen begrenzten Informationswert in den histologischen Befunden, da sie keine Korrelation zwischen der Histologie und dem endoskopischen Biopsien fanden (Timm, 1956; Moesner et al., 1974; Buiter, 1976).

Mann und Dao Trong (1979) haben aus 58 nicht-operierten Kieferhöhlen endoskopisch Biopsien gewonnen. Dabei fanden die Autoren, daß bei endoskopisch reizloser Schleimhaut in keinem Fall histologisch eine normale Schleimhaut gefunden werden konnte. Es bestanden histopathologisch unterschiedliche Grade der chronischen Sinusitis unabhängig vom klinischen Bild. Zu ähnlichen Untersuchungsergebnissen kommt Steiner (1982). Von zahlreichen Autoren wird darauf hingewiesen, daß die Biopsie lediglich eine Stichprobe darstelle, und nicht repräsentativ für den Grad der Erkrankung in der ganzen Kieferhöhle sein kann.

Die pathologisch-anatomische Klassifizierung der Kieferhöhlenentzündungen unterscheidet die akute oder chronisch verlaufende katarrhalische (ödematöse) und/oder eitrige (Uffenorde, 1915), von der chronischen, die mit einer Bindegewebsneubildung einhergeht (Nühsmann, 1926). Eickhoff (1954) weist, ebenso wie andere Autoren, auf die Problematik der Einteilung der Entzündungsformen hin. Eine systematische Einordnung der vielfältigen Bilder auf histologischer Grundlage sei sehr schwierig oder gar unmöglich.

Histopathologie der akuten und chronischen Sinusitis maxillaris

Frühe Veränderungen bei der akuten Entzündung ist die Schleimhauthyperämie in Verbindung mit einem Ödem, geringen Infiltraten neutrophiler Granulozyten und eine verstärkte Sekretion der Becherzellen und Schleimdrüsen (Abb. 1). Ausgeprägte Formen der akuten Sinusitis sind gekennzeichnet durch eine Akkumulation neutrophiler Granulozyten mit der Bildung eines sero- oder mukopurulenten Exsudates auf der Schleimhautoberfläche. Bei diesen Formen können auch Schleimhauterosionen auftreten.

Die Entwicklung eines Empyems führt zu einer ausgedehnten Schleimhautdestruktion.

Bei der chronischen Sinusitis treten im Exsudat die neutrophilen Granulozyten zurück. Das Entzündungsinfiltrat besteht vorwiegend aus Lymphozyten durchmischt mit Plasmazellen, Histiozyten und einzelnen eosinophilen Granulozyten. Die Proliferation der Fibroblasten bewirkt eine Schleimhautfibrose und schließlich eine Schleimhautatrophie. Das Flimmerepithel ist erhalten, es können jedoch auch ausgedehnte Plattenepithelmetaplasien auftreten.

Komplikationen können bei einer akuten wie auch chronischen Sinusitis durch ein Fortschreiten des Entzündungsprozesses auf die Nachbarorgane entstehen. Die Komplikationen der chronischen Sinusitis maxillaris bestehen in einer polypoiden Schleimhauthypertrophie, die sich zu den antronasalen Polypen entwickeln kann.

Zysten der Kieferhöhle

Die Mucocele ist ein extrem seltenes Ereignis der Kieferhöhle. Sie bildet sich, wenn der sezernierte Schleim durch Obstruktion des Ostiums nicht entweichen kann. Häufiger sind Pseudozysten und Retentionszysten der Kieferhöhle. Die Pseudozysten entstehen zu 90% infolge einer periapikalen Ostitis (Halstead, 1973). Histopathologisch ist es nicht möglich, die Pseudozyste ohne klinische Diagnose zu verifizieren. Das Biopsiematerial besteht aus einem schmalen Schleimhautstreifen, dessen basaler Anteil die Lichtung durch ein lockeres oder kollagenfaserdichtes Bindegewebe begrenzt (Abb. 2). Die Tunica propria kann Cholesteringranulome und Entzündungsinfiltrate enthalten. Schleim oder Schleimdrüsen sind im Bindegewebe der Schleimhaut nicht enthalten.

Retentionszysten entstehen durch eine zystische Erweiterung der Schleimdrüsenausführungsgänge durch Verlegung mit Schleimpfröpfen. Die Schleimdrüsen der Kieferhöhle sind ostiumnahe besonders zahlreich. Einige Retentionszysten entstehen möglicherweise durch eine Invagination von respiratorischen Epithel in das Stroma, besonders in schleimdrüsenarmen Abschnitten (Gardner, 1984). Histologisch sind die Lichtungen durch ein kubisches oder abgeflachtes Epithel begrenzt und mit Schleim gefüllt (Abb. 3).

Allergische Sinusitis maxillaris

Histopathologisch ist das Ödem, eosinophile Granulozyten und die polypoide Schleimhautverdickung kennzeichnend für eine allergische Ätiologie.

Im Krankheitsverlauf kommt es häufig zu einer Sekundärinfektion der bestehenden allergischen Sinusitis. Es kann zur Ausbildung einer Schleimhautfibrose und zur Verdickung der Basalmembran kommen. Das ödematöse Stroma kann unterschiedlich dichte Entzündungsinfiltrate enthalten. Histologisch ist eine exakte Diagnose nur unter Berücksichtigung des klinischen Bildes möglich.

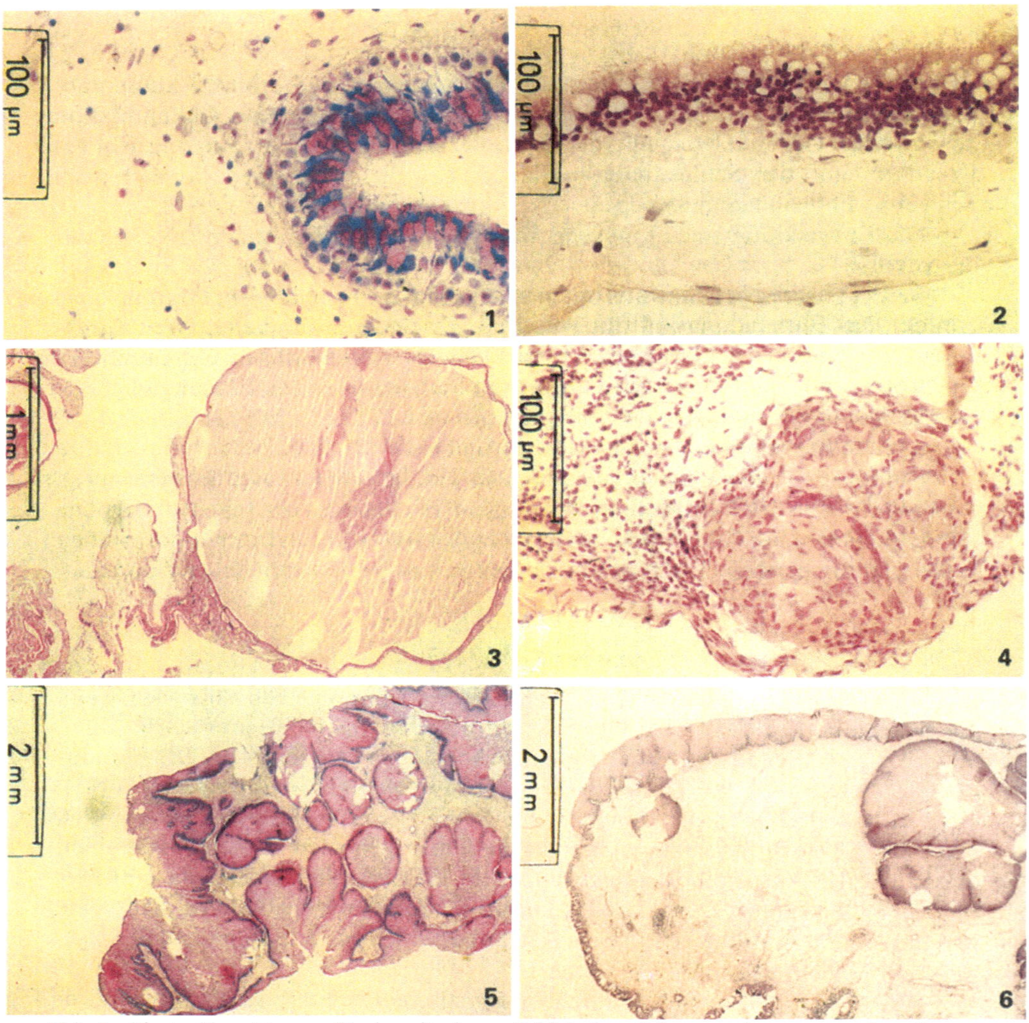

Abb. 1. Akute Sinusitis maxillaris mit einem Schleimhautödem, geringen granulozytären Infiltraten und verstärkter Sekretion der Becherzellen. Dünnschliff, Toluidinblau

Abb. 2. Kieferhöhlen-Pseudozyste. Schmale Kieferhöhlenschleimhaut ohne Entzündungsinfiltrate. Basaler Anteil der Tunica propria begrenzt die Lichtung der Pseudozyste. Haematoxylin-Eosin

Abb. 3. Retentionszyste der Kieferhöhlenschleimhaut. Die Lichtung ist mit Schleim gefüllt und wird von abgeflachten Epithelien begrenzt. Haematoxylin-Eosin

Abb. 4. Chronische granulomatöse Sinusitis maxillaris mit einer Plattenepithelmetaplasie. Epitheloidzelliges Granulom mit Langhansschen Riesenzellen ohne zentrale Nekrose (Sarkoidose). Haematoxylin-Eosin

Abb. 5. Invertes Papillom der Nase, das in die Kieferhöhle eingebrochen ist. Plumpe Epithelzapfen wachsen in das Stroma. Haematoxylin-Eosin

Abb. 6. Invertes Papillom mit mehrreihigem Flimmerepithel und Plattenepithel an der Oberfläche. Haematoxylin-Eosin

Chronisch spezifische Sinusitis maxillaris

Die chronisch spezifischen Infektionen der Kieferhöhle umschließen eine Vielzahl von granulomatösen Erkrankungen, die jedoch nur selten auftreten, wie z. B. die epitheloidzellige Granulomatose (Abb. 4). Einige von ihnen haben eine spezielle geographische Verteilung, so z. B. das Sklerom und die Lepra. Die Tuberkulose und Syphilis sind heute selten, sie sollten jedoch bei ulcerös-granulomatösen Erkrankungen mit in die differentialdiagnostischen Erwägungen einbezogen werden.

Pilzinfektionen

Pilzerkrankungen der Kieferhöhle sind selten und zeigen ein geographisches Verteilungsmuster. In Europa sind die Candidiasis, Phycomycosis, Aspergillose und Sporotrichose gelegentlich Erreger einer Sinusitis bei gleichzeitigem Befall der Nase (weitere Einzelheiten siehe Friedmann und Osborn, 1976).

Sinusitis maxillaris unbekannter Ätiologie

Unter den granulomatösen Erkrankungen unbekannter Ätiologie sind die Wegnersche Granulomatose und das Granuloma gangraenescens (malignes Granulom, lethal midline Granulom, Stewart Type of non-healing necrotizing granuloma) zu nennen.

Wegnersche Granulomatose

Diese Erkrankung tritt bevorzugt im Erwachsenenalter auf und geht mit Infektionen der Nase, Nasennebenhöhlen, des Halses und der Ohren einher. Die Ätiologie ist bisher noch unklar. Es wird eine allergische wie auch virale Genese diskutiert. Histopathologisch findet man Granulome mit einer Arteriitis zentral und Riesenzellen, sowie nekrotische Areale.

Granuloma gangraenescens

Der Erkrankung geht eine unspezifische Entzündung der Nase und Nebenhöhlen voraus. Sie beginnt mit einer Granulombildung und einer verhärteten Gewebsschwellung entweder in der Nase (Septum, Conchae), selten jedoch in einer Kieferhöhle. Klinisch imponiert ein Ulcus, welches von einer klebrigen schwarzen oder braun-gelben Kruste bedeckt ist.

Histopathologisch sind die Nekrosen nicht auf den ulcerösen Prozeß beschränkt, sie bestehen auch in den zellulär infiltrierten Bezirken. Die Granulome enthalten außer Lymphozyten und Plasmazellen auch elongierte Histiozyten.

Kieferhöhlentumoren

Gutartige epitheliale Tumoren ausgehend von der Kieferhöhlenschleimhaut kommen extrem selten vor. Das Papillom vom Transitionalzelltyp der Nase (invertes Papillom) kann jedoch die Kieferhöhle mit einbeziehen. Diese Tumoren sind sehr rezidivfreudig. Die Entstehung eines Karzinoms auf dem Boden eines inverten Papilloms liegt unter 2% (Friedmann und Osborn, 1976).

Das mikroskopische Bild ist charakteristisch. Plattenepithel wächst in plumpen Zapfen in das Stroma (Abb. 5). Die Epitheldifferenzierung variiert, außer einer epidermoiden Differenzierung können die Proliferationen nur aus Zylinderepithelien bestehen. Die Oberfläche kann von einem persistierenden respiratorischen Epithel oder Plattenepithel überkleidet sein (Abb. 6).

Adenome: In den Schleimdrüsen der Kieferhöhlenschleimhaut können Zystadenome auftreten. Diese bestehen aus zystischen oder auch papillären Formationen. Die Zellen sind hochzylindrisch und haben ein oxyphiles Cytoplasma. Zwischen den Epithelzellen können kleinere Zysten gebildet sein. Im angloamerikanischen Sprachraum werden sie auch als mikrozystische papilläre Adenome bezeichnet. Sie entwickeln sich bei älteren Leuten. Eine maligne Entartung ist nicht bekannt. Differentialdiagnostisch können sie mit dem papillären Adenokarzinom verwechselt werden.

Gutartige mesenchymale Tumoren

In der Kieferhöhle, wie z. B. Fibrome, Lipome sind extrem selten (Hommerich, 1954). Osteome sind nach Untersuchungen von Eckel und Palm (1959) in 5,1% verglichen mit den übrigen Nasennebenhöhlen entwickelt. Die fibröse Dysplasie, das ossifizierende und zementifizierende Fibrom entsprechen in der Häufigkeit den epithelialen odontogenen Kiefertumoren (Mettke, 1978) und bieten klinisch wie auch histologisch ein diagnostisches Problem (Donath, 1985).

Maligne Tumoren der Kieferhöhle

Sie sind selten in der Nase und der Kieferhöhle entwickelt. In der Kieferhöhle sind etwa 80% der Malignome Karzinome. Die Häufigkeit der Karzinome in der Nase und den Nasennebenhöhlen beträgt weniger als 1% aller Karzinome (Friedmann und Osborn 1976). Die Karzinome der Nase und Nasennebenhöhlen betragen 15% der Karzinome des oberen Respirationstraktes. 80 bis 90% der Karzinome der Nase und der Nasennebenhöhlen sind Plattenepithelkarzinome. Karzinome ausgehend von den Schleimdrüsen liegen bei 4 bis 5% (Goepfert et al., 1983). Karzinome der Kieferhöhle infiltrieren frühzeitig in die Nasenhöhle, in die Orbita und laterale Kieferhöhlenwand mit Infiltration der Wangenweichteile. Haematogene Metastasen werden in 14% der Fälle beobachtet. Lymphknotenmetastasen sind ein seltenes Ereignis (Friedmann und Osborn, 1976).

Plattenepithelkarzinome der Kieferhöhle weisen eine differente histologische Differenzierung auf. Die niedrigste Tumordifferenzierung bestimmt das klinische Verhalten (Abb. 7).

Das *anaplastische Karzinom* besteht aus pleomorphen, rundlichen bis spindeligen Tumorzellen. Differentialdiagnostische Probleme ergeben sich zum malignen amelanotischen Melanom und Plasmozytom.

Das Karzinom vom *Transitionalzelltyp* besteht ähnlich wie das inverte Papillom aus Tumorzapfen, die von einer Basalmembran gegen das Stroma begrenzt werden. Die Basalmembran ist häufig noch in den Abschnitten erhalten, die eine Dedifferenzierung der Zellpolarität aufweisen. Das Erscheinungsbild ist in den meisten Abschnitten das eines intraepithelialen Karzinoms. Eine sorgfältige Durchmusterung des histologischen Präparates zum Nachweis einer Tumorinfiltration ist notwendig.

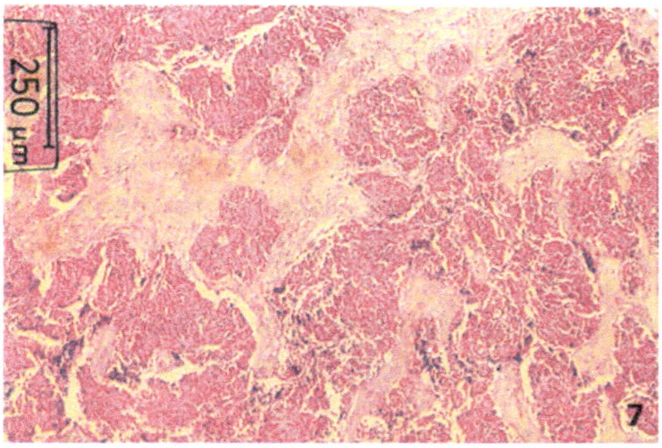

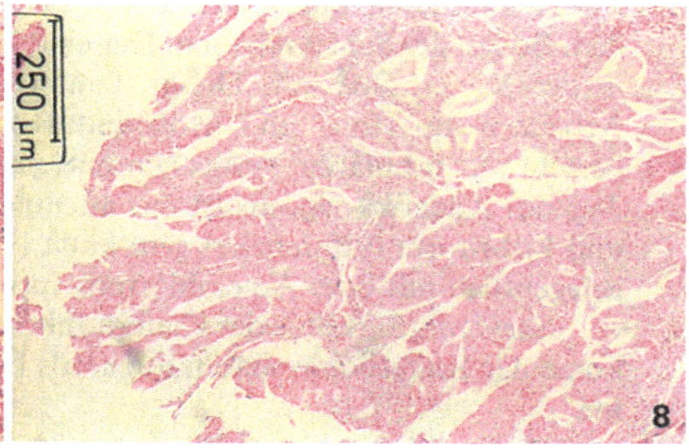

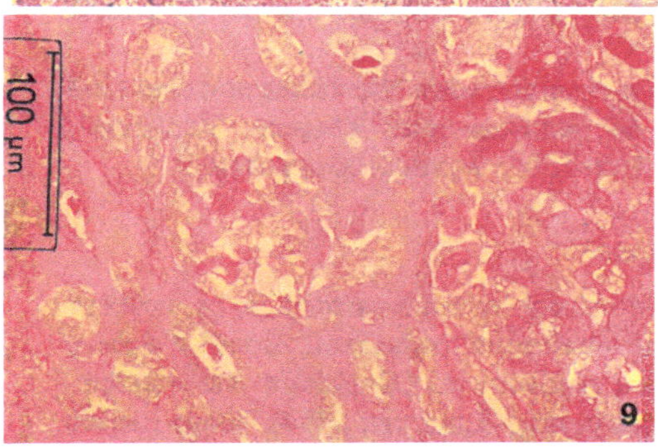

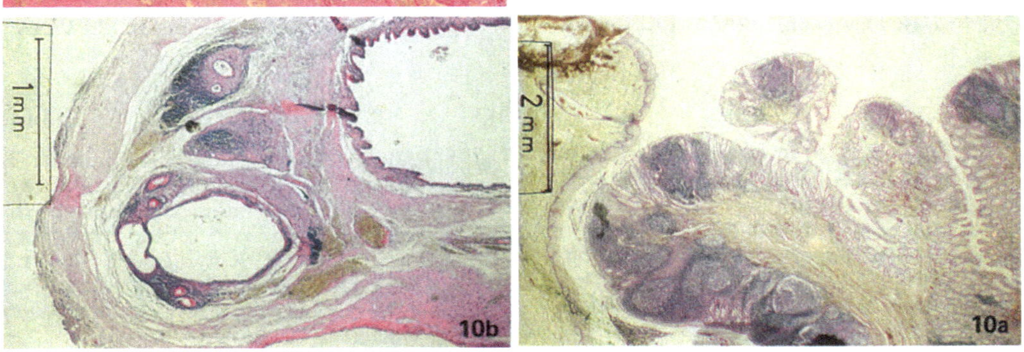

Abb. 7. Plattenepithelkarzinom der Kieferhöhle mit einem niedrig-differenzierten Anteil in der Invasionsfront. Haematoxylin-Eosin

Abb. 8. Adenokarzinom der Kieferhöhle mit papillär, tubulär und kleinzystisch differenzierten Abschnitten. Haematoxylin-Eosin

Abb. 9. Adenoid-zystisches Karzinom der Kieferhöhle mit tubulär und kribriform differenzierten Arealen. PAS-Reaktion

Abb. 10. Teratoma adultum des Oberkiefers. *a* Zysten mit unterschiedlicher Epithelauskleidung. *b* Zotten mit Darmepithelüberkleidung und Lymphfollikeln. Haematoxylin-Eosin

Adenokarzinome

Zwei histologisch unterschiedliche Typen der Adenokarzinome entwickeln sich auf dem Boden der Schleimdrüsen. Der eine Typ tritt bevorzugt in der Nase, aber auch in der Kieferhöhle auf. Dieser Tumortyp soll bevorzugt durch Holzstaub bei Arbeitern der Holz- und Möbelindustrie entwickelt sein. Das Adenokarzinom besteht aus tubulären, zystischen und papillären Strukturen (Abb. 8). Der zweite Typ des Adenokarzinoms ist das adenoid-zystische Karzinom, das solid, tubulär und kribriform differenziert sein kann (Abb. 9). Differentialdiagnostisch wird es gelegentlich mit dem Ameloblastom verwechselt.

Sarkome: Sarkome der Kieferhöhle sind viel seltener als Karzinome. Osteosarkome der Kieferhöhle sind häufiger als Fibro-, Chondro- und Rhabdomyosarkome.

Maligne Lymphome, Plasmocytome und maligne fibröse Histiocytome sind seltene Tumoren der Kieferhöhle.

Sekundäre Tumoren: Metastasen bei hypernephroiden Nierenkarzinomen sind am häufigsten (Bernstein et al., 1966). Metastasen eines Magen-, Pankreas-, Mamma- und Lungenkarzinoms in die Kieferhöhle wurden beobachtet.

Teratome

Der Hauptsitz der Teratome sind die Keimdrüsen. Selten kommen sie in anderen Körperregionen (Mediastinum, Retroperitonealraum, präsakral, Kopf, Nacken, u. a.) vor. Extrem selten kann ein Teratoma adultum im Oberkiefer mit Ausdehnung in die Kieferhöhle entwickelt sein (Pieritz und Schubert, 1984). Histologisch bestehen die Teratome aus reifen Gewebe, wie z. B. Darmschleimhaut (Abb. 10).

Literatur

Afzelius, B.: The immotile-cilia syndrome. Int. Rev. Exp. Pathol. *19,* 2 (1979).

Bernstein, J. M., Montgomery, W. W., Balogh jr., K.: Metastatic tumors of the maxilla, nose and paranasal sinuses. Laryngoscope (St. Louis) *76,* 621 (1966).

Bruter, C. T.: Endoscopy of the Upper Airways. Amsterdam: Excerpta Medica. 1976.

Cauenberge van, P., Kluyskens, P., Reuterghen van, L.: The importance of the anaerobic bacteria in paranasal sinusitis. Int. Rhinol. *13,* 141 (1975).

Donath, K.: Literaturüberblick zur fibro-ossären Kieferläsion. Dtsch. Z. Mund-Kiefer-Gesichts-Chir. (im Druck, 1985).

Eckel, W., Palm, D.: Statistische und röntgenologische Untersuchungen zu einigen Fragen des Nebenhöhlenosteoms. Arch. Ohr-, Nas.- Kehlkopfheilk. *174,* 440 (1959).

Eickhoff, H.: Zur Frage des histopathologischen Bildes der chronischen Kieferschleimhautentzündung. Z. Laryngol. Rhinol. *33,* 433 (1954).

Frederick, J., Brande, A. J.: Anaerobic infection of the paranasal sinuses. N. Engl. J. Med. *290,* 135 (1974).

Friedmann, J., Osborn, D. A.: The nose and nasal sinuses. In: Systemic Pathology (Symmers, W. St. C., Hrsg.), Vol. 1, S. 191—235. Edinburgh-London-New York: Churchill Livingstone. 1976.

Gardner, D. G.: Pseudocysts and retention cysts of the maxillary sinus. Oral Surg. *58,* 561 (1984).

Goepfert, H., Luna, M. A., Lindberg, R. D., White, A. K.: Malignant salivary gland tumors of the paranasal sinuses and nasal cavity. Arch. Otolaryngol. *109,* 662 (1983).

Halstead, C. L.: Mucosal cysts of the maxillary sinus: Report of 75 cases. JADA *87,* 1435 (1973).

Herberhold, C.: Physiologie and Pathophysiologie der Nasennebenhöhlen. Arch. Otorhinolaryngol. *235*, 1 (1982).
Hommerich, K. W.: Zur Kenntnis sekundärer Geschwülste der Nasennebenhöhlen. Arch. Ohrenheilk. *166*, 229 (1954).
Hong, D.: In: Textbook of Pediatrics (Nelson, W. E., Hrsg.), 11. Aufl. Philadelphia: Saunders. 1979.
Mann, W.: Diagnostik entzündlicher Nasennebenhöhlenerkrankungen. Arch. Otorhinolaryngol. *235*, 41 (1982).
Mann, W., Dao Trong, H.: Vergleichende endoskopische und histologische Befunde bei der chronischen Sinusitis. HNO *27*, 345 (1979).
Mann, W., Pelz, K.: Ein Beitrag zur bakteriologischen Diagnostik bei der chronischen Sinusitis. Therapiewoche *51*, 8828 (1979).
Metke, E.: Differentialdiagnose fibro-ossärer Läsionen im Kieferbereich. Med. Diss., Hamburg, 1978.
Moesner, J., Illum, P., Jeppesen, F.: Sinuscopical biopsy in maxillary sinusitis. Acta Otolaryngol. (Stockh.) *78*, 113 (1974).
Neumann, V.: Ergebnisse operierter Kieferhöhlen an der Abteilung für Kiefer- und Gesichtschirurgie der Universität Tübingen zwischen April 1968 und April 1976. Med. Diss., Tübingen, 1977.
Nühsmann, T.: Entzündliche Erkrankungen der Kieferhöhle. In: Handbuch der Hals-Nasen-Ohrenheilkunde (Denker, A., Kahler, O., Hrsg.), Bd. II. Berlin: Springer. 1926.
Pelz, K., Mann, W.: Epidemiologie und Keimspektrum der entzündlichen Nasennebenhöhlenerkrankungen. Laryngol. Rhinol. Otol. (Stuttg.) *59*, 304 (1980).
Pieritz, U., Schubert, G. E.: Zystisches Teratom im Oberkiefer. Dtsch. Z. Mund-, Kiefer-, Gesichtschir. *8*, 260 (1984).
Schwenzer, N.: Die odontogenen Erkrankungen der Kieferhöhle. Arch. Otorhinolaryngol. *235*, 307 (1982).
Steiner, W.: Endoskopische Diagnostik der entzündlichen Erkrankungen der Nasennebenhöhlen. Arch. Otorhinolaryngol. *235*, 69 (1982).
Terrier, G., Baumann, P., Pidoux, J. M.: Endoscopic and histopathological observation of chronic maxillary sinusitis. Int. Rhinol. *14*, 129 (1976).
Timm, C.: Die wichtigsten Befunde bei der sinuskopischen Untersuchung. Z. Laryngol. Rhinol. *44*, 606 (1956).
Uffenorde, W.: Die verschiedenen Entzündungsformen der Nasenschleimhaut und ihre Behandlung. Z. Ohrenheilk. *72*, 133 (1915).
Wassmund, M.: Lehrbuch der praktischen Chirurgie des Mundes und der Kiefer, Bd. II. Leipzig: A. Barth. 1939.
Wasson, W. W., Waltz, H.: The relationship of sinus disease in children. Radiology *22*, 432 (1934).
Weber, H. H.: Die Sinusitis maxillary und das postsinusitische Lungensyndrom in der Röntgenpraxis. Schw. Med. Wschr. *81*, 207 (1951).
Wiesemann, H. G., Stephan, V.: Erkrankungen der Nasennebenhöhlen und ihre Beziehung zu den Erkrankungen der Luftwege. Arch. Otorhinolaryngol. *235*, 329 (1982).

Anschrift des Verfassers: Prof. Dr. Dr. K. Donath, Institut für Pathologie, Universität Hamburg, Martinistraße 52, D-2000 Hamburg 20, Bundesrepublik Deutschland.

Patho-histologische Befunde bei odontogener Sinusitis maxillaris

M. Herzog[1] und *M. Günther*[2]

[1] Klinik und Poliklinik für Zahn-, Mund- und Kieferkrankheiten rechts der Isar
(Direktor: Prof. Dr. Dr. H.-H. Horch)
der Technischen Universität München, Bundesrepublik Deutschland
[2] Pathologisches Institut
(Direktor: Prof. Dr. R. Fischer)
der Universität zu Köln, Bundesrepublik Deutschland

Mit 6 Abbildungen

Zusammenfassung

118 Biopsien aus odontogen erkrankten Kieferhöhlen wurden untersucht und mit den endoskopischen Befunden verglichen. Ein sicherer Zusammenhang zwischen makroskopischem und mikroskopischem Befund konnte nicht festgestellt werden. Am ehesten fanden sich Übereinstimmungen bei narbig veränderten Kieferhöhlen. Der Wert einer einzigen endoskopisch entnommenen Biopsie sollte nicht zu hoch angesetzt werden, da sie nur einen Ausschnitt aus der Kieferhöhlenschleimhaut darstellt.

Summary

Pathohistological Findings in Odontogenous Sinusitis maxillaris. 118 biopsies of patients with odontogenous sinusitis maxillaris were examined and the results were compared with endoscopic findings. There was poor agreement between the gross and microscopic appearances except when the sinus lining was scarred. Single endoscopic biopsies should not be rated too high, because they are not representative of the entire sinus mucosa.

Schlüsselwörter: Sinusitis, Histologie.
Keywords: Sinusitis, histology.

Einleitung

Die Therapie der odontogenen Sinusitis maxillaris hat sich in den vergangenen Jahren gewandelt. Zahlreiche Arbeiten haben auf die Regenerationsfähigkeit der Kieferhöhlenschleimhaut hingewiesen (Obwegeser und Tschamer, 1957; Baumann und Pajarola, 1975). Nachdem Bauer (1960) eine regelmäßige Übereinstimmung zwischen endoskopischem und patho-histologischem Befund beschrieben und zur Therapieplanung verwendet hat, wird diese Problematik für die rhinogene Sinusitis kontrovers diskutiert. Über patho-histologische Befunde bei odontogener Sinusitis maxillaris und insbesondere über Zusammenhänge zwischen Mikro- und Makromorphologie der Schleimhaut ist dagegen nur wenig bekannt.

Es sollen daher die mikroskopischen Befunde von 118 odontogen erkrankten Kieferhöhlen ausgewertet, mit den endoskopischen verglichen und diskutiert werden.

Material und Methoden

Von 118 Patienten der Abteilung für Mund- und Kieferchirurgie der Universität zu Köln (Direktor: Prof. Dr. Dr. H.-D. Pape) wurde Kieferhöhlenschleimhaut histologisch untersucht. 28 Patienten wurden 1975 radikal an der Kieferhöhle operiert. Seit 1976 wurde die Sinusitis konservativ behandelt. Therapiekonzept und Behandlungsergebnisse wurden mehrfach publiziert (Pape und Herzog, 1979; Herzog und Pape, 1985). In 90 zufällig ausgewählten Fällen wurden endoskopisch Schleimhautbiopsien aus dem makroskopisch am stärksten veränderten Bezirk entnommen.

Alle Präparate wurden nachträglich von einem Untersucher beurteilt und miteinander verglichen. Die patho-histologischen Befunde wurden in Anlehnung an Mann und Dao Trong (1979) eingeteilt in:

— ödematös-hyperplastische Sinusitis,
— ödematös-granulierende Sinusitis,
— granulierend-fibrosierende Sinusitis,
— fibrosierende Sinusitis.

Ein sogenannter Mischtyp lag vor, wenn in einem Präparat verschiedene Befundqualitäten auftraten. Eine allergische Form der Sinusitis wurde bei gehäuftem Auftreten eosinophiler Zellen angenommen.

Die intraoperativen bzw. endoskopischen Befunde wurden vom jeweiligen Operateur erhoben. Es wurde unterschieden zwischen:

— reizloser Schleimhaut,
— Gefäßinjektion,
— Rötung und Schwellung,
— Polyposis,
— Narben.

Ergebnisse

Häufigste Ursache der Sinusitis waren oro-antrale Fisteln und Wurzelspitzengranulome.

Mikroskopisch überwogen nach radikaler Kieferhöhlenoperation die ödematös-granulierende bzw. die granulierend-fibrosierende Form, bei den konservativ behandelten Patienten die granulierend-fibrosierende bzw. die fibrosierte Schleimhautveränderung. Normale Schleimhaut fand sich nur bei einem konservativ behandelten Patienten (Abb. 1).

Klinisch bzw. endoskopisch war eine Zunahme weitgehend regelrechter Befunde bei konservativem Verfahren zu beobachten. Während bei radikalem Vorgehen weder eine reizlose Schleimhaut noch eine Gefäßinjektion beobachtet wurden, fand sich in diesem Kollektiv gehäuft eine Polyposis (Abb. 2).

Zum Vergleich der makroskopischen mit den mikroskopischen Befunden wurden beide Gruppen zusammengefaßt. Eine sichere Zuordnung der Befunde war nicht möglich. Bei Injektion der Kieferhöhlenschleimhaut lag eine ödematös-

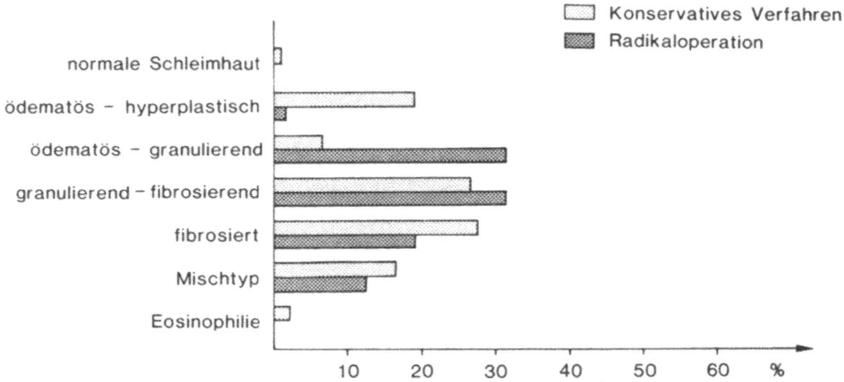

Abb. 1. Patho-histologische Befunde

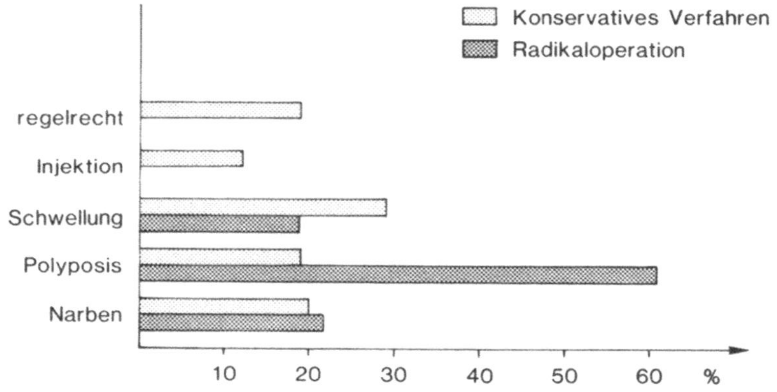

Abb. 2. Operationsbefunde

hyperplastische Form in 50% und bei narbigen Veränderungen die fibrosierte Form in 61,5% vor. Bei dem klinischen Befund Polyposis wurden zwar gehäuft ödematös-granulierende und granulierend-fibrosierende, daneben aber alle übrigen Schleimhautveränderungen beobachtet. Bei klinisch reizloser Schleimhaut waren ebenso wie bei Schwellung und Rötung alle Entzündungsformen unter Ausschluß der normalen Schleimhaut gleichmäßig verteilt.

Diskussion

Die normale Kieferhöhlenschleimhaut ist nach Bauer (1960) zart und durchscheinend. Mikroskopisch ist nur ein schmaler Gewebestreifen erkennbar, dessen Oberfläche von einem ruhenden Flimmerepithel gebildet wird und kaum Sekretionsphasen erkennen läßt. Die Basalmembran ist zart. Das darunterliegende Bindegewebe weist nur vereinzelt Wanderzellen auf. Ein derartiger Befund wurde im eigenen Krankengut nur einmal gefunden. Ähnliche Angaben zur Häufigkeit reizloser Kieferhöhlenschleimhaut machen Mann und Dao Trong (1979) und Steiner (1982).

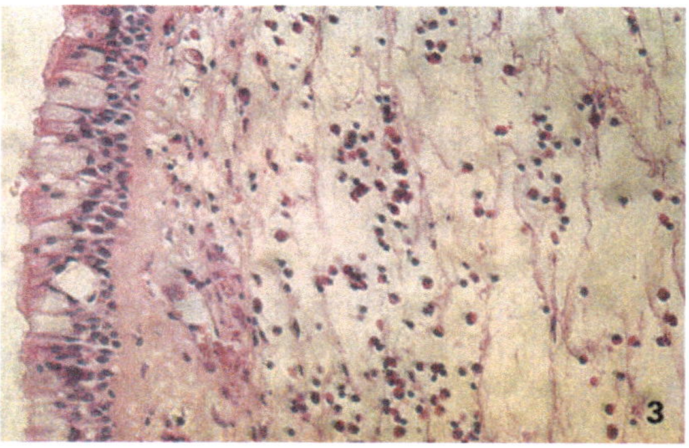

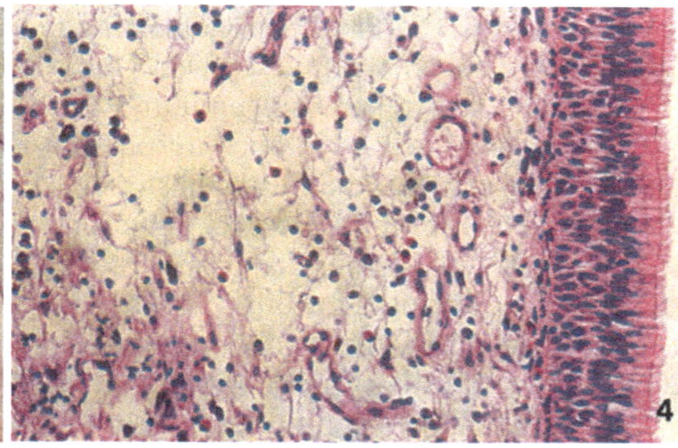

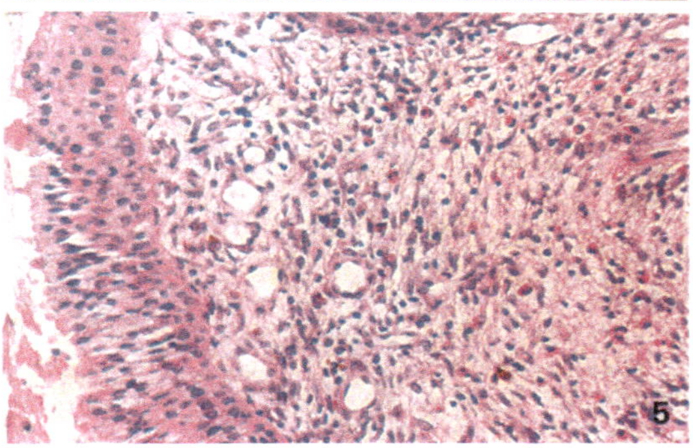

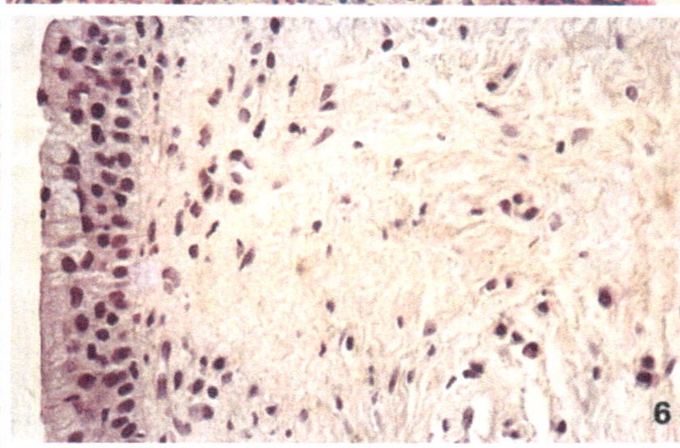

Abb. 3. Ödematös-hyperplastische Sinusitis maxillaris. Starke Verbreiterung der Schleimhaut, beginnende zellige Infiltration zunächst unter dem Epithel. Eosinophile Zellen als mögliches Zeichen einer allergischen Komponente. HE, 250 : 1

Abb. 4. Ödematös-granulierende Sinusitis maxillaris. Diffuse Infiltration von Granulozyten, Plasmazellen und Lymphozyten sowie einsprossende Kapillaren. HE, 250 : 1

Abb. 5. Granulierende und fibrosierende Sinusitis maxillaris. Beginnender bindegewebiger Umbau, Auftreten von Fibroblasten und herdförmig betonter Ablagerungen kollagener Fasern. HE, 250 : 1

Abb. 6. Fibrosierte Sinusitis maxillaris. Plattenepithelmetaplasie, fibrosierte und sklerosierte, weitgehend zellarme Bindegewebswucherung. HE, 250 :1

Im Gegensatz zur reizlosen Schleimhaut zeigt die akute Sinusitis im Anfangsstadium ein hochgradiges Ödem (Abb. 3). Die beginnende zellige Infiltration findet sich zunächst unter dem Epithel. Bei Vorliegen einer allergischen Komponente werden Eosinophile beobachtet. Im weiteren Verlauf beherrscht die diffuse Infiltration von Granulozyten das Bild, es finden sich aber auch Lymphozyten und Plasmazellen (Abb. 4). Der Übergang in die chronische Sinusitis ist an der Schleimhautoberfläche durch den weitgehenden Verlust des Epithels zu erkennen

(Abb. 5). Bei weiterem chronischen Verlauf tritt das Ödem in den Hintergrund, junges Bindegewebe beginnt zu wuchern und schließlich narbig zu schrumpfen (Abb. 6). Während Ulzerationen und Epithelmetaplasien sich bei regelrechter Behandlung zurückbilden können, müssen Bindegewebswucherungen als nahezu irreversibel angesehen werden.

Die patho-histologischen Befunde unterscheiden sich bei den beiden Patientenkollektiven nicht wesentlich. Das nur einmalige Auftreten einer mikroskopisch entzündungsfreien Schleimhaut ist verständlich, da die Biopsien anläßlich der Sanierung nach Abklingen der akuten Phase entnommen wurden.

Auffällig ist die Zunahme der ödematös-hyperplastischen Form bei konservativer Behandlung. Die Zunahme dieser rückbildungsfähigen Veränderung kann entweder als Erfolg der präoperativen Spülbehandlung oder aber als Ausdruck einer in den letzten Jahren blander verlaufenden Erkrankung angesehen werden.

Die ödematös-granulierende Form wurde vor allem bei den radikal operierten Patienten beobachtet und ist am ehesten durch den Operationstermin unmittelbar nach Abklingen der akuten Beschwerden zu erklären. Beim konservativen Vorgehen hingegen wurde meistens die präoperative Vorbehandlung über diesen Zeitpunkt hinaus ausgedehnt.

Der hohe Anteil granulierend-fibrosierender und fibrosierter Schleimhautveränderungen, vor allem im konservativ behandelten Kollektiv, läßt an zwei Ursachen denken: zum einen an die Zunahme von Rezidivoperationen nach vorausgegangener Radikaloperation, zum anderen aber auch an eine Umwandlung der akut entzündeten in eine chronisch entzündete Schleimhaut. Gemeinsam ist diesen Erkrankungsformen ein wenigstens vorübergehender, weitgehender Verlust des Flimmerepithels, so daß die physiologische Reinigung der Kieferhöhle über das Ostium naturale nicht mehr ausreicht (Schüle und Daake 1984) und durch ein Fenster zum unteren Nasengang verbessert werden muß. Trotz der guten klinischen Erfolge des konservativen Verfahrens bleibt ungeklärt, ob und in welchem Ausmaß die Fibrosierung rückbildungsfähig ist.

Das Auftreten der sogenannten Mischform ist bei vollständiger Entfernung und Aufarbeitung der Kieferhöhlenschleimhaut leicht verständlich, da eine unterschiedlich stark ausgeprägte Entzündung in verschiedenen Teilen der Kieferhöhle erwartet werden kann. Hingegen stellt sich die Frage nach dem Wert einer Biopsie, die auf wenigen Quadratmillimetern unterschiedliche Entzündungsformen aufweist. Der geringe Anteil eosinophiler Zellen in den Biopsien kann als Hinweis auf die überwiegend odontogene Infektion der Kieferhöhle gewertet werden, da nach Herberhold (1982) bei der rhinogenen Sinusitis fast regelmäßig subepitheliale Infiltrate von Eosinophilen zu finden sind.

Ausgehend von den Untersuchungen von Bauer und Wodak (1957) und Bauer (1960) besteht die Tendenz, anhand des endoskopischen Bildes Rückschlüsse auf patho-histologische Veränderungen und damit auf die Therapie und Prognose zu ziehen. Dieses Vorgehen wird für die rhinogene Sinusitis kontrovers diskutiert. Während Bauer und Wodak (1957), Kashiwado (1966) und Terrier (1976) eine Übereinstimmung von makroskopischem und mikroskopischem Befund beobachten, konnten Buiter (1976), Moesner et al. (1974) und Timm (1956) diese Angaben nicht bestätigen. Sie stellten fest, daß die verschiedenen Sinusitisformen offenbar kein charakteristisches histologisches Bild bieten.

In der eigenen Untersuchung ist zwar eine gewisse Zuordnung makroskopischer zu den entsprechenden patho-histologischen Befunden möglich. Dies betrifft vor allem die narbigen Veränderungen. Narbenstränge und Verschwielungen sind endoskopisch gut erkennbar und von anderen Formen abzugrenzen. In allen anderen Fällen und insbesondere bei klinisch reizloser Schleimhaut gelingt diese Zuordnung jedoch nicht mit der ausreichenden Sicherheit. Hierzu bieten sich verschiedene Erklärungen an. Der endoskopische Befund spiegelt den subjektiven Gesamteindruck des wechselnden Untersuchers wieder. Der histologische Befund umfaßt dagegen meist ein nur wenige Quadratmillimeter großes Schleimhautareal. Zudem treten in entzündeten Nebenhöhlen verschiedene Schleimhautveränderungen auf (Mann, 1982). Auch kann ein Einfluß verschiedener Beleuchtungssysteme und die damit variierende Helligkeit des endoskopischen Bildes nicht ausgeschlossen werden.

Zusammenfassend kann festgestellt werden, daß bei der Diagnostik und Therapie der odontogenen Sinusitis maxillaris klinischer und patho-histologischer Befund einander ergänzen. Hierbei kommt insbesondere der Interpretation der einzelnen Befunde unter Einschluß des Röntgenbefundes durch einen erfahrenen Untersucher eine entscheidende Bedeutung zu. Der Wert einer einzigen endoskopisch entnommenen Biopsie sollte nicht zu hoch angesetzt werden, da sie nur einen Teilausschnitt darstellt, für die Prognose jedoch neben der rhinogenen Komponente und der Sanierung der Zustand der gesamten Kieferhöhlenschleimhaut entscheidend ist. Die Frage der Rückbildungsfähigkeit von Schleimhautveränderungen in der Kieferhöhle bleibt im Detail unbeantwortet. Hierzu könnte allenfalls eine endoskopisch-bioptische Prospektivstudie mit wiederholter Entnahme von Biopsien aus genau definierten Schleimhautbezirken eine Antwort geben. Es erscheint aber fraglich, ob derartige Untersuchungen sinnvoll und ethisch vertretbar sind.

Literatur

Bauer, E., Wodak, E.: Neuerungen in der Diagnostik und Therapie der Nasennebenhöhlen. Arch. Ohr-Nas.-Kehlk.-Heilk. *171*, 325—329 (1957).

Bauer, E.: Die normale und pathologische Histologie der Kieferhöhlenschleimhaut. Mschr. Ohrenheilk. *94*, 44—52 (1960).

Baumann, M., Pajarola, G.: Experiences in the sequela of maxillary sinusitis following closure of the causative oro-antral fistula. J. max.-fac. Surg. *3*, 164—169 (1975).

Buiter, C. T.: Endoscopy of the Upper Airways. Amsterdam: Excerpta Medica. 1976.

Herberhold, C.: Physiologie und Pathophysiologie der Nasennebenhöhlen. Arch. Otorhinolaryngol. *235*, 349—392 (1982).

Herzog, M., Pape, H.-D.: Behandlung und Vermeidung neuralgiformer Schmerzen nach fazialer Fensterung der Kieferhöhle. Fortschr. Kiefer-Gesichtschir. *30*, 186—188 (1985).

Kashiwado, T., Ohashi, J., Suzuki, T., Matsui, M.: The mucous membrane biopsie of the maxillary sinus for the window operation. Int. Rhinol. *4*, 67—69 (1966).

Mann, W., Dao Trong, H.: Vergleichende endoskopische und histologische Befunde bei chronischer Sinusitis. HNO *27*, 345—347 (1979).

Mann, W.: Diagnostik entzündlicher Nasennebenhöhlenerkrankungen. Arch. Otorhinolaryngol. *235*, 41—67 (1982).

Moesner, J., Illum, P., Jeppesen, F.: Sinuscopical biopsy in maxillary sinusitis. Acta otolaryngol. (Stockh.) *78*, 113—117 (1974).

Obwegeser, H., Tschamer, H.: Bericht über unsere Erfahrungen bei der Behandlung von frischen, tiefen Mund-Kieferhöhlenverbindungen nach Zahnextraktionen. Dtsch. Zahn-, Mund- u. Kieferheilk. *26*, 4—16 (1957).

Pape, H.-D., Herzog, M.: Neue Aspekte zur Behandlung der dentogenen Sinusitis maxillaris. Österr. Z. Stomat. *76*, 86—92 (1979).
Schätzle, W.: Histologische, histochemische und klinische Untersuchungen bei verschiedenen Formen der chronischen Sinusitis maxillaris. Annales Universitatis Saraviensis *10*, 171—236 (1963).
Schüle, H., Daake, G.: Klinisch-experimentelle Untersuchungen zur Therapieplanung bei pyogenen Infekten der Kieferhöhle. Fortschr. Kiefer-Gesichtschir. *29*, 97—99 (1984).
Steiner, W.: Endoskopische Diagnostik der entzündlichen Erkrankungen der Nasennebenhöhlen. Arch. Otorhinolaryngol. *235*, 361—365 (1982).
Terrier, G., Baumann, R. P., Pideoux, J. M.: Endoscopic and histopathological observations of chronic maxillary sinusitis. Rhinologie *14*, 129—132 (1976).
Timm, C.: Die Endoskopie der Kiefernhöhlen. Fortschr. Med. *16*, 421—425 (1956).

Anschrift der Verfasser: Dr. Dr. M. Herzog, Klinik für Zahn-, Mund- und Kieferkrankheiten der Technischen Universität München, Klinikum rechts der Isar, Ismaninger Straße 22, D-8000 München 80, Bundesrepublik Deutschland.

Ist die Kieferhöhle physiologischerweise keimfrei?

J. Th. Lambrecht[1], *Ingeburg Böhlck*[2] und *P. Dierck*[1]

[1] Abteilung Kieferchirurgie
(Direktor: Prof. Dr. Dr. F. Härle)
der Christian-Albrechts-Universität, Kiel, Bundesrepublik Deutschland
[2] Abteilung Medizinische Mikrobiologie
(Direktor: Prof. Dr. U. Ullmann)
der Christian-Albrechts-Universität, Kiel, Bundesrepublik Deutschland

Mit 3 Abbildungen

Zusammenfassung

In tierexperimentellen Untersuchungen und klinischen Studien wurde das Keimspektrum gesunder Kieferhöhlen untersucht. Ausgewertet wurden Kieferhöhlenabstriche von 21 Rindern, 23 Schweinen und 36 Patienten. Methodisch bedingt differierten die tierexperimentellen Ergebnisse: Rinder 85%, Schweine 35% Keimfreiheit.

In der Patientenstudie konnte unter Anwendung des Subtraktionsverfahrens (Abstrich — Kontrollabstrich), in 85% der Fälle Keimfreiheit der gesunden Kieferhöhle festgestellt werden.

Summary

Is the Normal Maxillary Sinus Sterile? In animal experiments and in clinical studies normal maxillary sinuses were examined for their bacterial flora. Maxillary swabs of 21 cattle, 23 pigs and 26 humans were evaluated. Swabs were found to be sterile in 85% of the cattle and in only 35% of the pigs. This discrepancy was attributed to differences in the method used. In humans there was no evidence of bacterial growth in 85% of the normal maxillary sinuses when using the subtraction technique (primary—repeat swab).

Schlüsselwörter: Sinus maxillaris, Kleinspektrum, Abstrichtechnik.
Keywords: Sinus maxilaris, bacterial flora, swab technique.

Einleitung

Seit Ende des letzten Jahrhunderts ist die Frage nach der Keimbesiedelung der gesunden Kieferhöhle mehrfach bearbeitet worden. Die Untersuchungsergebnisse sind widersprüchlich und lassen keine klare Aussage zu, da die Methoden der Probengewinnung und die mikrobiologischen Untersuchungstechniken heutigen Erkenntnissen nicht mehr gerecht werden. Neuere Arbeiten von Shapiro et al. (1982) und Brook (1981), hatten die Keimflora der gesunden Kieferhöhle zum Thema. Arbeiten über die Keimzusammensetzung der entzündeten Kieferhöhle sind zuletzt von Karma et al. (1979) in einer Übersicht zusammengefaßt worden.

Methode

Im Tierexperiment wurden Kieferhöhlen von 21 Rindern und 23 Schweinen untersucht. In einer klinischen Studie wurden Abstriche von nicht entzündeten Kieferhöhlen an 36 Patienten vorgenommen.

Probeentnahme Rinder

Sofort nach Tötung erfolgte die Dekapitation der Tiere. Die Orbita wurde unter sterilen Kautelen ausgeräumt; in den dünnen Orbitaboden wurde ein im Durchmesser 2 cm großes Loch geschnitten.

Durch die Öffnung wurde mit einem Watteträger ein großes Kieferhöhlenschleimhautareal bestrichen (Abb. 1).

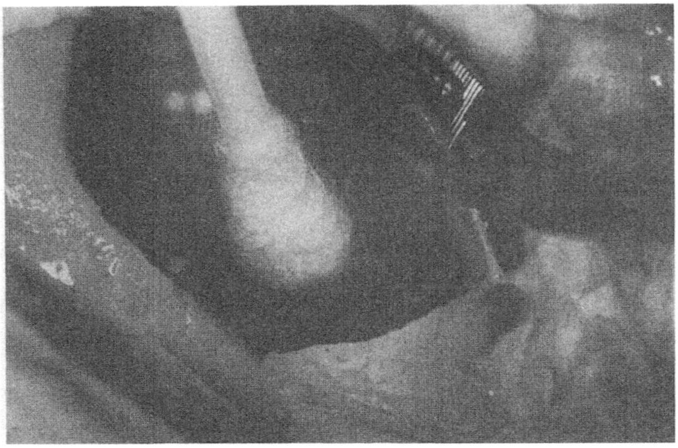

Abb. 1. Probeentnahme Rinder: Port-A-Cul Watteträger im Orbitabodenbereich — Zugang zur Kieferhöhle

Probeentnahme Schweine

Nach Tötung und Ausblutung der Tiere wurde der Infraorbitalbereich gereinigt und desinfiziert. Der Knochen im Bereich der fazialen Kieferhöhlenwand wurde freigelegt und mit dem Meißel ein Zugang geschaffen. Durch diese Öffnung wurde mit einem Watteträger ein Abstrich von der Schleimhaut entnommen.

Probeentnahme Patienten

Nach Kieferhöhleneröffnung im Rahmen eines chirurgischen Eingriffs (akzidentell oder per intentionem) wurde sofort ein Abstrich der Kieferhöhlenschleimhaut gegenüber der Eröffnungsstelle und ein Kontrollabstrich am Eröffnungsrand mit einem Watteträger entnommen (Abb. 2). Zum sofortigen Transport wurden alle Watteträger in Port-A-Cul (Firma Becton Dickinson, Heidelberg) eingebettet (Abb. 3).

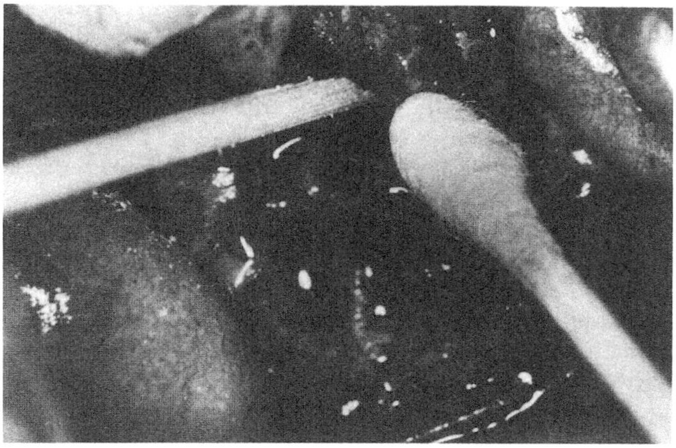

Abb. 2. Probeentnahme Patienten: Port-A-Cul Watteträger im Alveolarfortsatzbereich — Zugang zur Kieferhöhle (li) zur Kontrolle wird ein Abstrich am Eröffnungsrand genommen

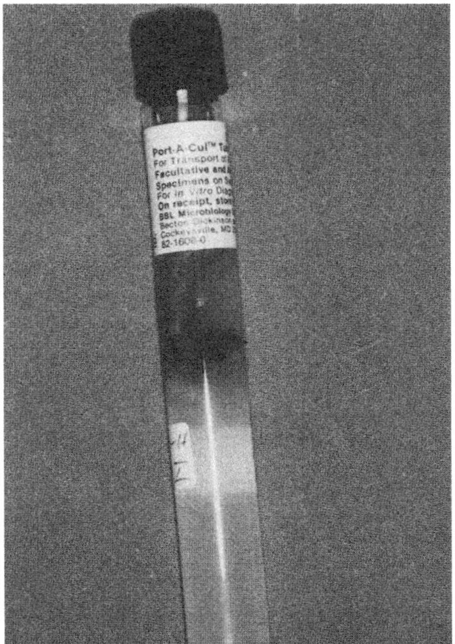

Abb. 3. Port-A-Cul Transportmedium mit eingebrachtem Watteträger

Mikrobiologische Untersuchung

Alle Proben wurden innerhalb von 4 Stunden dem Transportmedium entnommen und untersucht. Zunächst erfolgte ein Ausstrich der Watteträger auf den Nährboden für die Primäruntersuchung. Anschließend wurden die Watteträger zur Anreicherung in Rinderherzbouillon gegeben. Nach 18—20 Stunden Inkubationszeit erfolgte erneutes Ausstreichen für die Aerobieruntersuchung auf Nährböden, nach 48 Stunden für die Anaerobieruntersuchung.

Nährböden für die aerobe Bebrütung

a) Blutagar: aus 37.0 g Standard-I-Agar (Merck 7881); Aqua dest. 1000,0 ml; und 5—10% defibriniertes Hammelblut.

b) Bitter-neu-Agar als Lactose-Indikator-Nährböden: aus 40,0 g D. S. T.-Agar Oxoid CM 261; Aqua dest. 1000,0 ml; Lactose 25,0 g; und 5% Anilinblaulösung 20,0 ml.

c) Mannit-Kochsalzagar von Oxoid zum Nachweis von Staphylococcus aureus.

Nährböden für die anaerobe Bebrütung

a) Schädler Agar BBL.

b) Heim-Platte: aus 37,0 Standard-I-Blutagar; 2,0 g Agar; davon 20 ml abnehmen und mit 20 g Glukose versetzen.

Nährböden für die Untersuchung auf Pilze

a) Sabouraud 2% Agar: Zusatz von 0,2 ml Amoxillin und 0,2 ml Streptomycin.

b) Bitter-neu-Agar w. o.

Rinderherzbouillon für die Anreicherung: Bouillon aus Fleischextrakt Merck 3979 10,0 g; Pepton aus Fleisch-Merck 7214, 10,0 g; NaCl 5,0 g; Aqua dest. 1000,0 ml.

Die isolierten Bakterien wurden makroskopisch, mikroskopisch und biochemisch differenziert. Bei der klinischen Untersuchung wurden von jedem Patienten zwei Proben gewonnen, die primär und im Subtraktionsverfahren ausgewertet wurden.

Ergebnisse

Tierexperimentelle Untersuchungen

Rinder:

Fallzahl n = 21

Primär keimfrei: 18 = 85,7%

Keimauswertung der positiven Kieferhöhlenabstriche:

Anzahl 3

1. Staphylococcus epidermidis
2. Aerobe Sporenbildner
3. Vergrünende Streptokokken

Schweine:

Fallzahl n = 23
Primär keimfrei: 8 = 34,8%
Keimauswertung der positiven Kieferhöhlenabstriche:
Anzahl 15

1. Vergrünende Streptokokken	(8 ×) = 53,3%
2. Staphylococcus epidermidis	(5 ×) = 33,3%
3. Acinetobacter	(1 ×) = 6,7%
4. Escherichia coli	(2 ×) = 13,3%
5. Pseudomonas species	(2 ×) = 13,3%

(Erhöhte Fallzahl durch Mehrfachbesiedelung)

Klinische Untersuchungen

Von den 36 Abstrichbefunden konnten 28 ausgewertet werden.

Ein Patient erhielt präoperativ ein Antibiotikum. Bei sieben Patienten erfolgte kein Kontrollabstrich, eine genaue Aussage war hier nicht möglich.

Primär keimfrei	= 5 (17,9%)
Keimfrei-Subtraktionsmethode	= 19 (67,9%)
Gesamtergebnis	= 24 (85,7%)

Abstriche vier gesunder Kieferhöhlen wiesen Keimwachstum auf.

Keimspektrum — aerob:

1. Streptokokken ohne Hämolyse,
2. Staphylococcus epidermidis.

Keimspektrum — anaerob:

1. Peptokokken,
2. Veillonellen.

Diskussion

Methoden der Probengewinnung und Innovationen der mikrobiologischen Untersuchungstechniken stehen im Mittelpunkt der vorliegenden Arbeit. Tierexperimentell ergibt sich ein Widerspruch, da 85% Keimfreiheit im Rinderkieferhöhlenabstrich 35% Keimfreiheit im Schweinekieferhöhlenabstrich gegenübersteht.

Die Abstrichgewinnung beim Rind konnte nach Dekapitation und Lagerung auf einem Tisch durch den orbitalen Zugang erfolgen. Beim Schwein war aus veterinärmedizinischen Gründen eine Dekapitation und eine entsprechende Lagerung nicht möglich. Die Tiere lagen bei der Probeentnahme am Schlachthofboden. Der Zugang durch die Orbita war aus anatomischen Gründen nicht sinnvoll.

Diese äußerlichen methodischen Differenzen sind höchstwahrscheinlich die Ursache unserer unterschiedlichen tierexperimentellen Ergebnisse.

Shapiro et al. (1982), fanden bei 13 Kieferhöhlenproben von Rhesusaffen elfmal sterile Verhältnisse (85%). Weitere tierexperimentelle Arbeiten an Hunden (Calamida und Bertarelli, 1902) und an Kälbern (Törne, 1902—1903) weisen ebenfalls auf eine Keimfreiheit der Kieferhöhle hin. Die damaligen mikrobiologischen Untersuchungstechniken werden heutigen Anforderungen nicht gerecht und sollten daher eine vorsichtige Wertung erfahren.

Unsere Erfahrungen bei den Tierexperimenten veranlaßten uns bei den klinischen Untersuchungen neben dem Kieferhöhlenschleimhautabstrich zusätzlich einen Kontrollabstrich an der Kieferhöhleneröffnungsstelle zu entnehmen. Beim Eingehen in die Kieferhöhle kommt es an der Eröffnungsstelle zur Kontamination des Watteträgers.

Der Kontrollabstrich diente bei der Auswertung als Subtraktionsfaktor, um Keime an der Punktionsstelle von den eigentlichen Keimen der Kieferhöhle differenzieren zu können.

Abstriche gesunder Kieferhöhlen wurden nach geplanter oder akzidenteller Eröffnung z. B. bei Wurzelspitzenresektionen, Mukozelenentfernung oder Oberkiefersegmentosteotomien mit sterilen Watteträgern genommen.

Unsere Ergebnisse decken sich mit denen von Björkwall (1950), der bei 54 gesunden Kieferhöhlen kein Keimwachstum auf den Nährböden nachweisen konnte, jedoch ist auch hier aus oben genannten Gründen ebenfalls Zurückhaltung bei der Bewertung geboten. Hamory et al. (1979), fand in 8 von 10 radiologisch und klinisch unauffälligen Kieferhöhlen, d. h. zu 80%, kein Keimwachstum. Bei Untersuchungen an akut oder chronisch entzündeten Kieferhöhlen wurden als Nebenbefund keimfreie Aspirate bzw. Abstriche gefunden (Palva et al. 1962, Axelsson und Chidekel 1972, Frederick und Braude 1974, Hamory et al. 1979, Pelz und Mann 1980, Majumdar und Bull 1982). Brook (1981) untersuchte zwölf gesunde menschliche Kieferhöhlen und fand in keinem Fall sterile Verhältnisse. Seine Methode, Spülflüssigkeit zu untersuchen, wird von Urdal und Berdal (1949), Palva et al. (1962) und von Pelz und Mann (1980), als unzureichend und unzuverlässig abgelehnt.

Aus der Tatsache, daß auch Sekrete von akut oder chronisch entzündeten Kieferhöhlen keimfrei sind, kann man auf eine allergische oder virale Genese schließen. Schlenter und Mann (1982) wiesen in 40% eine allergische Genese der chronischen Sinusitis maxillaris nach.

Nach unserer Meinung ergeben sich auf Grund der vorliegenden Untersuchungen Hinweise auf eine physiologische Keimfreiheit der Kieferhöhle.

Die funktionellen Abgrenzungsmechanismen zur Nasenhöhle sind Gegenstand weiterer Untersuchungen.

Literatur

Axelsson, A., Chidekel, N.: Symptomatology and bacteriology correlated to radiological findings in acute maxillary sinusitis. Acta Otolaryng. *74*, 118—122 (1972).

Björkwall, T.: Bacterial flora of the maxillary antrum. Acta Otolaryngol., Suppl. *83*, 33—58 (1950).

Brook, I.: Aerobic and anaerobic bacterial flora of normal maxillary sinuses. Laryngoscope *91*, 372—375 (1981).

Calamida, U., Bartarelli, E.: Über die Bakterienflora der Nasensini und des Mittelohres. Zbl. f. Bakteriol., Parasitenkunde u. Infektionskrankheiten I. Abt. Orig. *32*, 428—433 (1902).

Frederick, J., Braude, A.: Anaerobic infection of the paranasal sinuses. N. Engl. J. Med. *290*, 135—137 (1974).

Hamory, B., Sande, M., Sydnor, Jr., A., Seale, D., Gwaltney Jr., J.: Etiology and antimicrobial therapy of acute maxillary sinusitis. J. Inf. Disease *139*, 197—202 (1979).

Karma, P., Jokipii, L., Sipilä, P., Luotonen, J., Jokipii, A.: Bacteria in chronic maxillary sinusitis. Arch. Otolaryngol. *105*, 386—390 (1979).

Majumdar, B., Bull, P. D.: The incidence and bacteriology of maxillary sinusitis in nasal polyposis. J. Laryngol. Otol. *96*, 937—941 (1982).
Palva, T., Grönroos, J. A., Palva, A.: Bacteriology and pathology of chronic maxillary sinusitis. Acta Otolaryngol. (Stockh.) *54*, 159—175 (1962).
Pelz, K., Mann, W.: Epidemiologie und Keimspektrum der entzündlichen NNH-Erkrankungen. Laryng. Rhinol. Otol. *59*, 304—307 (1980).
Schlenter, W., Mann, W.: Die allergische Genese der chronischen Sinusitis. Laryng. Rhinol. Otol. *61*, 228—230 (1982).
Shapiro, E., Doyle, W., Wald, E., Rohn, D.: Bacteriology of the maxillary sinuses of Rhesus monkeys. Ann. otol. *91*, 150—151 (1982).
Törne, F.: Das Vorkommen von Bakterien und die Flimmerbewegung in den Nebenhöhlen der Nase. Zbl. f. Bakteriol., Parasitenkunde u. Infektionskrankheiten I. Abt. Orig. *33*, 250—255 (1902—1903).
Urdal, K., Berdal, P.: The microbial flora in 81 cases of maxillary sinusitis. Acta Otolaryngol. (Stockh.) *37*, 20—25 (1949).

Anschrift der Verfasser: Dr. Dr. J. Th. Lambrecht, Abteilung Kieferchirurgie, Christian-Albrechts-Universität, Arnold-Heller-Straße 16, D-2300 Kiel 1, Bundesrepublik Deutschland; Dr. I. Böhlck, Abteilung Medizinische Mikrobiologie, Christian-Albrechts-Universität, Brunswiker Straße 2-6, D-2300 Kiel 1, Bundesrepublik Deutschland.

Anaerobe Keimbesiedelung der entzündeten Kieferhöhle

J. Th. Lambrecht[1], *Ingeburg Böhlck*[2], *R. Ewers*[1] und *P. Dierck*[1]

[1] Abteilung Kieferchirurgie
(Direktor: Prof. Dr. Dr. F. Härle)
der Christian-Albrechts-Universität, Kiel, Bundesrepublik Deutschland
[2] Abteilung Medizinische Mikrobiologie
(Direktor: Prof. Dr. U. Ullmann)
der Christian-Albrechts-Universität, Kiel, Bundesrepublik Deutschland

Zusammenfassung

Verbesserte Entnahme-, Transport- und Anzüchtungstechnik bedeutet eine Steigerung im Nachweisprozentsatz der Anaerobier. In fast allen Kieferhöhlenschleimhautabstrichen der von uns untersuchten 37 Patienten mit dentogener Sinusitis maxillaris wurden anaerobe Keime gefunden. Erregeridentifizierung und Keimresistenzbestimmung sind Voraussetzung für entsprechende therapeutische Konsequenzen.

Summary

Anaerobic Microorganisms in Sinusitis maxillaris. Improved sampling, transport and culture techniques have enhanced the rate of detectable anaerobic organisms. Anaerobic organisms were found to be present in almost all of the maxillary sinus swabs taken from 37 patients with sinusitis maxillaris. Adequate treatment requires prior identification of the offending organisms and sensitivity tests.

Schlüsselwörter: Sinus maxillaris, Anaerobien, Probennahme, Bebrütung.
Keywords: Sinus maxillaris, anerobic organisms, sampling technique, culture technique.

Einleitung

Streptokokken und Staphylokokken sind die am häufigsten nachgewiesenen Aerobier bei Entzündungen der Nasennebenhöhlen. Es gibt deutliche Unterschiede im Keimspektrum bei akuten und chronischen Sinusitiden, wobei den Anaerobiern bei der chronischen Sinusitis eine wichtige Rolle zufällt (Mann und Pelz, 1981).

Anaerobier können heute durch eine verbesserte Entnahme-, Transport- und Züchtungstechnik zu einem größeren Prozentsatz im Untersuchungsmaterial nachgewiesen werden.

Es ist das Ziel der vorliegenden Arbeit, die anaerobe Keimbesiedelung dentogen entzündeter Kieferhöhlen zu untersuchen.

Methode

In einer klinischen Studie wurden von 37 Patienten Abstriche der Kieferhöhlenschleimhaut gewonnen. In fast allen Fällen erfolgte zur Kontrolle ein zweiter Abstrich an der Eröffnungsstelle.

Probeentnahme

Nach Kieferhöhleneröffnung im Rahmen eines chirurgischen Eingriffs (akzidentell oder per intentionem), wurde sofort mit einem sterilen Watteträger ein Abstrich der Kieferhöhlenschleimhaut gegenüber der Eröffnungsstelle und am Eröffnungsrand ein Kontrollabstrich entnommen. Alle Watteträger wurden zum sofortigen Transport in Port-A-Cul (Fa. Becton Dickinson, Heidelberg) transportiert.

Mikrobiologische Untersuchung

Die Proben wurden innerhalb von vier Stunden dem Transportmedium entnommen und untersucht. Zunächst erfolgte ein Ausstrich der Watteträger auf den Nährböden für die Primäruntersuchung. Anschließend wurden die Watteträger zur Anreicherung in Rinderherzbouillon gegeben. Nach 18—20 Stunden Inkubationszeit erfolgte erneutes Ausstreichen für die Aerobieruntersuchung auf Nährböden, nach 48 Stunden für die Anaerobieruntersuchung.

Nährböden für die aerobe Bebrütung

a) Blutagar: aus 37.0 g Standard-I-Agar (Merck 7881); Aqua dest. 1000,0 ml; und 5—10% defibriniertes Hammelblut.

b) Bitter-neu-Agar als Lactose-Indikator-Nährböden: aus 40,0 g D. S. T.-Agar Oxoid CM 261; Aqua dest. 1000,0 ml; Lactose 25,0 g; und 5% Anilinblaulösung 20,0 ml.

c) Mannit-Kochsalzagar von Oxoid zum Nachweis von Staphylococcus aureus.

Nährböden für die anaerobe Bebrütung

a) Schädler Agar BBL.

b) Heim-Platte: aus 37.0 Standart-I-Blutagar; 2.0 g Agar; davon 20 ml abnehmen und mit 20 g Glukose versetzen.

Nährböden für die Untersuchung auf Pilze

a) Sabouraud 2% Agar: Zusatz von 0,2 ml Amoxillin und 0,2 ml Streptomycin.

b) Bitter-neu-Agar wie oben.

Rinderherzbouillon für die Anreicherung: Bouillon aus Fleischextrakt Merck 3979 10,0 g; Pepton aus Fleisch — Merck 7214, 10,0 g; NaCl 5.0 g; Aqua dest. 1000,0 ml.

Die isolierten Bakterien wurden makroskopisch, mikroskopisch und biochemisch differenziert. Von jedem Patienten wurden zwei Proben gewonnen, die primär und im Subtraktionsverfahren ausgewertet wurden.

Ergebnisse

Von 37 Patienten hatten 19 (51,4%) eine chronische Sinusitis maxillaris, 18 (48,6%) litten an einer akuten Sinusitis maxillaris. Die genauen Daten der Keimverteilung ist den Tab. 1 und 2 zu entnehmen.

Tabelle 1. *Keimspektrum der Kieferhöhle bei akuter dentogener Sinusitis maxillaris*

Akute Sinusitis maxillaris:			n = 18		
Keime anaerob:			*Keime aerob:*		
Peptokokken	2×	(1×)	Staphylococcus epidermis	5×	(1×)
Peptostreptokokken	4×	(2×)	Vergrünende Streptokokken	6×	(1×)
Propionibakterium	9×	(2×)	Streptococcus pneumoniae	1×	(1×)
Veillonellen	2×	(2×)	Acinetobacter species	2×	(0×)
Bacteroides species	2×	(0×)	Pseudomonas aeruginosa	1×	(0×)
Keimfrei:	2×	(6×)	*Pilze:*		
			Aspergillus	1×	(0×)

(Zahlen ohne Klammer: primäres Ergebnis; Zahlen mit Klammer: Ergebnis nach Subtraktionsmethode; erhöhte Fallzahl durch Mehrfachbesiedelung.)

Tabelle 2. *Keimspektrum der Kieferhöhle bei chronischer dentogener Sinusitis maxillaris*

Chronische Sinusitis maxillaris:			n = 19		
Keime anaerob:			*Keime aerob:*		
Peptokokken	1×	(1×)	Staphylococcus epidermis	7×	(1×)
Peptostreptokokken	8×	(6×)	Staphylococcus aureus	2×	(2×)
Propionibakterium	5×	(1×)	Vergrünende Streptokokken	14×	(1×)
Veillonellen	5×	(2×)	Streptokokken o. Haemolyse	1×	(1×)
Bacteroides species	7×	(3×)	Streptococcus pneumoniae	2×	(2×)
Keimfrei:	1×	(5×)	Corynebakterium	2×	(2×)
			Klebsiella species	1×	(1×)
			Enterobacter species	1×	(1×)
			Neisseria species	1×	(1×)
			Escherichia coli	1×	(1×)

(Zahlen ohne Klammer: primäres Ergebnis; Zahlen mit Klammer: Ergebnis nach Subtraktionsmethode; erhöhte Fallzahl durch Mehrfachbesiedelung.)

Diskussion

Bei den Aerobiern wurden in den Patientengruppen mit akuter und chronischer Sinusitis maxillaris gleiche Keime gefunden. Lediglich die Reihenfolge differiert geringfügig nach der Häufigkeit. Im Subtraktionsverfahren wurden die Keime des Wundrandkontrollabstriches von den Keimen der Kieferhöhlenschleimhaut subtrahiert, da davon auszugehen ist, daß die Watteträger vor allen Dingen bei engen Perforationen zur Kieferhöhle am Perforationsrand kontaminiert werden. Hier lassen sich bei den Aerobiern vergrünende Streptokokken (6 von 7, bzw. 5 von 6 im Kontrollabstrich) und Staphylokokkus epidermidis (13 von 14, bzw. 4 von 5 im Kontrollabstrich) als Mundhöhlenkeime am Perforationsrand erkennen.

Bei den anaeroben Keimen fällt eine besondere Differenz beim Propionibakterium auf (4 von 5, bzw. 7 von 9 im Kontrollabstrich).

Auch Frederick und Braude (1974) und van Cauwenberge und Mitarbeiter (1975) fanden in ihren Untersuchungen ein polymikrobielles Keimspektrum verschiedener Erreger, wobei Anaerobier in Abstrichen von über 50% der Patienten anzüchtbar waren. Ebenso wie Mann und Pelz (1981) kamen diese Autoren zu der Überzeugung, daß aerobe Bakterien eine weniger wichtige Rolle bei der Entstehung der chronischen Sinusitis maxillaris spielen als anaerobe Bakterien. Wir konnten die Wichtigkeit der Anaerobier in unseren Untersuchungen bestätigen, da in fast allen Abstrichen von Patienten mit akuter oder chronischer dentogener Sinusitis anaerobe Keime gefunden wurden. Eine Verteilung zugunsten der Anaerobier bei chronischer Sinusitis kam in unseren Ergebnissen nicht zum Ausdruck.

Sicher bedeutet die verbesserte Entnahme-, Transport- und Züchtungstechnik eine Steigerung im Nachweisprozentsatz der Anaerobier. Die Kenntnis der ursächlichen Beteiligung anaerober Keime bei dentogenen Sinusitiden bedingt in entsprechend gelagerten Fällen therapeutische Konsequenzen, worauf auch Schüle und Daake (1984) hingewiesen haben. Bakteriologische Untersuchung der Erreger, Identifizierung und Keimresistenzbestimmung sollten in jedem Fall erfolgen.

Literatur

Cauwenberge, P. van, Kluyskens, P., Leuthergen, L. van: The importance of the anaerobic bacteria in paranasal sinusitis. Int. Rhinol. *13*, 141—143 (1975).

Frederick, J., Braude, A.: Anaerobic infection of the paranasal sinuses. N. Engl. J. Med. *290*, 135—137 (1974).

Mann, W., Pelz, K.: Anaerobierinfektionen im Hals-, Nasen- und Ohrenbereich. Laryng. Rhinol. *60*, 355—358 (1981).

Schüle, H., Daake, G.: Klinisch-experimentelle Untersuchungen zur Therapieplanung bei pyogenen Infektionen der Kieferhöhle. In: Fortschr. Kiefer-Gesichtschir., Bd. 29, S. 97—99. Stuttgart: G. Thieme. 1984.

Anschrift der Verfasser: Dr. Dr. J. Th. Lambrecht, Abteilung Kieferchirurgie, Christian-Albrechts-Universität, Arnold-Heller-Straße 16, D-2300 Kiel 1, Bundesrepublik Deutschland; Dr. I. Böhlck, Abteilung Medizinische Mikrobiologie, Christian-Albrechts-Universität, Brunswiker Straße 2-6, D-2300 Kiel, Bundesrepublik Deutschland.

Befunde über die bakterielle Erregerflora der nicht-dentogenen Sinusitis maxillaris bei Erwachsenen

M. Rotter und *W. Koller*
Hygiene-Institut
(Vorstand: Prof. Dr. H. Flamm)
der Universität Wien

Zusammenfassung

An 64 erwachsenen Patienten, die sich mit den klinischen Zeichen einer akuten, wahrscheinlich nicht-dentogenen Sinusitis maxillaris präsentierten, wurde die Art und Häufigkeit von Bakterien in Kieferhöhlenpunktaten/Spülflüssigkeiten sowie deren Antibiotikaresistenz studiert. Bei 59% der Patienten gelang eine Anzüchtung von Bakterien. Unter den Isolaten waren Streptococcus pneumoniae (34,2%) und Haemophilus influenzae sowie H. parainfluenzae (22,0 bzw. 9,8%) die am häufigsten vertretenen Arten. Selten (je 2,4%) fanden sich dagegen Staphylococcus aureus, die bei Kindern häufige Branhamella catarrhalis, Mitglieder der Familie Enterobacteriaceae (hier Klebsiella) und betahämolysierende Streptokokken. Die ätiologische Bedeutung der vergrünenden Streptokokken, die in dieser Studie 19,5% aller Isolate ausmachten, ist unklar. Anaerobe Bakterien fanden sich in 4,8%. Ampicillin, Amoxycillin, Penicillin V, Erythromycin und Cefaclor waren in vitro wirksam gegenüber sämtlichen Stämmen von S. pneumoniae und Haemophilus, unter denen kein Betalaktamase-Bildner auftrat. Doxycyclin war unwirksam gegenüber zwei Stämmen von S. pneumoniae, und Trimethoprim/Sulfonamid gegen einen Haemophilus.

Summary

Causative Bacterial Agents of Non-dentogenous Sinusitis maxillaris of Adults. Aspirates from maxillary sinuses of 64 adults presenting with signs and symptoms of acute presumably non-dentogenous sinusitis were examined bacteriologically. 59% of cultures were found to be positive. Streptococcus pneumoniae (34.2%), Hemophilus influenzae and H. parainfluenzae (22.0% and 9.8%, respectively) represented the most common species. By contrast, Staphylococcus aureus, Branhamella catarrhalis, which is often seen in children, members of the Enterobacteriaceae family, specifically Klebsiella, and beta-hemolytic streptococci were each encountered in no more than 2.4% of cases. The etiologic significance of alpha-hemolytic streptococci, which accounted for 19.5% of the strains isolated, is unclear. Anaerobic bacteria were found to be present in 4.8% of cases. Ampicillin, amoxycillin, penicillin V, erythromycin and cefaclor were all active in vitro against all strains of S. pneumoniae and Hemophilus. Doxycycline was inactive against 2 strains of S. pneumoniae, and 1 Hemophilus strain failed to respond to trimethoprim/sulfonamide.

Schlüsselwörter: Sinusitis maxillaris, bakterielle Erreger.
Keywords: Sinusitis maxillaris, bacterial agents.

Einleitung

Durch die bakteriologische Betreuung der HNO-Abteilungen dreier Wiener Krankenhäuser im Rahmen einer internationalen Studie zu verschiedenen Formen einer antimikrobiellen Therapie ergab sich die Gelegenheit, Erkenntnisse über die Erregerflora der nicht-dentogenen, purulenten Sinusitis maxillaris bei Erwachsenen zu gewinnen. Obwohl natürlich im internationalen Schrifttum Daten darüber vorliegen (siehe bei Hamory et al., 1979; Gwaltney et al., 1981; Wald et al., 1981; Douglas und Hall, 1983; Wald, 1985) interessierte die Fragestellung in Hinblick auf die regionale Situation und besonders auf das Resistenzverhalten der Erreger gegenüber den bei Sinusitis am häufigsten angewandten Antibiotika. Es seien deshalb die Ergebnisse der bakteriologischen Untersuchungen dieses Teils der Studie hier vorgestellt.

Patienten und Methodik

Patienten

Es wurden 64 erwachsene Patienten ($\geqslant$ 18 Jahre) in die Studie aufgenommen, die wegen Symptomen einer, zumindest nicht offensichtlich dentogenen Sinusitis maxillaris die HNO-Abteilungen von drei Wiener Krankenhäusern * aufgesucht hatten. Ein derartiges Zustandsbild wurde angenommen, wenn folgende Zeichen und Symptome einseitig oder beidseitig vorlagen: eitriges Nasensekret, pathologisch veränderte Schleimhaut, Berührungsempfindlichkeit über dem betroffenen Sinus, Schmerzen im Gesicht, pathologische Veränderungen im Röntgen.

Um Patienten mit einem möglichst einheitlichen Krankenbild auszuwählen, aber auch aus Gründen der Ethik und der Beurteilbarkeit des — hier nicht darzustellenden — Therapieerfolges wurden Patienten bei Vorliegen folgender Umstände nicht in die Studie aufgenommen: Sinussekretion nur serös, dentogene Sinusitis, postoperative Sinusitis, Pilzinfektion des Respirationstraktes, Antibiotika innerhalb der letzten 15 Tage, Allergie gegen Betalaktam-Antibiotika und Schwangerschaft.

Laboratoriumsuntersuchungen

Untersuchungsmaterial

Der bakteriologischen Untersuchung wurden ausschließlich durch Punktion gewonnene eitrige Kieferhöhlensekrete oder Spülflüssigkeiten (isotone Kochsalzlösung) zugeführt.

Probentransport

Teile dieser Aspirate wurden sofort in Transportmedien (Port-a-Cul Vials®, BBL, Cockeysville, U.S.A.) verbracht, von denen 58% noch am selben Tag bakteriologisch untersucht wurden. Die restlichen 42% langten aus organisatorischen Gründen erst am nächstfolgenden Tag im Laboratorium ein.

---

* Wir danken den Herren Doz. Dr. H. Neumann (Hanusch-Krankenhaus), Doz. Dr. P. Schenk (II. Univ.-Hals-, Nasen- und Ohrenklinik), Prof. Dr. G. Zechner (Krankenhaus Lainz), Wien, für die ausgezeichnete Kooperation.

Bakteriologische Methodik

Entsprechend der Fragestellung wurde die Isolierung von Viren nicht versucht. Von den Untersuchungsproben wurden Färbepräparate (Gram) hergestellt sowie aerobe und anaerobe Kulturen angelegt. Für die aerobe Kultur wurden sie auf Blutagarplatten (Columbiaagar, Oxoid London, + 5% Schafblut) und auf Laktose-Fuchsinagar nach ENDO ausgestrichen und dann bei 35 °C während 48 Stunden inkubiert. Auf Haemophilus-Selektivagar (Brucellaagar, Oxoid, mit 7% Kochblut und Bacitracin, 300 mg/l) angelegte Kulturen wurden in einer Atmosphäre mit erhöhter CO_2-Spannung (7—10%) bei 35 °C für 48 Stunden gehalten. Für anaerobe Kulturen wurden eingesetzt: Blutagar (Columbiaagar + 5 g/l Hefeextrakt + 10 mg/l Vitamin K_1 + 7,5 mg/l Hämatin + 7% Schafblut), B. fragilis-Selektivagar (Columbiaagar + 0,126 mg/l Kanamycin + 7,5 mg/l Vancomycin + 5% lysiertes Pferdeblut). Die Inkubation dieser Medien erfolgte im Anaerostaten in einer Atmosphäre von 7% H_2 + 10% CO_2 + 83% N_2 in Anwesenheit eines Palladiumchlorür-Katalysators bei 35 °C während 72 Stunden.

Anreicherungskulturen wurden in Brain-Heart-Infusion Bouillon (Oxoid) durchgeführt. Gewachsene Bakterienstämme wurden nach den herkömmlichen bakteriologischen Techniken identifiziert, wobei die Methoden des Manual of Clinical Microbiology der American Society of Microbiology (1980) und jene des Anaerobe Laboratory Manuals, Virginia Polytechnic Institute (1977), Anwendung fanden.

Resistenzbestimmungen wurden entsprechend der Methode von Ericsson und Sherris (1971) im Agardiffusionstest auf Iso-Sensitest-Agar (Oxoid) mit folgenden Antibiotika durchgeführt: Ampicillin, Amoxycillin, Penicillin V, Trimethoprim-Sulfamethoxazol, Doxycyclin, Erythromycin und Cefaclor. Außerdem wurde jeder Stamm mittels dem chromogenen Cephalosporin Nitrocefin (Glaxo, Mdx GB) auf Betalaktamaseproduktion geprüft.

Vergrünende Streptokokken und die zwei gewachsenen aneroben Bakterienstämme wurden nicht in die Resistenzbestimmungen miteinbezogen.

Ergebnisse

Die bakteriologischen Kulturen von Kieferhöhlen-Aspiraten oder -Spülflüssigkeiten der 64 Patienten ergaben bei 26 Patienten (40,6%) kein Wachstum und waren bei 38 Patienten (59,4%) positiv, wobei die Sekrete von 35 Patienten nur eine Bakterienart, die von 3 eine Mischung mehrerer Spezies enthielten.

Eine Analyse des Einflusses des Probenalters ergab zwar, daß Sekrete, die innerhalb von 24 Stunden der bakteriologischen Untersuchung zugeführt worden waren, mit 58,6% höhere Anzüchtungsquoten erbrachten als ältere Proben (47,6%); dieser Unterschied konnte aber im χ^2-Test nicht von einem zufallsbedingten Ereignis abgetrennt werden.

Aus Tab. 1 ist ersichtlich, daß von den gezüchteten Bakterienarten Streptococcus pneumoniae (Pneumokokken) mit 14 Stämmen (34,2%) am häufigsten vertreten war. Danach folgt Haemophilus influenzae mit 9 Stämmen (22,0%). Wenn man die weiteren 4 Stämme von H. parainfluenzae noch hinzuzählt, war die Isolierungshäufigkeit hämophiler Bakterien mit 13 Stämmen (31,8%) fast ebenso hoch wie die der Pneumokokken. Vergrünende Streptokokken, die jedoch nicht der

Tabelle 1. *Art und Anzahl der aus Sekreten/Spülflüssigkeiten von entzündeten Sinus maxillares gezüchteten Bakterienstämme*

Bakterienspezies	Anzahl/Anteil Bakterienstämme n	%
Streptococcus pneumoniae	14	34,2
Haemophilus influenzae [2,3]	9	22,0
Haemophilus parainfluenzae	4	9,8
Streptokokken (vergrünend) [1]	8	19,5
Streptococcus agalactiae [3]	1	2,4
Staphylococcus aureus	1	2,4
Branhamella catarrhalis	1	2,4
Klebsiella oxytoca [2]	1	2,4
Bacteroides melaninogenicus [1]	1	2,4
Bacteroides oralis [1]	1	2,4
Gesamt	41	100,0

[1,2,3] Stämme in Mischung mit gleichnumerierten anderen Spezies.

Lancefieldgruppe D angehörten, fanden sich achtmal (19,5%). Die anderen Bakterienarten, wie Streptococcus agalactiae, Staphylococcus aureus, Branhamella catarrhalis, Klebsiella oxytoca und die beiden anaeroben Bacteroidesarten traten nur jeweils einmal (2,4%) auf.

Resistenzen gegen die getesteten Antibiotika wurden selten festgestellt und traten nur bei den folgenden Spezies auf: Von den 14 Stämmen von Streptococcus pneumoniae waren 2 gegenüber Doxycyclin resistent und 2 gegen die Trimethoprim/Sulfonamid-Kombination mäßig empfindlich. Diese Kombination erwies sich auch als unwirksam bei einem der 13 Haemophilusstämme und bei Streptococcus agalactiae, der ebenso gegen Doxycyclin resistent war. Wie zu erwarten, erwies sich der Klebsiellenstamm resistent gegenüber dem Penicillin V, den Aminopenicillinen, Ampicillin und Amoxycillin, sowie gegen Erythromycin.

Der einzige Stamm von Staphylococcus aureus war ein Betalaktamase-Bildner und somit resistent gegenüber des sensiblen Penicillinen Penicillin V, Aminopenicillin und Amoxycillin.

Diskussion

Selbst wenn sich Patienten mit dem klinischen Bild einer akuten Sinusitis maxillaris präsentieren, sind sterile bakteriologische Kulturen von Kieferhöhlenaspiraten — in dieser Untersuchung 40,6% — nicht ungewöhnlich (Douglas und Hall, 1983). In 20% von akuten Entzündungen der Kieferhöhle Erwachsener finden sich nämlich Viren im Aspirat (Douglas und Hall, 1983). Da weiters Pneumokokken und hämophile Bakterien transportempfindlich sind, mag auch ein längerer Transport für eine niedrige Isolierungsquote verantwortlich sein. Ein entsprechender Trend ließ sich in dieser Untersuchung feststellen, wenn auch nicht statistisch sichern.

Die relative Häufigkeit und Verteilung der gezüchteten Bakterienspezies stimmt gut mit den von anderen Untersuchern bei Erwachsenen gemachten

Beobachtungen überein. So war z. B. in den Studien von Hamory et al. (1979) Streptococcus pneumoniae mit 33,9% die am häufigsten isolierte Bakterienart (in vorliegender Untersuchung: 34,2%) und Haemophilus influenzae fand sich an zweiter Stelle mit 32,2%. Es ist allerdings nicht ganz klar, ob diese Autoren H. parainfluenzae nicht isolierten oder als H. influenzae identifizierten. In letzterem Fall wäre die in vorliegender Untersuchung festgestellte Isolierungsquote von insgesamt 31,8% mit der von jenen beschriebenen fast identisch. Ebenso wie die genannten Autoren (2,0%) fanden auch wir Staphylococcus aureus nur selten (2,4%). Im Gegensatz zu Sekreten aus entzündeten Kieferhöhlen von Kindern unter fünf Jahren und abwehrgeschwächten Erwachsenen, aus denen Branhamella catarrhalis häufig isoliert wird (z. B. 22—30%, Wald et al., 1981; Wald, 1985) scheint dieses Bakterium bei Erwachsenen seltener vorzukommen (Douglas und Hall, 1983); in der vorliegenden Studie nur einmal (2,4%). In Übereinstimmung mit Berichten anderer Untersucher (z. B. Hamory et al., 1979; Gwaltney et al., 1981; Wald, 1985) sind betahämolysierende Streptokokken in Kieferhöhlenaspiraten eher ungewöhnlich. Vergrünende Streptokokken hingegen können einen größeren Anteil aller isolierten Stämme ausmachen (Douglas und Hall, 1983), in dieser Untersuchung 19,5%. Inwieweit diese Saprophyten des normalen Nasen-Rachen-Raumes als Kontaminanten anzusprechen sind, läßt sich nicht ohne weiteres beantworten.

Anaerobe Bakterien, die häufig in Mischungen untereinander oder mit aeroben Bakterien gefunden werden, machten hier 4,8% aller Stämme aus und kommen bei Erwachsenen häufiger vor als bei Kindern. Es handelt sich dabei meist um Penicillin-empfindliche Arten (Douglas und Hall, 1983).

Mischungen mehrerer Bakterienarten sind in etwa 10% der kultuell positiven Aspirate zu erwarten (Gwaltney et al., 1981). In dieser Untersuchung waren es etwa 8%. Bei dentogenen Sinusitiden sollen Mischungen die Regel sein (Gwaltney et al., 1981).

Die Resistenzbestimmungen zeigten, daß in Wien die an akuten Kieferhöhlenentzündungen beteiligten Stämme von Streptococcus pneumoniae keine Penicillinresistenz aufweisen, Betalaktamasebildung von Haemophilus influenzae offenbar noch kein therapeutisches Problem darstellt und daß nur fallweise Resistenzen gegenüber Tetracyclinen (S. pneumoniae) und Trimethoprim/Sulfonamid-Kombinationen (Streptokokken, Haemophilus) gefunden werden. Das bedeutet, daß aus mikrobiologischer Sicht die geprüften Antibiotika praktisch gleich gut für die Therapie von eitrigen Kieferhöhlenentzündungen geeignet sind. Bei Therapieversagern sollte wegen des Vorkommens anderer, wesentlich resistenterer Spezies, wie Staphylokokken, Enterobakterien und Pseudomonaden, unbedingt der Kulturversuch angestrebt werden.

Literatur

Douglas Jr., R. G., Hall, C. B.: Upper respiratory infections. In: A Practical Approach to Infectious Diseases (Reese, R. E., Douglas Jr., R. G., Hrsg.), S. 327—354. Boston-Toronto: Little, Brown and Co. 1983.

Ericsson, H. M., Sherris, J. C.: Antibiotic sensitivity testing. Acta pathol. microbiol. scand. B, Suppl. *217*, 1—90 (1971).

Gwaltney, J. M., Sydnor, A., Sande, N. A.: Etiology and antimicrobial treatment of acute sinusitis. Ann. Otol. Rhinol. Laryngol. *90*, Suppl. 84, 68—71 (1981).

Hamory, B. H., Sande, M. H., Syndor, A., Seale, D. L., Gwaltney Jr., J. M.: Etiology and antimicrobial therapy of acute maxillary sinusitis. J. Infect. Dis. *139*, 197—202 (1979).
Holdeman, L. V., Cato, E. P., Moore, W. E. C. (Hrsg.): Anaerobe Laboratory Manual, 4. Aufl. Blacksburg: Virginia Polytechnic Institute and State University 1977.
Lennette, E. H., Balows, A., Hausler Jr., W. J., Truant, J. P.: Manual of Clinical Microbiology, 3. Aufl. Washington, D.C.: American Society for Microbiology. 1980.
Wald, E. R., Milmoe, G. J., Bowen, A. D., Ledesma-Medina, J., Salamon, N., Bluestone, C. D.: Acute maxillary sinusitis in children. N. Engl. J. Med. *304*, 749—754 (1981).
Wald, E. R.: Branhamella catarrhalis: An update. Symposium on studies of new disease agents, Zürich, 18. April 1985. Bern: Beecham AG. 1985.

Anschrift der Verfasser: Prof. Dr. M. Rotter, Hygiene-Institut, Universität Wien, Kinderspitalgasse 15, A-1095 Wien.

Bildgebende Verfahren der Kieferhöhlendiagnostik

H. Imhof

Zentrales Institut für Radiodiagnostik
(Vorstand: Prof. Dr. H. Pokieser)
der Universität Wien und
Ludwig-Boltzmann-Institut für radiologisch-physikalische Tumordiagnostik
(Leiter: Prof. Dr. H. Pokieser)

Mit 6 Abbildungen

Zusammenfassung

Die Kieferhöhlen sind äußerst komplexe anatomische Strukturen. Ihre radiologische Darstellung erfordert daher immer Aufnahmen in zwei Ebenen.

Bildgebende Basis sind heute nach wie vor die Nasennebenhöhlenübersichtsaufnahmen (geneigt, axial). In diagnostisch unklaren Fällen wird eine konventionelle tomographische Analyse angeschlossen, die jedoch auch möglichst in zwei Ebenen durchgeführt werden soll (empfehlenswert: mehrdimensionale Verwischung).

Bei Verdacht auf ein Blastom ist heute die Computertomographie nach den Übersichtsaufnahmen *das* bildgebende Standardverfahren. Sie erlaubt die diagnostisch exakteste Beurteilung von Knochen und Weichteilen (überlagerungs- und verwischungsfrei).

Weitere bildgebende Verfahren sind Szinti- und Sonographie. Beide Verfahren werden heute routinemäßig nur selten angewandt, stellen jedoch in Einzelfällen eine wertvolle diagnostische Ergänzung dar.

Der letzte bildgebende „Schrei" — die Kernspintomographie — ist heute auf wenige Zentren beschränkt. Ihr endgültiger diagnostischer Wert läßt sich heute noch nicht abschätzen.

Summary

Maxillary Sinus Imaging. The maxillary sinuses have a very complex anatomy. Radiology should therefore always be biplanar.

Plain views of the paranasal sinuses (angled, axial) continue to be the basic imaging techniques. In unclear cases conventional tomography should be added. If possible, it should also be done in 2 projections. Multidirectional motion is desirable.

Computerized tomography has become the standard imaging technique to be done after normal X-rays whenever malignancy is suspected. It offers the most accurate diagnostic information on both bony and soft tissue structures without superposition and artefacts.

Other imaging techniques include scintigraphy and sonography. While rarely used routinely, they may provide valuable additional information in some cases.

The "latest fad" in imaging, NMR, is still limited to a few centers. Its place in diagnostic imaging is still undefined.

Schlüsselwörter: Sinus maxillaris, Radiologie, Technik, Tomographie, CT, Szintigraphie, Echographie, NMR-Tomographie.

Keywords: Maxillary sinus, radiology, technique, tomography, CT, scintigraphy, sonography, MR.

Anatomische Vorbemerkungen

Die Kieferhöhle gleicht einer liegenden vierseitigen Pyramide, deren Boden die laterale Nasenwand darstellt. Sie ist die geräumigste aller Nasennebenhöhlen (Inhalt: 5—30 cm) und weist mehrere Buchten auf. Die wichtigste ist wegen ihrer nahen Beziehung zu den Zahnalveolen die *Alveolarbucht*. Die individuell unterschiedliche Dicke ihrer spongiösen Knochenwand kann eine Kieferhöhlenverschattung vortäuschen.

Buchtige Ausläufer der Kieferhöhle in den harten Gaumen werden als Gaumenbucht, in den Proc. front. des Oberkiefers als Jochbeinbucht und solche in Richtung des Processus orbitalis des Gaumenbeines als Gaumenbeinbucht bezeichnet.

Im Gegensatz zu diesen anlagemäßigen Ausbuchtungen sind die sogenannten *„Zahnlückenbuchten"* erworben. Sie entstehen durch Absenkung des Kieferhöhlenbodens nach Zahnextraktionen von Oberkiefermolaren, insbesonders wenn deren Zahnwurzeln weit in die Alveolarbucht hineinragen.

Eine Aplasie der Kieferhöhle ist sehr selten. Kleine Kieferhöhlen lassen infolge ihrer dicken Wände die normale Helligkeit vermissen. Im Falle eines operativen Eingriffes ist die Kenntnis dieser abnormen Verhältnisse — einseitig oder beidseitig — von großer Wichtigkeit.

So wie in der Stirnhöhle können auch in der Kieferhöhle an den Wandinnenseiten Knochenkämme und -leisten gefunden werden. Meistens verlaufen diese vertikal. Der dadurch entstehende getrennte, hintere Kieferhöhlenabschnitt weist eine eigene Mündung in den oberen Nasengang auf. Bei horizontal verlaufenden Leisten verhält sich der kraniale Abschnitt wie Siebbeinzellen.

Diese anatomischen Leisten dürfen nicht mit der regelmäßig anzutreffenden vertikalverlaufenden „Leiste" im lateralen Sinusabschnitt verwechselt werden. Sie wird durch die im Vergleich zur Kieferhöhlenvorderwand niedrigeren Hinterwand vorgetäuscht.

Bei der diagnostischen Beurteilung der Kieferhöhlen von Kleinkindern ist der altersabhängige Pneumatisationsgrad von großer Bedeutung (Pneumatisationsbeginn 1. bis 4. Lebensjahr, Abschluß der Pneumatisation mit 15 Jahren). Eine Nichtbeachtung desselben kann zu Fehlbeurteilungen führen.

Die radiologischen Standarduntersuchungen (Übersichtsaufnahmen) der Kieferhöhlen (Canigiani, 1976; Canigiani, 1980;, Psenner, 1963)

Zur optimalen Darstellung der Kieferhöhlen sind einige grundlegende Voraussetzungen einzuhalten:

1. Zur Erzielung des besten Kontrastes müssen die Röntgenstrahlen in der Richtung der größten räumlichen Ausdehnung der Höhle verlaufen.
2. Die Darstellung sollte möglichst überlagerungsfrei von störenden Skelettabschnitten erfolgen.
3. Die Aufnahmen müssen, soweit dies möglich ist, am sitzenden Patienten bei horizontalem Strahlengang angefertigt werden, um Flüssigkeitsspiegel zu erkennen.
4. Jede Aufnahme sollte ohne Schwierigkeiten reproduzierbar sein und ohne wesentliche Patientenbelastung angefertigt werden können.
5. Die Strahlenbelastung des Patienten soll so gering wie möglich gehalten werden.

I. Die geneigten Nasennebenhöhlenaufnahmen

a) 45 Grad kranial exzentrische Aufnahme (Abb. 1). Deutsche Horizontale und Zielstrahl, der parallel zur Horizontalen verläuft, bilden einen nach hinten, unten offenen Winkel von 45 Grad. Der Zielstrahl ist auf den unteren Orbitarand gerichtet. Diese Aufnahme gibt eine optimale Übersicht über die Nasennebenhöhlen 1. Serie. Die Kieferhöhlen sind nur vom großen und kleinen Keilbeinflügel überlagert, die aber infolge ihres gleichmäßigen Aufbaues und geringer Schattendichte kaum stören. Die Aufnahme sollte nur bei geöffnetem Mund angefertigt

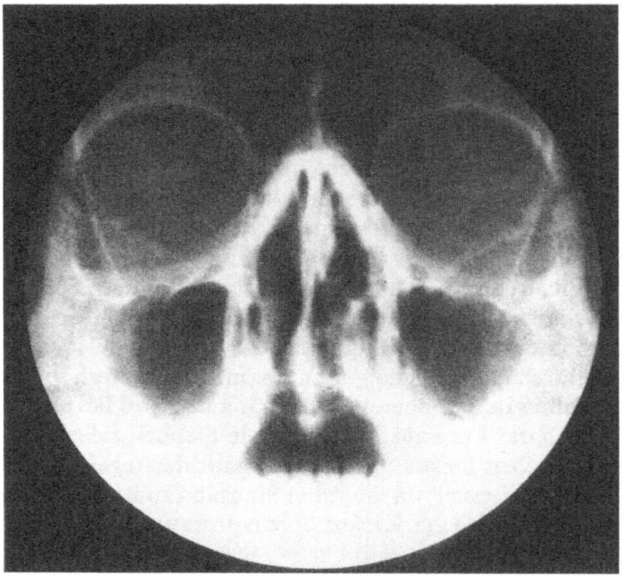

Abb. 1. Normale, geneigte NNH-Aufnahme: die Kieferhöhlen gelangen mit ihrer kranialen und kaudalen Begrenzung optimal zur Darstellung

werden, um Weichteilüberlagerungen (Lippen!) möglichst zu vermeiden. Abweichungen von den exakten Projektionsverhältnissen können zur scheinbaren Verschattung der Kieferhöhlen und damit zur Fehlbeurteilung führen. Die Genauigkeit der Einstellung läßt sich am einfachsten an der symmetrischen Darstellung der Linea innominata und des Proc. front. des Os zygomaticum überprüfen. Die Pyramidenoberkanten projizieren sich knapp unterhalb der Kieferhöhlen. Falls der Patient nicht sitzen kann, läßt sich diese Aufnahme auch im Liegen anfertigen. Je nach Einstellung des Zentralstrahles erscheint die Kieferhöhle dann verkürzt und damit etwas schattendichter oder elongiert.

b) Als zweite sagittale Darstellungsmöglichkeit bietet sich die nur 25 Grad geneigte kranial-exzentrische Aufnahme an. Mit ihr gelingt allerdings nur die Darstellung der kranialen Kieferhöhlenbereiche und des Kieferhöhlendaches (Aufnahme nach Titterington).

c) Die kaudal exzentrische Aufnahme (nach Granger) hat sich in der Routinediagnostik nicht durchgesetzt. Sie bietet gegenüber den übrigen Aufnahmerichtungen keine Vorteile.

II. Axiale Nasennebenhöhle (Aufnahme im submento-vertikalen Strahlengang) (Abb. 2)

Die Aufnahme kann im Sitzen und Liegen angefertigt werden. In ihrer Qualität unterscheiden sich diese beiden Möglichkeiten nicht.

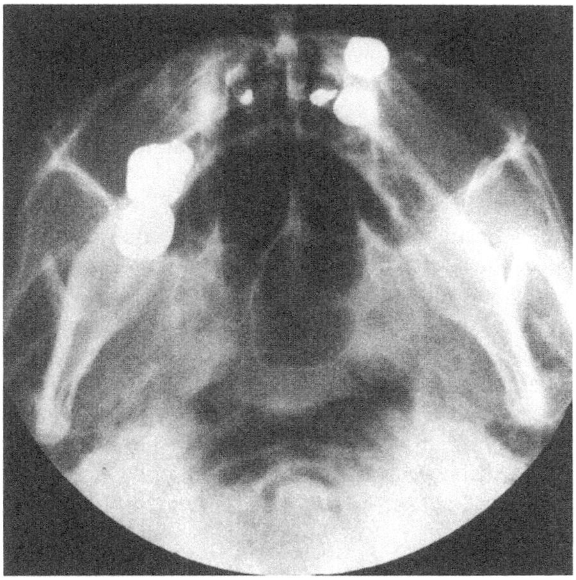

Abb. 2. Normale, axiale NNH-Aufnahme: gute Beurteilbarkeit der hinteren Kieferhöhlenbucht sowie der vorderen und hinteren Wandbegrenzung

Diese Aufnahme erlaubt eine gute Beurteilung der hinteren Kieferhöhlenbucht sowie der vorderen und hinteren knöchernen Wandbegrenzung. Hintere Kieferhöhlenwand und laterale Orbitawand überlagern sich knapp hintereinander. Die achsengerechte Einstellung dieser Aufnahme läßt sich an der Symmetrie der Schädelbasisstrukturen leicht überprüfen.

III. Seitliche Aufnahme

Grundsätzlich weist die seitliche Aufnahme nur beschränkten diagnostischen Wert auf, da sich die paarig angelegten Teile ineinander projizieren. Die äußerst wertvolle Vergleichsmöglichkeit von rechts und links fällt daher weg. Die seitliche Aufnahme dient vor allem der Beurteilung der hinteren Nebenhöhlen. Sinnvoll erscheint eine ergänzende seitliche Aufnahme der Kieferhöhlen nur zur eventuellen Beurteilung der Kieferhöhlenvorder- oder -hinterwand und deren Relation zur Umgebung sowie in unklaren Fällen von Zahnretentionen oder Polypen.

IV. Panoramaaufnahme

Die Panoramavergrößerungsaufnahmetechnik ist kein Ersatz für die üblicherweise anzufertigenden Aufnahmen einschließlich von Schichtuntersuchungen. Sie stellt eine nur Einzelfällen vorbehaltene oft wertvolle Ergänzung im Rahmen der Tumordiagnostik und der postoperativen Kontrollen dar.

Schichtaufnahmen

Der Gesichtsschädel und damit auch die NNH sind anatomisch äußerst komplexe Strukturen, die auf Übersichtsaufnahmen alleine — auch wenn diese in verschiedenen Ebenen angefertigt werden — nur unvollständig beurteilbar bleiben. Zur Röntgenschichtung stehen heute zwei völlig verschiedene Techniken zur Verfügung:

I. die konventionelle Röntgenschichtung (mit einfacher oder mehrdimensionaler Verwischung),

II. die Computertomographie (CT).

Beide Methoden erlauben Schichtungen bis zu einer minimalen Dicke von 1 mm in axialer und frontaler Ebene. Seitliche Schichtungen sind hingegen nur konventionell radiologisch möglich.

Wesentlicher Vorteil der CT ist, daß sie infolge ihrer immensen Kontrastverstärkung die Weichteile exakt wiedergibt und die Knochenstrukturen mit entsprechenden Hochauflösungsprogrammen („HR"-Programm) zumindestens ebenso gut, meist jedoch besser als die konventionelle Tomographie darstellt. Untersuchungsdauer und Akzeptanz durch Patienten halten sich ungefähr die Waage, die Strahlenbelastung und insbesondere die Linsenbelastung ist bei der CT geringer. Der Kostenaufwand ist bei der heute noch etwas höher, die Verfügbarkeit bedeutend geringer.

I. Konventionelle Tomographie

Die tomographische Darstellung der Kieferhöhle wird durch die sehr unterschiedliche Anordnung ihrer Wandungen erschwert. Mit Ausnahme der medialen Kieferhöhlenwand weisen die Grenzflächen verschiedene Krümmungen und Neigungen auf. Nur Schichtungen in zwei Ebenen — frontal und axial (oder lateral) erlauben einigermaßen eine vollständige Beurteilung. Ausgenommen davon sind die diagnostisch meist nicht so bedeutsame Vorderwand, aber auch die diagnostisch wichtige Hinterwand. Während das mittlere Drittel der Hinterwand auf den lateralen Tomogrammen noch beurteilbar ist, sind mediales und laterales Drittel der Hinterwand nicht beurteilbar.

Die meist nur verfügbare, einfache lineare (längs oder quere) Verwischung ist zur Darstellung von Läsionen (Defekte) bis minimal 4 mm DM geeignet. Kleinere Veränderungen sind nur mit der aufwendigen mehrdimensionalen Verwischung nachweisbar (Abb. 3). Dies gilt insbesondere für porotische (demineralisierte) oder verdünnte (arrodierte) Wände, aber auch für das an und für sich sehr dünne Kieferhöhlendach. Veränderungen, die größer als 5 mm sind, können in der Mehrzahl der Fälle auch mit einfacher Verwischung ohne Schwierigkeiten erfaßt werden (Canigiani, 1976; Psenner, 1963; Valvassori et al., 1984) (Abb. 3).

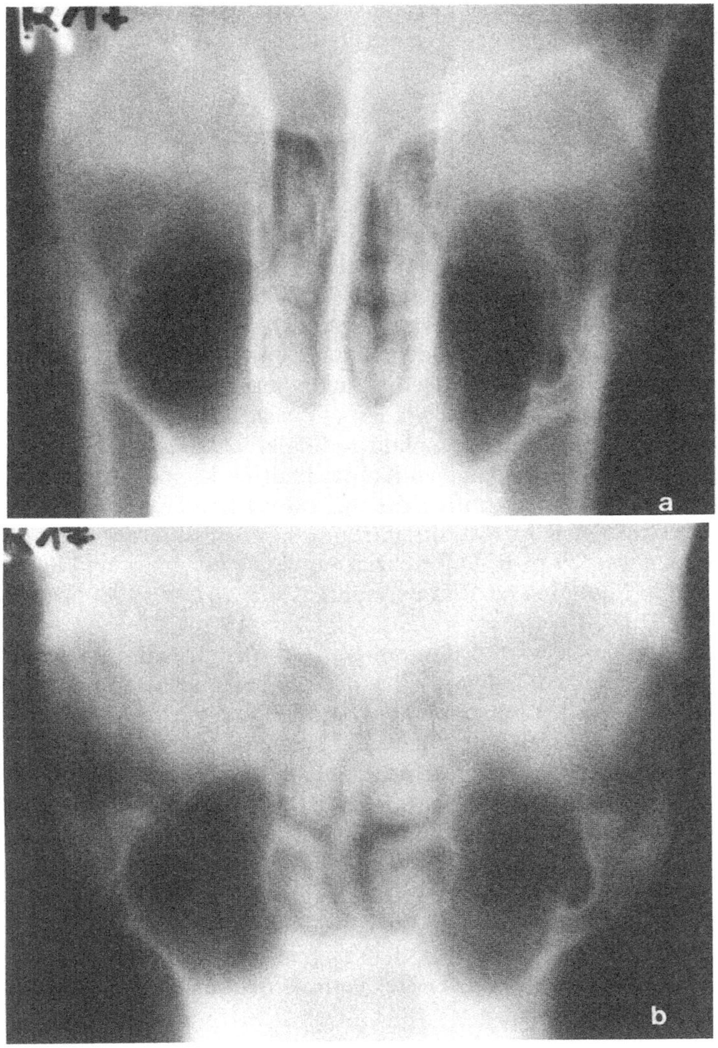

Abb. 3. Konventionelle Tomographie der Kieferhöhlen im sagittalen Strahlengang. *a* Lineare (längs) Verwischung: durch die Verwischung tritt eine Unschärfe und Verzerrung ein. *b* Mehrdimensionale (hypozykloidale) Verwischung: fast verzerrungsfreie Wiedergabe der anatomischen Details. Kleinste Strukturen exakt abgrenzbar

Der natürliche Luftgehalt der Nasennebenhöhle ist ein ausgezeichneter Kontrastgeber, so daß sich im Gegensatz zu den meisten anderen Regionen, Weichteilveränderungen in den Kieferhöhlen ausgezeichnet darstellen. Dies gilt insbesondere für die medialen und kaudalen Abschnitte der Kieferhöhle.

Indikationen zur konventionellen Tomographie sind der unklare Befund in den Übersichtsaufnahmen (z. B. exakter Nachweis einer Schleimhautschwellung)

sowie ein zur Klinik diskrepanter Befund. Bei Verdacht auf ein Blastom sollte die konventionelle Schichtung nur in jenen Fällen zur Anwendung kommen, in welchen eine CT undurchführbar ist.

II. Computertomographie

Die CT ist ebenfalls ein Röntgenschichtverfahren. Es bietet den Vorteil einer deutlich verbesserten Kontrastauflösung, bei gleich guter Detailauflösung. Weichteilveränderungen können überlagerungs- und verwischungsfrei direkt erfaßt werden. Es ist darüber hinaus ein digitales Bildverfahren, d. h. das Bild setzt sich aus vielen Punkten zusammen, meist ungefähr 250 000. Jedem Punkt kommt eine bestimmte Zahl (= Röntgen-Dichte) zu. Diese Zahlen (= Einheiten) — sie werden nach dem CT-Erfinder Hounsfieldeinheiten genannt — erlauben auch eine Quantifizierung. Dadurch können sonst nicht erkennbare Dichteunterschiede exakt sicht- und meßbar gemacht werden („Fenstertechnik"). Grob lassen sich luftdichte, fettige, zystisch-flüssige, solide und kalkdichte Läsionen unterscheiden. Durch i. v. Gabe eines nierengängigen Kontrastmittels können überdies vaskuläre Strukturen (Hämangiome, Angiofibrome etc.) differenziert werden. Aus Intensität, Grad und Umfang der Kontrastmittelfärbung können differential-diagnostische Schlüsse gezogen werden (z. B. Differenzierung von Flüssigkeit und Schleimhautschwellung etc.) (Bilanuk und Zimmermann, 1982; Masso, 1984; Schatz, 1984; Schneider und Tölly, 1984).

Mittels spezieller Auswerteprogramme („HR"-Programme), die routinemäßig zur Anwendung gelangen sollen, sind auch dünne Knochenlamellen, wie z. B. Ethmoidalzellen, oder die Lam. papyracea deutlich und scharf erkennbar (Abb. 4).

Diese allgemein gültigen Vorteile der CT sind eine äußerst wertvolle Bereicherung der Kieferhöhlendiagnostik. Insbesondere bildet sich die konventionell tomographisch nur schlecht erfaßbare Hinterwand ausgezeichnet ab. Geringste Weichteilveränderungen sind rasch und leicht erfaßbar. Infolge der horizontalen Lagerung des Patienten sind allerdings Spiegelbildungen meist nicht abgrenzbar. Weichteilschwellung ist von freier Flüssigkeit nicht zu differenzieren. Ob eine Weichteilschwellung gutartig oder bösartig ist, läßt sich ebenso wie konv. radiolog. nur aus indirekten Zeichen, wie z. B. dem aggressiven Verhalten zur Umgebung, Auftreten von regionalen Metastasen etc., vermuten. Die CT ersetzt in keiner Weise eine histologische Abklärung.

Auch im CT sind zur vollständigen Beurteilung Untersuchungen in zwei Ebenen erforderlich. Durch alleinige axiale Schichtungen sind Kieferhöhlenboden und -dach nicht abgrenzbar. Dies erlaubt erst die ergänzende frontale (koronale) Schichtung.

Für die koronale Schichtung muß der in Bauchlage liegende Patient den Schädel hyperextendieren. Diese äußerst unbequeme Lage können manche Patienten nicht einnehmen. In diesen Fällen sollte die axiale CT durch eine frontale konventionelle Tomographie ergänzt werden. Die mittels CT mögliche Rekonstruktion von frontalen Schichten aus den direkt erhobenen axialen Schichten ist diagnostisch ungenügend.

Weitere Nachteile der CT sind Artefakte von Zahnfüllungen, Zahnkronen oder Fremdkörper. Sie können eine Beurteilung — insbesondere bei den frontalen Schichtungen — einschränken oder sogar unmöglich machen.

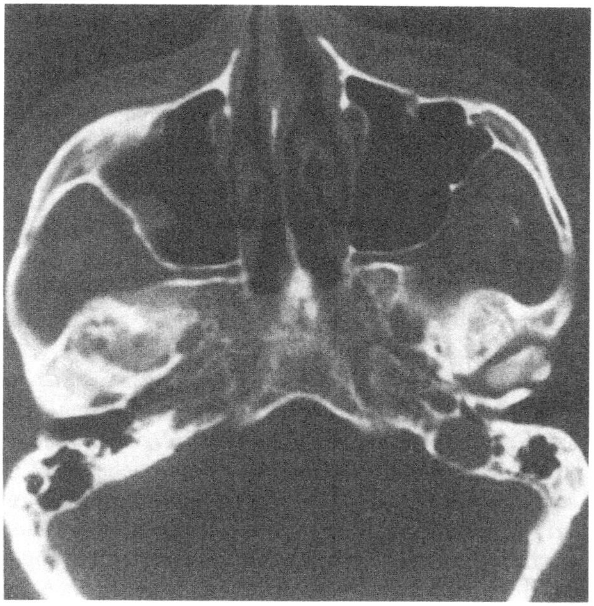

Abb. 4. Computertomogramm koronal: mittels „HR-Programm" Feinstauflösung der Knochendetails

Allein in diagnostischer Hinsicht betrachtet ist die CT heute der konventionellen Tomographie unbedingt vorzuziehen. Ihr routinemäßiger Einsatz sollte sich aber aus Kapazitäts- und Kostengründen auf diagnostisch unklare Fälle, vor allem in der Blastomdiagnostik beschränken. Wenn daher klinisch der Verdacht auf ein Blastom besteht oder die vor einer CT-Untersuchung anzufertigenden Übersichtsaufnahmen eine verdächtige Knochenarrosion mit Weichteilschwellung zeigen, ist eine CT indiziert. Sie ist heute die beste bildgebende Methodik zur exakten präoperativen (prätherapeutischen) Größenbestimmung von Weichteiltumoren und ist daher sowohl in der Erst-, als auch Verlaufs- und Rezidivdiagnostik von Blastomen unersetzbar.

Szintigraphie der Nasennebenhöhlen

Durch i. v. Verabreichung von radioaktiv markierten osteotropen Substanzen (meist Tc-99 m — Phosphatverbindungen) können erhöhte Knochenumbauvorgänge in den Knochenwänden dargestellt werden. Die Ursache dieser erhöhten Knochenumbauvorgänge ist aus dem nuklearmedizinischen Bild alleine nicht herauslesbar, dazu müssen Anamnese, Klinik und Röntgenbilder herangezogen werden. Die Befundung eines pathologischen Szintigramms ohne Röntgenbild ist daher wenig sinnvoll.

Der Wert der NNH-Szintigraphie liegt daher zunächst in einer Ausschluß-Diagnose. Ein normales Szintigramm schließt eine Knochenaffektion, sei sie entzündlich oder neoplastisch mit größter Wahrscheinlichkeit aus. Darüber hinaus erlaubt das Szintigramm eine exakte Verlaufsbeurteilung und damit Therapiekontrolle von Blastom und Entzündung. Rezidiv-Tumore können aufgrund einer wieder zunehmenden Aktivitätsanreicherung vermutet werden.

Die Szintigraphie bietet den Vorteil einer sehr hohen Sensitivität bei äußerst geringer Spezifität. Sie gelangt heute meist nur in unklaren Einzelfällen zur Anwendung (Abb. 5).

Sonographie

Die Anwendung der Sonographie in der Nasennebenhöhlendiagnostik geht auf Keidel (1947) zurück. In der Praxis hat zunächst das A-Bild-Verfahren Eingang gefunden, durch die Weiterentwicklung des B-Bildes zum Real-time-Verfahren kommt jedoch auch diesem heute größere Bedeutung zu.

Die Untersuchung erfolgt mittels Horizontal- und Sagittalschnitten am sitzenden Patienten. Wesentlicher Nachteil dieses Verfahrens ist, daß Strukturen hinter lufthältigen Arealen nicht abgebildet werden. Voraussetzung zur vollständigen Darstellung der Kieferhöhlen ist daher eine entsprechende Weichteilverbreiterung bzw. Flüssigkeitsansammlung. Die dargestellten Strukturen lassen sich in echoleere — meist Sekret entsprechend —, echoarme — meist einer Schleimhautschwellung entsprechend — und echoreiche — meist inhomogenen Strukturen entsprechend — differenzieren (Abb. 6). Eine weitergehende Artdiagnostik ist in den meisten Fällen — ebenso wie in der Radiologie — unmöglich.

Kieferhöhlenbereiche, die durch restlufthältige Areale — vor allem im maxillaethmoidalen Winkel — verdickt sind, können durch Änderung des Untersuchungswinkels oder Lageänderung des Patienten doch noch beurteilbar werden.

Die Sonographie kommt für die Erstdiagnostik aufgrund ihrer eingeschränkten Beurteilungsmöglichkeit — insbesondere kann das Skelettsystem nicht beurteilt werden — nicht in Frage, zur Verlaufsbeurteilung von entzündlichen (insbesondere bei Kindern und Graviden), aber auch blastomatösen Prozesses ist sie jedoch in vielen Fällen gut geeignet. Ebenso eignet sie sich als Lokalisationshilfsmittel für geplante Drainagen.

Magnetische Resonanz

(MRI = Kernspintomographie)

Die Kernspintomographie ist ein erst wenige Jahre zur Verfügung stehendes digitales bildgebendes Verfahren. Es ist mit keinerlei Strahlenbelastung verbunden und erlaubt ohne Umlagerung des Patienten Aufnahmen in allen Raumebenen. Ihr diagnostischer Wert im Kieferhöhlenbereich läßt sich heute noch nicht abschätzen (Zeitler, 1984). Hoffnungen auf eine bildmäßige Unterscheidungsmöglichkeit von gutartigen und bösartigen Prozessen dürfte sich nicht bewahrheiten. Eine eventuelle Anwendungsmöglichkeit könnte eine verbesserte Stadieneinteilung von malignen Blastomen sein. Nachteilig wirkt sich das an sich geringe Detailauflösungsvermögen aus. Eine entscheidende Verbesserung dürfte die Verwendung von Oberflächenspulen bringen.

Eine feinste Skelettdiagnostik ist mittels MR-Technik bis heute nicht möglich. Diese Tatsache sowie die enormen Kosten einer einzelnen Untersuchung und die geringe Verfügbarkeit dieser Geräte schließen derzeit einen routinemäßigen diagnostischen Einsatz aus.

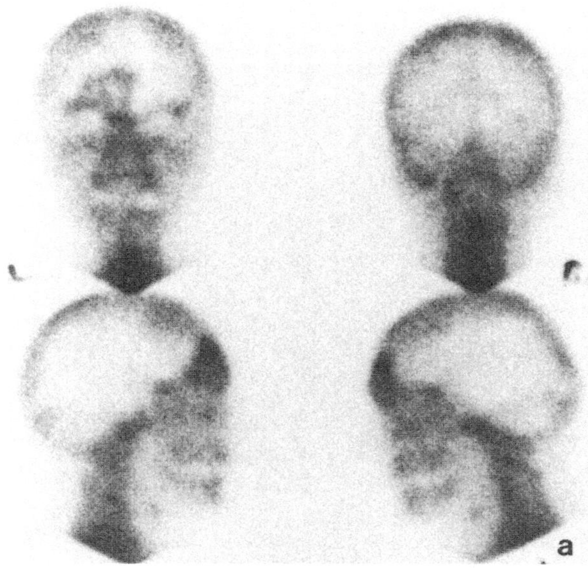

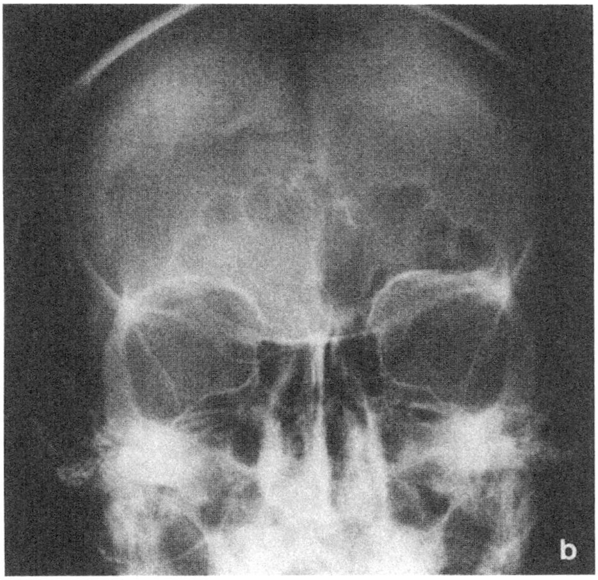

Abb. 5. 35a, männl. Pat. Klinisch: Schmerzen in den Stirnhöhlen → Sinusitis frontalis? *a* Szintigramm: pathologische Aktivitätsanreicherung in der rechten Stirnhöhle → Sinusitis frontalis. *b* Nicht geneigte NNH-Rö-Aufnahme: Verschattung der rechten Stirnhöhle → Sinusitis frontalis

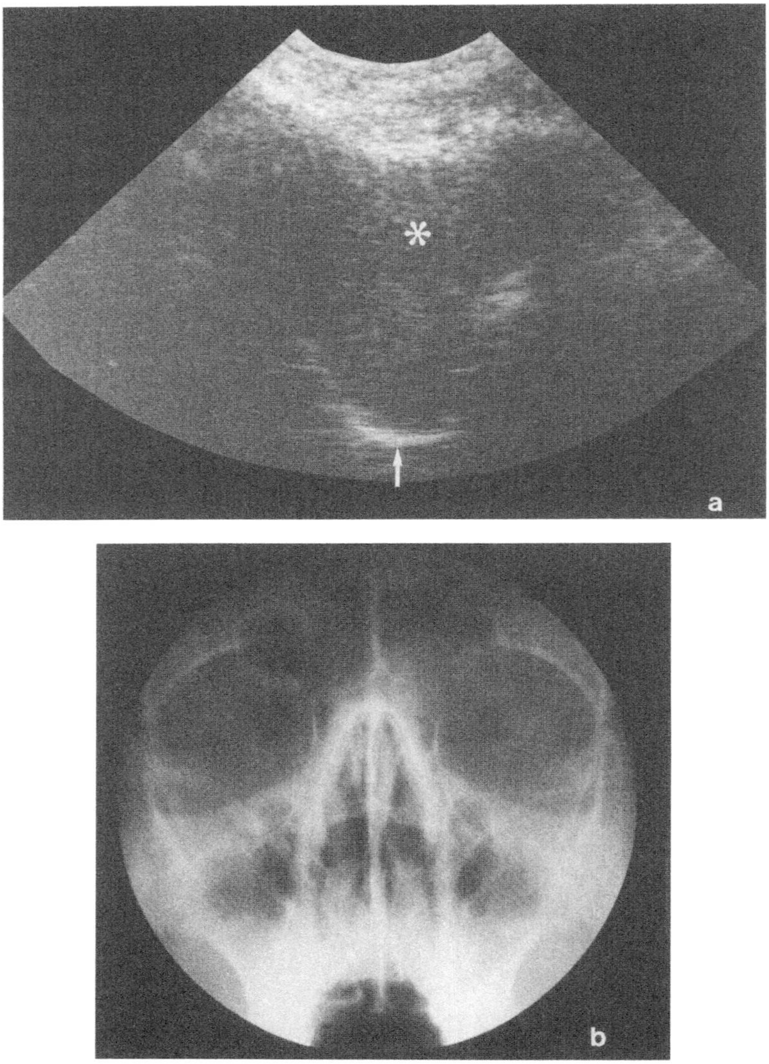

Abb. 6. 43 a, weibl. Pat. Klinisch: Schmerzen in beiden Kieferhöhlen → Sinusitis max.? *a* Sonogramm rechte Kieferhöhle kaudal (axialer Schnitt): die rechte Kieferhöhle in der Schnittebene komplett mit echoreichem Material aufgefüllt (*). Dadurch gelangt die knöcherne Hinterwand zur Darstellung (↑). *b* Geneigte NNH-Rö-Aufnahme: wandständige Verschattung beider Kieferhöhlen

Literatur

Bilanuk, L. T., Zimmermann, R. A.: Computed tomography in evaluation of the paranasal sinuses. Radiol. Clin. of North America *20*, 1, 51—66 (1982).
Burgener, F. A., Kormano, M.: Differential Diagnosis in Conventional Radiology, S. 131—137. Stuttgart-New York: G. Thieme. 1985.
Canigiani, G.: Das Panoramaaufnahmeverfahren. Stuttgart: G. Thieme. 1976.
Canigiani, G.: Einstelltechnik. Wien-München-Bern: Maudrich. 1980.
Hasso, A. N.: CT of tumors and tumor-like conditions of the paranasal-sinuses. Radiol. Clin. of North America *22*, 1, 119—130 (1984).
Keidel, W. C.: Über die Verwendung des Ultraschall in der klinischen Diagnostik. Ärztl. Forsch., Z. Forschungsergebn. ges. Medizin *1*, 349—352 (1947).
Mann, W. J.: Ultraschall im Kopf-Hals-Bereich. Berlin-Heidelberg-New York-Tokyo: Springer. 1984.
Psenner, L.: Die Röntgendiagnostik der Nase, der Nasennebenhöhlen und des Epipharynx. In: Handbuch der Medizinischen Radiologie, Bd. VII/2, S. 130—331. Berlin-Göttingen-Heidelberg: Springer. 1963.
Reisner, K., Gosepath, J.: Schädeltomographie. Stuttgart: G. Thieme. 1973.
Schatz, Ch. J., T. S.: Normal CT Anatomy of the paranasal sinuses. Radiol. Clin. of North America *22*, 1, 107—119 (1984).
Schneider, G., Tölly, E.: Radiologische Diagnostik des Gesichtsschädels. Stuttgart-New York: G. Thieme. 1984.
Valvassori, G. E., Potter, G. D., Hanafee, W. N., Carter, B. L., Buckingham, R. A.: Radiologie in der Hals-Nasen-Ohrenheilkunde. Stuttgart-New York: G. Thieme. 1984.
Zeitler, E.: Kernspintomographie, S. 231—232. Köln: Deutscher Ärzteverlag. 1984.

Anschrift des Verfassers: Prof. Dr. H. Imhof, Zentrales Institut für Radiodiagnostik, Universität Wien, Alser Straße 4, A-1090 Wien.

Zur Wertigkeit der Kieferhöhlenendoskopie bei fraglicher Sinusitis maxillaris

B. Norer, G. Röthler und *I. Grunert*
Abteilung für Kieferchirurgie
(Leiter: Prof. Dr. E. Waldhart)
der Universitätsklinik für Zahn-, Mund- und Kieferheilkunde, Innsbruck
(Vorstand: Prof. Dr. K. Gausch)

Zusammenfassung

Von 292 antroskopischen Untersuchungen der letzten fünf Jahre wurden 44 Explorationen bei unklaren klinischen und röntgenologischen Befunden vorgenommen. Bei elf weiteren Patienten konnte ein Befall mit Aspergillus fumigatus diagnostiziert werden. Aufgabe der vorliegenden Arbeit ist die katamnestische Erfassung der klinischen, röntgenologischen und endoskopischen Daten, die statistisch ausgewertet werden. Es zeigt sich, daß die Sinuskopie die entscheidende Untersuchung ist, um unklare Oberkieferbeschwerden und Röntgenbefunde abklären zu können. Der Sinuskopie kommt damit die wesentliche Bedeutung in der Diagnostik von Erkrankungen zu, die sich in der Kieferhöhle und in ihrer Umgebung manifestieren.

Summary

The Place of Maxillary Sinuscopy in Suspected Sinusitis maxillaris. In the past 5 years, 44 of a total of 292 antroscopies were prompted by unclear clinical signs and X-rays. Aspergillus fumigatus was identified in another 11 patients. In the present study clinical, radiologic and endoscopic data were collected for statistical analysis. Sinuscopy was found to be most helpful for the diagnosis if signs and symptoms and X-rays were unclear. Sinuscopy is therefore of paramount importance in diagnosing conditions which manifest themselves in the maxillary sinus and its neighborhood.

Schlüsselwörter: Sinuskopie, Aspergillom der Kieferhöhle, unklare Mittelgesichtsbeschwerden.

Keywords: Sinuscopy, aspergilloma of the maxillary sinus, unclear mid-face symptoms.

Einleitung

Durch die Einführung der Hopkins-Optiken wurde dem untersuchenden Arzt ein diagnostisches Hilfsmittel in die Hand gegeben, das eine rasche, einfache und direkte Beurteilung der Schleimhaut und des Inhaltes der Kieferhöhle gestattet. Bereits Herberhold (1973) sieht den Anwendungsbereich hauptsächlich bei nicht aussagekräftigen Röntgenbildern, bei differenten klinischen und röntgenologischen Befunden, bei voroperierten Kieferhöhlen und in der Kontrolle nach zytostatischer oder strahlentherapeutischer Behandlung von Malignomen des

Oberkiefers. Kreidler (1977) wertet das endoskopische Bild als dem Röntgenbild überlegen. Müller-Schelken (1977) gibt neben den diagnostischen Möglichkeiten auch therapeutische Maßnahmen wie Sekretgewinnung, Spülungen, Polypenabtragung und Fremdkörperentfernung durch bimanuelles Vorgehen an, die mittels der Kieferhöhlenendoskopie durchgeführt werden können. Mit Müller-Schelken (1979) und Watzek und Thams (1979) stellen auch wir die Indikation zur Sinuskopie immer dann, wenn bei Patienten mit dentogen nicht begründbaren Schmerzen und Parästhesien ein unklarer oder negativer Kieferhöhlenröntgenbefund vorliegt.

Aufgabe der vorliegenden Untersuchung ist es, die Krankengeschichten und Ambulanzprotokolle jener 54 Patienten von 1980 bis 1985 auszuwerten, die mit der Verdachtsdiagnose einer Sinusitis maxillaris an unsere Klinik kamen, deren anamnestische Daten, klinische und röntgenologische Befunde keine sichere Diagnose zuließen und bei denen daher die Sinuskopie Klarheit bringen sollte.

Material und Methode

Von Juli 1980 bis Juli 1985, also über einen Zeitraum von fünf Jahren, wurden aus verschiedenen Indikationen insgesamt 292 antroskopische Untersuchungen durchgeführt. Unser Interesse galt den 44 Fällen mit unklaren Oberkiefer-Beschwerden und den 11 Patienten, bei denen ein Befall der Kieferhöhle mit Aspergillus fumigatus diagnostiziert werden konnte. In Verwendung standen zwei Hopkins-Optiken * mit einem Durchmesser von 4 mm und einem Blickwinkel von 30 und 70°. Kontrolliert wurden bei der Kieferhöhlenendoskopie die makroskopische Beschaffenheit der Schleimhaut, Art und Form der Sekretion, Zustand und Durchgängigkeit der Ostien und das Vorhandensein eventueller Fremdkörper (Hally, 1960; Müller-Schelken, 1977). Weiters sollte die Übereinstimmung der Befunde der Röntgen- und Endoskopiediagnostik überprüft werden.

Der Antroskopie unterzogen sich 20 Männer und 34 Frauen. Das Prädilektionsalter lag im 5. Lebensjahrzehnt mit knapp 31% aller 54 Patienten. Die jüngste Untersuchte war 13, die älteste 73 Jahre alt (Tab. 1). Hinsichtlich der Seitenvertei-

Tabelle 1. *Alters- und Geschlechtsverteilung der endoskopierten Patienten*

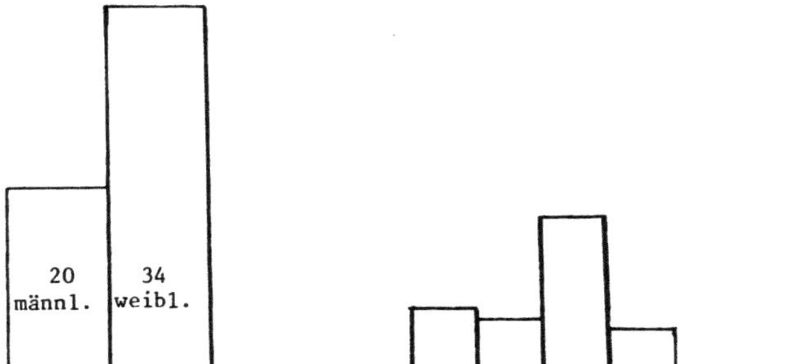

* Fa. Storz, Tuttlingen, Bundesrepublik Deutschland.

lung konnten auch wir die höhere Erkrankungsrate auf der linken Seite feststellen, die auch von Geiger und Eckert (1975) angegeben wurde. In 28 Fällen trat die unklare Symptomatik im Bereich der linken Kieferhöhle auf; 25mal war die rechte Seite betroffen. Nur ein Patient klagte über stechende Schmerzen beidseits im Oberkiefer.

Klinische und röntgenologische Erhebungen

Die klinische Leitsymptomatik bestand in 30 Fällen (54%) aus unklaren, teilweise ziehenden oder pulsierenden Schmerzen einer Oberkiefer- oder Gesichtshälfte, wobei mit Sicherheit eine dentogene Ursache ausgeschlossen werden konnte. Bei 7 Patienten traten besonders Hypästhesien oder Parästhesien des N. infraorbitalis einer Seite auf. In 5 Fällen überwiesen Neurologen den Patienten wegen atypischer Trigeminusneuralgie, um den Verdacht einer Sinusitis maxillaris zu überprüfen (Tab. 2).

Tabelle 2. *Klinische Leitsymptomatik bei 44 Fällen mit unklaren Mittelgesichtsbeschwerden und 11 Patienten mit Aspergillus fumigatus*

Ziehende Oberkieferschmerzen	30	Kiefergelenksbeschwerden	2
Parästhesien	7	Unklare Gesichtsschwellung	2
Atypische Trigeminusneuralgie	5	Unklare Fieberschübe	1
Keine Beschwerden, Focussuche	4	Druckschmerz an einem Zahn bei positiver Vitalität	1
Putride Rhinitis	3		

Bei den halbaxialen Röntgenaufnahmen des Gesichtsschädels konnte in 15 Fällen ein unauffälliger Befund erhoben werden. 21 Kieferhöhlen zeigten eine basale, 10 Röntgenbilder eine randständige und 8 Aufnahmen eine komplette Verschattung. 31 Panoramaröntgen waren hinsichtlich der Transluzenz der Kieferhöhlenbasis unauffällig. In 20. Fällen bestand eine verschieden stark ausgeprägte Verschattung.

Ergebnisse der Sinuskopie

In 21 Fällen wies die Kieferhöhle eine blande Schleimhaut auf, die Ostien waren frei, eine verstärkte Sekretion konnte nicht nachgewiesen werden. Bei Zuordnung dieser 21 negativen Endoskopiebefunde zur klinischen Leitsymptomatik ergab sich, daß die 5 Patienten mit atypischem Schmerz des N. infraorbitalis mit trigeminusneuralgieartigen Attacken (siehe Tab. 2), weiters 5 Patienten mit Mittelgesichtsbeschwerden nach kieferchirurgischen Eingriffen und Traumen, sowie die Patienten mit Kiefergelenkssymptomatik (siehe Tab. 3) vertreten waren. Besondere Beachtung verdienen weiters 3 Fälle, die zur Focussuche auf dentogene Ursache für die basale Verschattung der Kieferhöhle in der Gesichtsschädelaufnahme überwiesen wurden, und ein Patient, bei dem eine diffuse Verschattung im Orthopantomogramm im sinus maxillaris festgestellt wurde. Sie zeigten bei der endoskopischen Exploration eine blasse Schleimhaut mit zarter Gefäßzeichnung, unauffällige

Kieferhöhlenbuchten und ein freies Ostium semilunare. Da gleichzeitig klinisch alle Befunde unauffällig waren, mußte die erhöhte Opazität der Röntgenbilder im basalen Abschnitt der Kieferhöhle auf den dichteren Knochen der fazialen Wand zurückgeführt werden. Minderjahn und Fixson (1978) gaben hiefür als Ursache Umbauvorgänge in der Submukosa nach abgelaufener Entzündung an.

Tabelle 3. *Negative Schleimhautbefunde bei der Endoskopie der Kieferhöhlen in Relation zum klinischen Befund*

Atypische Trigeminusneuralgie	5 Fälle
Unklare Oberkieferbeschwerden	5 Fälle
Kiefergelenksbeschwerden	2 Fälle
Keine Beschwerden, Focussuche, positives Röntgen	4 Fälle
Oberkieferbeschwerden nach kieferchirurgischen Eingriffen	5 Fälle

Bei den übrigen 34 Sinuskopien konnten pathologische Veränderungen festgestellt werden: In 6 Fällen zeigte die Schleimhaut eine ausgeprägte Gefäßzeichnung, bei 10 Patienten war sie gerötet, bei weiteren 6 gefeldert. Viermal fand man Polypen oder polypöse Areale. In 5 Fällen wurde eine Mukozele am Kieferhöhlenboden festgestellt, die eröffnet wurde, wobei das Sekret, wie von Schmidseder und Lamprecht (1978) angegeben, abgesaugt werden konnte. Die anatomisch benachbarten Zähne reagierten auf CO_2-Schnee durchwegs positiv, die begleitenden tiefen Knochentaschen fielen auf. Bei einem Patienten wies die Schleimhaut basal eine atypische Verdickung auf, die an einen Tumor denken ließ, welcher sich aber histologisch nicht bestätigte (Tab. 4).

Tabelle 4. *Ergebnisse der Schleimhautbefunde bei Endoskopie der Kieferhöhlen*

Blande Schleimhaut	21 Fälle
Ausgeprägte Gefäßzeichnung	6 Fälle
Gerötete Schleimhaut	10 Fälle
Gefelderte Schleimhaut	6 Fälle
Polypenbildung	4 Fälle
Mukozele	5 Fälle
Narbenbildung nach Caldwell-Luc	2 Fälle
Atypisch basal verdickte Schleimhaut	1 Fall

Bei 41 Sinuskopien waren die Ostien frei durchgängig, bei 6 Personen nicht einsehbar. In je 4 Fällen verschloß ein Schleimpfropf bzw. die geschwollene Schleimhaut die nasoantrale Verbindung.

Ein ähnliches Ergebnis erbrachte die Befundung der Sekretion im endoskopischen Bild. Während 45 Kieferhöhlen keine vermehrte Sekretion der Schleimhaut aufwiesen, fand sich in je 4 Fällen die Bildung einer Schleimstraße zum Ostium semilunare sowie eine Stauung durch Verschluß der nasoantralen Verbindung.

Zweimal war das Antrum putrid. Nur bei einem von 44 Patienten wurde ein Fremdkörper (Wurzelfüllmasse) festgestellt.

Eine besondere Stellung nehmen die 11 Antroskopien ein, die einen positiven Befund auf Actinomyces fumigatus ergaben. In 5 Fällen konnte Fremdmaterial (viermal Wurzelfüllmaterial, einmal Abdruckmasse, die über eine oroantrale Perforation in die Kieferhöhle gelangte) endoskopisch nachgewiesen werden. Bei den restlichen 6 Patienten erhoben wir anamnestisch in 5 Fällen eine Extraktion eines wurzelbehandelten Zahnes. Auf diesen Zusammenhang wurde bereits von Beck-Mannagetta et al. (1985) hingewiesen, der das Wachstum des Pilzes insbesondere auf Zinkoxyd betonte. In allen Fällen wurde anschließend die Kieferhöhle nach dem Innsbrucker Konzept (Waldhart et al., 1985) operiert und mit Antimykotika gespült. Auffallend ist eine Häufung von Patienten mit Aspergillomen in jüngster Zeit. Allein 4 Fälle konnten in den letzten vier Monaten registriert werden.

Diskussion

Nur bei 17 Patienten bestand eine klinische und radiologische Veränderung, die sich auch endoskopisch bestätigen ließ. Alle übrigen Fälle zeigten eine Inkongruenz der klinischen, röntgenologischen und sinuskopischen Befunde, wie dies Tab. 5 dokumentiert. Eine wesentliche Rolle spielt dabei die psychosomatische Komponente; über das Resultat dieser Exploration wird gesondert berichtet.

Tabelle 5. *Gegenüberstellung der klinischen Leitsymptomatik, Röntgen- und Endoskopiebefunde*

Klinische Leitsymptomatik	Röntgenbefunde	Endoskopie	Patienten mit	
			Verdacht auf Sinusitis max.	Aspergillom
+	+	+	17	10
+	+	—	8	1
+	—	—	10	
+	—	+	3	
—	+	—	4	
—	+	+	2	

+: pathologischer Befund; —: o. B.

Herberhold (1973) und Draf (1975) fanden in einem Vergleich röntgenologischer und endoskopischer Nachuntersuchungen nach Kieferhöhlenradikaloperationen keine Korrelation der Befunde in 50%, Minderjahn und Fixson (1978) gar in 80% der Fälle. Umbauvorgänge unterhalb der Mukosa werden dafür verantwortlich gemacht. Ähnliches muß sich auch nach operativen Eingriffen wie Zystenoperationen, operative Zahn- und Radixentfernung im Molarenbereich ereignen. In unserem Untersuchungsgut vermochten wir in 30% differente Ergebnisse festzustellen.

Die Zunahme der Aspergillose der Kieferhöhle könnte einerseits auf Hospitalismus zurückgeführt werden, andererseits warnt Beck-Mannagetta (1983) vor der Verwendung von lokal wirkenden Antibiotika, da diese dem Wachstum von Pilzen Vorschub leisten.

Bei 5 von 11 Aspergillose-Patienten wurde die Kieferhöhle zwischen 3 Wochen und 2½ Jahren vor der Pilzerkrankung mit antibiotischen Lösungen gespült.

Gerade in unklaren Fällen, bei denen eine Sinusitis maxillaris nicht mit Sicherheit ausgeschlossen werden kann, ersetzt die Antroskopie eine operative Exploration der Kieferhöhle. So führt die Sinuskopie zu einem differenzierten, therapeutischen Vorgehen. Die Endoskopie der Kieferhöhle ist damit die entscheidende Untersuchungstechnik bei unklaren Nasennebenhöhlenerkrankungen.

Literatur

Beck-Mannagetta, J., Necek, D., Grasserbauer, M.: Solitary aspergillosis of maxillary sinus, a complication of dental treatment. Lancet *ii*, 1260 (1983).

Beck-Mannagetta, J., Necek, D.: Radiological findings in aspergillosis of the maxillary sinus. Dento-Maxillo-Facial Radiol., Suppl. 7, 103 (1985).

Draf, W.: Die Endoskopie der Nasennebenhöhlen — diagnostische und therapeutische Möglichkeiten. Z. Laryng. Rhinol. **54**, 209—215 (1975).

Geiger, S. A., Eckert, H.: Klinische und radiologische Untersuchungsergebnisse operierter Kieferhöhlen. Zahnärztl. Prax. *26*, 296—300 (1975).

Hally, A.: Die Antroskopie als Hilfsmittel bei der Diagnostik von Kieferhöhlenerkrankungen. Öst. Z. Stomat. *57*, 326—334 (1960).

Herberhold, C.: Endoscopy of the maxillary sinus. J. max.-fac. Surg. *1*, 125—128 (1973).

Kreidler, J. F.: Die Sinuskopie. Diagnostische und therapeutische Anwendung bei der Behandlung von Mund-Antrum-Verbindungen. Dtsch. zahnärztl. Z. *32*, 680 (1977).

Minderjahn, A., Fixson, St.: Sinuskopische Befunde nach Kieferhöhlenradikaloperation. Dtsch. zahnärztl. Z. *33*, 827—828 (1978).

Müller-Schelken, Hp.: Zur Bedeutung der Kieferhöhlenendoskopie für die zahnärztliche Praxis. Quintessenz Ref. 5575, H. 3, 57—63 (1977).

Müller-Schelken, Hp.: Endoskopie der Kieferhöhle. Indikation — Technik — Ergebnisse. Zahnärztl. Prax. *30*, 435—437 (1979).

Schmidseder, R., Lamprecht, J. Th.: Anwendungsmöglichkeiten und Indikationen der Sinuskopie aus zahnärztlicher und kieferchirurgischer Sicht. Zahnärztl. Prax. *29*, 22—24 (1978).

Waldhart, E., Röthler, G., Norer, B.: Zur chirurgischen Therapie entzündlicher Kieferhöhlenerkrankungen. (Persönliche Mitteilung.)

Watzek, G., Thams, U.: Möglichkeiten der endoskopischen Diagnostik in der Kieferchirurgie. Zahnärztl. Prax. *30*, 309—312 (1979).

Anschrift der Verfasser: OA Dr. B. Norer, Abteilung für Kieferchirurgie der Universitätsklinik für Zahn-, Mund- und Kieferheilkunde, Anichstraße 35, A-6020 Innsbruck.

Sechsjährige Erfahrung mit der Kieferhöhlenendoskopie

H. Horwath und *D. Necek*
Abteilung für Mund-, Kiefer- und Gesichtschirurgie
(Vorstand: Prof. Dr. R. Fries)
des Allgemeinen öffentlichen Krankenhauses der Stadt Linz

Zusammenfassung

Im Zeitraum von 1. Januar 1979 bis 31. Dezember 1984 wurden insgesamt 251 diagnostische und therapeutische Kieferhöhlenendoskopien durchgeführt. Bei diesem Kollektiv kam es bei 2 Patienten postoperativ zu Nachblutungen, in einem Fall ist ein Luftemphysem der Wange aufgetreten. 84 Patienten konnten klinisch und röntgenologisch nachuntersucht werden: Bei 3 Patienten kam es postoperativ zu einer Zunahme der Beschwerden (zwei Fälle von subjektiver Wangenschwellung, in einem Fall eine Schleimhauthypaesthesie im Endoskopiebereich). Diese Nachuntersuchung bestätigt die Kieferhöhlenendoskopie als risikoarme diagnostische und therapeutische Maßnahme.

Summary

Maxillary Sinuscopy—Experiences in the past 6 Years. Between January 1, 1979, and December 31, 1984, 251 patients underwent diagnostic or therapeutic maxillary sinuscopy. Of these, 2 developed postoperative bleeding and one complained of emphysema of the cheek. 84 patients wer available for clinical and radiological follow-up examinations. Of these, 3 complained of increased discomfort postoperatively (subjective swelling of the cheek in 2, mucosal hypesthesia at the site of sinuscopy in 1). The results of these follow-up examinations thus confirm that maxillary sinuscopy is a low-risk diagnostic and therapeutic tool.

Schlüsselwörter: Kieferhöhlenendoskopie, Komplikationen, Nachbeschwerden.
Keywords: Maxillary sinuscopy, complications, complaints.

Einleitung

Die Inspektion der Kieferhöhle wurde erstmalig 1806 (Bozzini) mit der Vorstellung eines „Lichtleiters" zur Beleuchtung innerer Oberflächen ermöglicht. Trotz der verbesserten diagnostischen Möglichkeiten konnte sich die Kieferhöhlenendoskopie in der 1. Hälfte dieses Jahrhunderts nicht durchsetzen. Durch die Entwicklung neuer Optiken (Hopkins, 1964; Lumina, 1968) mit kleinen Durchmessern und verbesserter Qualität hat die Kieferhöhlenendoskopie jedoch erst 1970 (Messerklinger, 1970; Hellmich und Herberhold, 1971; Draf, 1973) Eingang in die Routinediagnostik gefunden.

Prinzipiell gibt es zwei Zugangswege für die Kieferhöhlenendoskopie.

1. Der Zugang zur Kieferhöhle über die Fossa canina wurde von Baum 1921 zum ersten Mal gewählt und von Hellmich und Herberhold (1971) neuerlich empfohlen.

2. Der Zugang über den mittleren (Messerklinger, 1970) und unteren Nasengang (Spielberg, 1922).

Das Hauptargument für die Endoskopie über die Fossa canina ist der sehr gute Überblick über die Kieferhöhle und vor allem das Kieferhöhlenostium, wobei eine 30°- und eine 70°-Optik ausreichend (Hellmich und Herberhold, 1971) erscheint. Als Nachteil wird von Steiner (1982) die Gefahr einer Weichteilphlegmone bei eitriger Sinusitis erwähnt.

Seit 1974 wird die Endoskopie der Kieferhöhle diagnostisch und später auch therapeutisch an der Abteilung für Mund-, Kiefer- und Gesichtschirurgie des Allgemeinen öffentlichen Krankenhauses der Stadt Linz routinemäßig verwendet.

Ziel dieser Nachuntersuchung war es, festzustellen, ob und in welchem Ausmaß die diagnostische und therapeutische Kieferhöhlenendoskopie belastet ist durch Komplikationen bzw. Nachbeschwerden. Die Antroskopien erfolgten mit einem Zugang über die Fossa canina.

Ergebnisse und Diskussion

Im kontrollierten Zeitraum von 1. Januar 1979 bis 31. Dezember 1984 wurden insgesamt 251, größtenteils ambulante Antroskopien durchgeführt.

In 31,5% der Fälle handelte es sich um eine rein diagnostische Endoskopie ohne chirurgische Konsequenz und in 39,0% wurde ein chirurgischer Eingriff angeschlossen, in 29,5% der Fälle waren es therapeutische Antroskopien. Zunächst zu den Komplikationen:

Bei den 251 durchgeführten Endoskopien kam es lediglich in 2 Fällen zu einer Nachblutung, wobei in einem Fall aufgrund des Befundes eine Kieferhöhlenoperation angeschlossen werden mußte, im anderen Fall sistierte die Blutung auf Gabe von schleimhautabschwellenden Medikamenten. Das Kieferhöhlenhämatom wurde endoskopisch abgesaugt und der weitere postoperative Verlauf war komplikationslos. Bei einem Patienten bildete sich ein Luftemphysem der Wange. Mund-Antrum-Fisteln sind in keinem Fall aufgetreten.

Tabelle 1. *Nachuntersuchungen von 135 Patienten* (53,8%)

	Dgn. Antroskopie		Ther. Antroskopie		Dgn. Antroskopie mit nachfolgender Kieferhöhlen-OP
Beschwerdefrei	22		28		23
Gebessert	10		7	13	
Unverändert	8	21	6		28
Verschlechtert	3		—		
	43 (31,8%)		41 (30,4%)		51 (37,8%)

Tabelle 2

Art der Beschwerden (21/43 Pat.)	Diagnostische Antroskopie (43 Patienten)				Therapeutische Antroskopie (41 Patienten)	
	Beschwerden bedingt durch andere Ursachen (4/17 Pat.)	Schmerzsyndrom ohne faßbare Ursache (4/4 Pat.)	Sinusitis (9/17 Pat.)	Zst. nach KH-OP (4/5 Pat.)	Veränderte Kiefer-höhlenschleimhaut (11/28 Pat.)	Blande Kiefer-höhlenschleimhaut (2/13 Pat.)
Rez. Schmerzen	1	4	2	1	5	1
Wetterfühligkeit	2	3	4	2	6	1
Gehäuft Schnupfen	2	3	3	1	5	—
Parästhesien	—	3	1	2	1	—
Wangenhypästhesie	1	1	—	—	1	—
DS fossa canina	1	2	2	2	2	1
Fistel	1	—	—	—	—	—
Subj. Wangenschwellung	—	2	—	—	—	—

Bei den 135 Patienten (53,8%), die der Einladung zur Nachuntersuchung folgten (Tab. 1), handelte es sich bei 31,8% ausschließlich um eine diagnostische Antroskopie, gegebenenfalls mit anschließender konservativer oder zahnärztlich-chirurgischer Therapie. Eine Verschlechterung wurde bei 3 Patienten festgestellt. In 30,4% handelte es sich um therapeutische Antroskopien und in 37,8% wurde mit Hilfe der Endoskopie die Indikation zu einer nachfolgenden Kieferhöhlenoperation gestellt. In der Gruppe der therapeutischen Antroskopien kam es zu keiner Verschlechterung, die letzte Gruppe mußte aufgrund der nachfolgenden Kieferhöhlenoperation von der Nachuntersuchung ausgeschieden werden.

Wenn man zunächst die diagnostischen Endoskopien beurteilt (Tab. 2), so hatten nach der Antroskopie 21 von 43 Patienten Beschwerden, wobei diese bei 4 von 17 überlagert wurden durch andere klinisch faßbare Ursachen, bei 4 Patienten fand sich klinisch keine Ursache, in 9 von 17 Fällen handelte es sich um eine Sinusitis und in 4 von 5 Fällen handelte es sich um den Zustand nach radikaler Operation der Kieferhöhle.

Die Beschwerden bestanden, verschieden verteilt in: rezidivierenden Schmerzen, Wetterfühligkeit, gehäuftem Schnupfen, Parästhesien, Wangenhypästhesie, Druckschmerz in der Fossa canina, Fistelbildung oder subjektiver Wangenschwellung. Die hier angeführte Fistel war keine Mund-Antrum-Verbindung, sondern ging von einem Zahngranulom aus.

Korreliert man Beschwerden und klinische Diagnosen der 43 Patienten (Tab. 3), so waren 22 beschwerdefrei.

Tabelle 3

Beschwerden nach dgn. Antroskopie ohne nachfolgende Kieferhöhlenoperation			Indikation (klin. Diagnose)
Subjektiv beschwerdefrei	22	davon	8 Sinusitis (kons. Therapie) 6 beherdete Zähne (Sanierung) 3 falsch pos. Röntgen 1 Kontrolle n. modifiz. Caldwell-Luc-OP (1 Trigeminusneuralgie) 1 Jochbeinfraktur 1 Orbitabodenfraktur 1 Exostose
Subjektiv gebessert	10		8 Sinusitis 1 beherdete Zähne 1 Zst. n. Caldwell-Luc-OP
Unverändert	8		1 chronische Sinusitis 3 Schmerzen nach Caldwell-Luc-OP 1 Trigeminusneuralgie 1 Pollinose (rez. Rhinitis) 1 beherdete Zähne 1 unklarer Gesichtsschmerz
Verschlechtert	3		jeweils unklare Gesichtsschmerzen

10 waren gebessert, wobei als Grunddiagnose 8 × chronische Sinusitis, 1 × beherdete Zähne und 1 × eine Radix ein Zustand nach Kieferhöhlenoperation festgestellt wurde.

Unverändert blieben die Beschwerden bei 8 Patienten, 1 × nach chronischer Sinusitis, 3 × nach Kieferhöhlenoperation, je 1 × bei Trigeminusneuralgie, allergischer Rhinitis, beherdeten Zähnen und unklaren Gesichtsschmerzen. Verschlechtert haben sich die Beschwerden nach diagnostischer Antroskopie lediglich bei 3 Patienten, bei denen unklare, am ehesten psychogen bedingte Gesichtsschmerzen bestanden, so daß man diese Verschlechterung eher nicht der Antroskopie zurechnen kann. In einem Fall bestand eine Schleimhauthypästhesie im Endoskopiebereich, bei den anderen beiden Patienten handelte es sich um subjektive Wangenschwellungen, eine Hypästhesie des N. infraorbitalis konnte in beiden Fällen ausgeschlossen werden.

Tabelle 4. *Röntgenbefunde*

		Dgn. Antroskopie (43 Pat.)
Gebessert	11	9 Sinusitis (kons. Therapie) 2 Sinusitis bei beh. Zähnen (Sanierung)
Unverändert	30	5 *Zustand nach modifiz. Caldwell-Luc-OP* 8 beh. Zähne (Sanierung), KH o. B. 3 *chronische Sinusitis* 3 falsch pos. Röntgen, KH o. B. 4 unklare Gesichtsschmerzen, o. B. 2 Exostosen der Kieferhöhle, o. B. 1 *Allergie — ad HNO* 1 Orbitabodenfraktur, o. B. 1 Jochbeinfraktur, o. B. 2 Trigeminusneuralgien, o. B.
Schlechter	1	1 chron. Sinusitis ohne Klinik
	1	kein Röntgenbefund

Die dazugehörigen Röntgenbefunde (Tab. 4) zeigten 11 × eine Besserung. Dabei handelte es sich in allen Fällen um eine Sinusitis, deren Behandlung in konservativen oder zahnärztlich-chirurgischen Maßnahmen bestand. 30 × blieben die Röntgenbefunde unverändert, wobei es sich 5 × um einen Zustand nach Kieferhöhlenoperation, 3 × um eine chronische Sinusitis und in einem Fall um eine Allergie handelte. In den übrigen 21 Fällen war die Kieferhöhle endoskopisch normal.

Eine Verschlechterung fand sich 1 × bei einer chronischen Sinusitis. 1 × wurde die Röntgenuntersuchung abgelehnt.

Zusammenfassend kann man daher sagen, daß die diagnostische Antroskopie praktisch in keinem Fall eine erkennbare Verschlechterung des Zustandes gebracht hat.

Beurteilt man nun die Nachuntersuchungen der 41 Patienten mit therapeutischer Antroskopie (Tab. 2), so hatten bei blanden Schleimhautverhältnissen nach

Tabelle 5

Beschwerden bei therapeutischer Antroskopie			Indikation bei therapeutischer Antroskopie
Subjektiv beschwerdefrei	28	davon	15 Zysten oder basale Polypen 4 Radices in antro 3 Fremdkörper (2 × Zement, 1 Point) 3 Hämatome 2 Aspergillosen 1 Sequesterentfernung
Subjektiv gebessert	7		6 Zysten oder basale Polypen 1 Radix in antro
Unverändert	6		3 Zysten oder basale Polypen 2 Zst. n. Caldwell-Luc-OP 1 Fremdkörperentfernung (Zement)
Verschlechtert	0		

der Endoskopie lediglich 2 von 13 Patienten postoperative Beschwerden, 28 Patienten waren beschwerdefrei (Tab. 5): 15 × nach Abtragung von Zysten oder basalen Polypen, 4 × nach Entfernung von Radices in antro, 3 × nach Hämatomabsaugung, 3 × nach Fremdkörperentfernung (2 × Zement, 1 Gutta-Perchapoint), 2 × nach Aspergillose, 1 × nach Sequesterentfernung.

Subjektiv gebessert waren 7 Patienten, wobei bei 6 basalen Polypen oder Zysten abgetragen wurden und 1 × eine Radix aus dem Antrum entfernt wurde. Unverändert blieben die Beschwerden bei 6 Patienten: 3 × nach Abtragung von Zysten oder basalen Polypen, 2 × bei Zustand nach Kieferhöhlenoperation, 1 × nach Fremdkörperentfernung (Zement).

Eine Verschlechterung wurde in keinem Fall beobachtet.

Die Röntgenbefunde (Tab. 6) nach therapeutischer Antroskopie (41 Patienten) zeigten in keinem einzigen Fall eine Verschlechterung. Unverändert waren die

Tabelle 6. *Röntgenbefunde*

		Therapeutische Antroskopie (41 Pat.)
Gebessert	35	21 Zysten- und Polypenabtragungen 5 Radices in antro 3 Fremdkörper (Zement) 3 Hämatome (traumatisch) 2 Aspergillosen 1 Sequester
Unverändert	6	4 Polypenrezidive 2 Zustand nach Caldwell-Luc-OP (Entfernung einer Mukozele und von Narbengewebe)
Schlechter		0

Befunde 2 ×, bei Zustand nach Kieferhöhlenoperation (Entfernung einer Mukozele und von Narbengewebe), außerdem wurden 4 Polypenrezidive beobachtet. In 35 Fällen war der Röntgenbefund deutlich gebessert.

Resümee

Bei 84 Patienten, bei denen eine diagnostische oder eine therapeutische Endoskopie der Kieferhöhle durchgeführt wurde, fand sich bei der Nachuntersuchung lediglich in 3 Fällen (3,7%) eine Zunahme der Beschwerden, wobei lediglich in einem Fall eine Hypästhesie der Schleimhaut im Endoskopiebereich objektiviert werden konnte.

Zusätzlich einschränkend muß festgehalten werden, daß bei diesen Patienten die Ausgangsdiagnose „unklare psychogene Gesichtsschmerzen" waren. Darüber hinaus hat sich die therapeutische Kieferhöhlenendoskopie in geeigneten Fällen bei der Entfernung von Polypen, Fremdkörpern und Aspergillus dadurch bewährt, daß den Patienten in diesen Fällen der weitaus größere Eingriff der Eröffnung der Kieferhöhle erspart werden konnte. Diese Nachuntersuchung hat daher die Kieferhöhlenendoskopie als eine risikoarme diagnostische und therapeutische Maßnahme bestätigt.

Literatur

Baum, H. L.: A new method and a new instrument for endoscopic-examination of the maxillary antrum. Laryngoscope *31*, 965 (1921).

Draf, W.: Wert der Sinuskopie für Klinik und Praxis. Z. Laryngol. Rhinol. *52*, 98 (1973).

Hellmich, S., Heberhold, C.: Technische Verbesserungen der Kieferhöhlenendoskopie. Arch. Ohr.-Nas.-Kehlk.-Heilk. *199*, 678 (1971).

Messerklinger, W.: Die Endoskopie der Nase. Monatsschr. Ohrenheilkd. *104*, 451 (1970).

Spielberg, W.: Antroscopy of the maxillary sinus. Laryngoscope *32*, 441 (1922).

Steiner, W.: Endoskopische Diagnostik der entzündlichen Erkrankungen der Nasenhöhle. Arch. Oto-Rhino-Laryngol. *235*, 94 (1982).

Anschrift der Verfasser: Dr. H. Horwath, Abteilung für Mund-, Kiefer- und Gesichtschirurgie, Allgemeines öffentliches Krankenhaus der Stadt Linz, Krankenhausstraße 9, A-4020 Linz.

Darstellung von Kieferhöhlenerkrankungen mit dem Dentalröntgengerät

Ch. Krenkel

Abteilung für Kiefer- und Gesichtschirurgie
(Vorstand: Prof. Dr. Helene Matras)
der Landeskrankenanstalten Salzburg

Mit 5 Abbildungen

Zusammenfassung

Es wird ein praxisgerechtes Kieferhöhlenröntgensystem für Kleinröntgenanlagen vorgestellt. Das Wesentliche des Schädelröntgenjustiergerätes, das an Dentalröntgengeräte gekoppelt werden kann, ist die starre Verbindung von Röntgenröhre, Blendenhalterung, Kopfhalter und Filmkassette. Der Kopfhalter bedient sich zweier Ohrlochstäbchen, um die der Kopf jedoch noch in der Sagittalebene drehbar ist. Zusätzlich ist er mit einer Visierplatte ausgerüstet, auf der Ziellinien für die verschiedensten Schädel-Röntgenaufnahmen angebracht sind. Als dritter Referenzpunkt dient das Infraorbitale, das durch Kopfdrehung mit der Ziellinie zur Deckung gebracht werden muß.

Die richtigen Zielwinkel wurden in einem Vorversuch an 20 gesunden eugnathen Probanden statistisch ermittelt.

Für eine mittlere kranial-exzentrische Schädelröntgenaufnahme beträgt der Zielwinkel 58 Grad.

Auf Grund der starren Zuordnung der einzelnen Teile ist genaues Zielen möglich, und es können die Blenden maximal eingeengt werden. Dies führt zur Verminderung der Strahlenbelastung für den Patienten, reduziert die Streustrahlung und verbessert somit die Bildqualität. Ein Farbcode, der den einzelnen Schädelröntgenaufnahmen zugeordnet ist, verhindert ein Verwechseln der spezifischen Schädelröntgenblenden mit ihren zugehörigen Ziellinien an der Visierplatte. Die Bedienung wird dadurch so vereinfacht, daß Schädelröntgenaufnahmen nach kurzer Einschulungszeit vom Ordinationspersonal leicht durchgeführt werden können.

Summary

Imaging of Maxillary Sinus Disease with a Dental X-Ray Unit. A maxillary sinus unit compatible with compact X-ray systems used in a dentist's practice is described. The essential feature of our head unit is the rigid connection of the tube, the port and head support and the cassette. The head support has 2 ear pins, around which the head can still be rotated in the sagittal plane. In addition, it is equipped with a vizer plate with marks for different skull views. The third landmark is the infraorbital line which should be made to coincide with the suitable mark by rotating the patient's head.

The desirable degree of angulation was determind statistically from data of 20 eugnathic subjects. For the Water's view the beam should be angled 58° toward cranial.

As the various elements are rigidly connected, the beam can be accurately directed to the region of interest and the port size can be kept small. This reduces the radiation rendered to the patient and the scatter so that the image quality is enhanced. A color key for the different views helps prevent mistakes in identifying the right port size for the right beam mark on the vizer plate. This simplifies handling to the extent of enabling practice nurses to take skull X-rays after a short training period.

Schlüsselwörter: Kieferhöhlenröntgen, Kieferhöhlenerkrankung, Dentalröntgengeräte.

Keywords: X-ray picture of the maxillary sinus, maxillary sinusitis, dental X-ray unit.

Einleitung und Problemstellung

Bei Auftreten von Beschwerden im Mittelgesicht muß abgeklärt werden, ob es sich um Erkrankungen der Zähne oder des Kiefers handelt, ob dentogene Entzündungen auf die Kieferhöhle übergegriffen haben oder ob ausschließlich eine Erkrankung der Nasennebenhöhlen vorliegt. Die röntgenologische Abklärung in der Praxis trägt zur rascheren Diagnose und Behandlung bei. Die gebräuchlichste Röntgenaufnahme ist dafür die Schädel-kranial-exzentrische Röntgenaufnahme. Sie ist die wichtigste Aufnahme zur Abklärung einer Sinusitis, von Frakturen, Zysten und Tumoren des Mittelgesichtes (Pasler, 1981). Bei der kranial-exzentrischen Röntgenaufnahme hat der Patient den Mund weit geöffnet und die Nasen- und Kinnspitze liegt der Filmkassette auf. Dies bedeutet, daß variable Weichteilpunkte für die Orientierung des Kopfes verwendet werden. Der Röntgenzentralstrahl trifft nicht in einem rechten Winkel auf die Kassette, sondern in einer Winkelstellung von 10 bis 30 Grad von kranial zur Senkrechten (Abb. 1 a) (Clementschitsch, 1951; Schön, 1951).

Diese Winkelneigungen sind notwendig, um nicht die Felsenbeine in die basalen Anteile der Kieferhöhle zu projizieren. Der Winkel 10 Grad kranial zur Senkrechten eignet sich besonders zur Beurteilung des Orbitabodens, z. B. zur Diagnose einer Blow-out-Fraktur. Für die Darstellung der kaudalen Anteile der

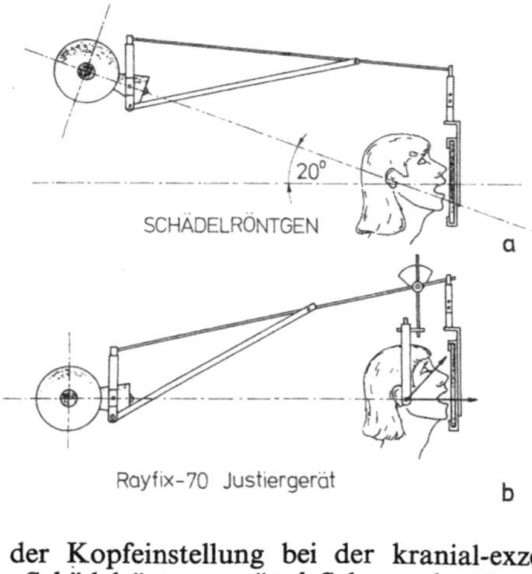

Abb. 1. *a* Schema der Kopfeinstellung bei der kranial-exzentrischen Schädelröntgenaufnahme mit einem Schädelröntgengerät. *b* Schema der Kopfeinstellung bei der kranial-exzentrischen Schädelröntgenaufnahme mit dem Rayfix-70-Schädelröntgenjustiergerät

Kieferhöhle empfiehlt sich eine Winkeleinstellung von 30 Grad von kranial zur Senkrechten auf die Filmkassette (Schön, 1951). Auf dieser Aufnahme können auch die Jochbeine, die Jochbögen und die Stirn- und Keilbeinhöhlen beurteilt werden. Die Anfertigung von Schädelröntgenaufnahmen auf diese Weise ist nur mit großen Röntgenanlagen möglich. Für die Verwendung von Dentalröntgengeräten ist jedoch ein System erforderlich, das den Kopf fixiert und das maximale Einblendungen des Röntgenzentralstrahles erlaubt. Die Kopfeinstellung für Schädelröntgenaufnahmen wird üblicherweise mit der Hand justiert und mit Hilfe eines Lichtvisiers kontrolliert. Für exakte Einstellungen ist hiefür ein röntgenologisch geschultes Fachpersonal erforderlich.

Steht weder ein Großröntgengerät noch geschultes Fachpersonal zur Verfügung, benötigt es ein System, bei dem die Schädeleinstellung mit Knochenpunkten dreidimensional festgelegt ist und das nach kurzer Einschulungszeit fehlerfreie Röntgenbilder mit Kleinröntgenanlagen (Dentalröntgenapparate, 70 kV, 7 mA, Belichtungszeiten ca. 1 Sekunde) * liefert. Zu diesem Zweck wurde ein Schädelröntgenjustiergerät entwickelt, das an praxisübliche Dentalröntgengeräte gekoppelt werden kann. Damit kann man kontrastreiche, jederzeit reproduzierbare Schädelröntgenaufnahmen herstellen.

Vorversuche und Entwicklung

Folgende Vorarbeiten waren erforderlich:

1. Umrechnen der konventionellen verschiedensten Schädeleinstellungsangaben auf ein einfaches, gleichbleibendes System, bei dem die Kopfeinstellung dreidimensional definiert und fixiert ist. Als neues Bezugsschema am Schädel wurde der Neigungswinkel der Frankfurter Ebene zum Röntgenzentralstrahl gewählt.
2. Konstruktion eines leicht koppelbaren Schädelröntgenjustiergerätes.
3. Ausarbeitung von speziellen Blenden für das Schädelröntgenjustiergerät.

Ad 1. Winkel zwischen der Frankfurter Horizontalen und dem senkrecht auf die Kassette auftreffenden Röntgenzentralstrahl bei der schädel-kranial-exzentrischen Röntgenaufnahme

Bei dem Schädelröntgen-Justiergerät ist der Patientenkopf mit einem Kopfhalter mit zwei Ohrlochstäbchen fixiert, jedoch in der Sagittalebene drehbar. Eine in derselben Ebene am Ohrlochstäbchenhalter angebrachte Plexiglasscheibe trägt eine Winkelskala mit Ziellinien, auf die die Frankfurter Ebene mit ihrem Infraorbitale durch Drehen des Kopfes eingestellt wird. Die idealen Winkeleinstellungen für diese Ziellinien wurden in dem folgenden Vorversuch ermittelt.

Bei 20 gesunden Probanden mit Normprofil wurden seitliche Fernröntgenbilder (Distanz 150 cm) angefertigt. Der Mund war dabei maximal geöffnet und in dieser Position mit einem Korkkeil fixiert. An Kinn und Nasenspitze wurde ein gerader Stahldraht aufgeklebt. Die Ohrlochstäbchen wurden mit Bleikugeln markiert, ebenso das Infraorbitale. Die Röntgenaufnahmen wurden durchgezeichnet. Von den Ohrlochstäbchen, die der Mitte des äußeren Gehörganges entsprechen, wurde eine Senkrechte zur Verbindungslinie zwischen Kinn und Nasenspitze

---

* Dentalröntgengerät Heliodent 70, Fabrikat Siemens AG.

gezogen. Vom Schnittpunkt wurden 10 und 30 Grad nach kranial je eine Linie aufgetragen. Diese konventionelle Schädeleinstellung ist auf Weichteilpunkte aufgebaut, daher variabel. Eine weitere Linie wurde von den Ohrlochstäbchen zum Infraorbitale (Frankfurter Ebene = Zielebene = Ziellinie) gezogen. Die Winkel zwischen den Linien (10 und 30°) zur Ziellinie wurden bei den 20 Probanden gemessen und statistisch ausgewertet * (Abb. 2).

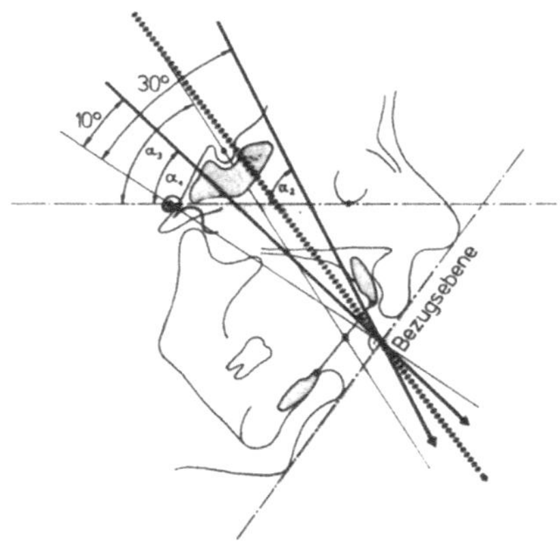

Abb. 2. Schema der Durchzeichnung der Fernröntgen der 20 Probanden zur Ermittlung des Zielwinkels bei der kranial-exzentrischen Röntgenaufnahme

Für die Winkel Alpha 1 (10° kranial) ergab sich ein Mittelwert +/— Standardabweichung ($\bar{x} \pm s = 47{,}8° \pm 4{,}66$) und für Alpha 2 (30° kranial) ein Mittelwert +/— Standardabweichung ($\bar{x} \pm s = 67{,}8° \pm 4{,}66$).

Ein weiteres Kriterium einer gut gelungenen schädel-kranial-exzentrischen Röntgenaufnahme ist die Projektion der Keilbeinhöhlen in den weit geöffneten Mund (Grauer, 1976). Es wurde daher eine weitere Linie von der Hypophysenmitte (Sella steht in der Mitte der Keilbeinhöhlen) zur halbierten Distanz zwischen Ober- und Unterkieferschneidezähnenkanten gezogen und der Winkel zur Ziellinie gemessen (Alpha 3). Für diesen Winkel ergab sich ein Mittelwert +/— Standardabweichung ($\bar{x} \pm s = 65{,}3° \pm 5{,}45$). Dieser Winkel entspricht ziemlich genau der von Schön (1951) angegebenen Einstellung von 67,8 Grad zur Darstellung der kaudalen Anteile der Kieferhöhlen.

*Ad 2. Rayfix-70-Schädelröntgenjustiergerät***

Es wurde ein Gerät in Leichtbauweise konstruiert, das mit einer Schnellkupplung an die Röntgengeräte angedockt werden kann. Durch die auf diese Weise hergestellte starre Verbindung zwischen Röntgenröhre, Blendenhalterung, Kopfhalter mit seinen Ohrlochstäbchen und Visierplatte und dem Kassettenhalter ist der Röntgenzentralstrahl genau auf die Kassettenmitte ausgerichtet und der Patienten-

---

* Für die statistische Auswertung der Untersuchungsergebnisse bin ich Frau Dr. K. Sattler [Institut für Biostatistik und Dokumentation (Vorstand: Prof. Dr. K. Olbrich) der Universität Innsbruck] zu Dank verpflichtet.

** Andre Vaudaux AG, Güterstraße 91, CH-4053 Basel, Schweiz.

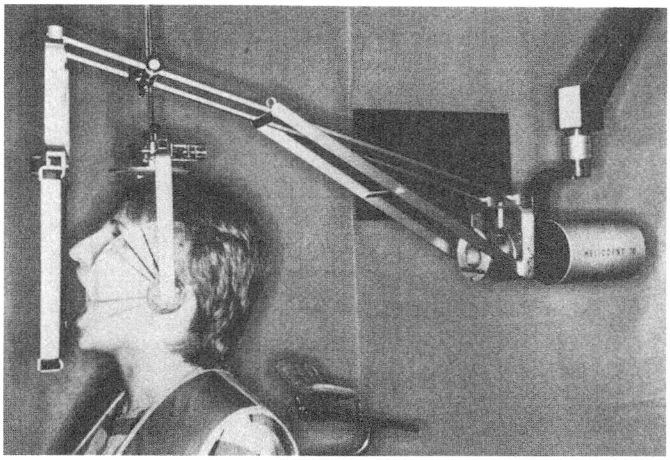

Abb. 3. Kopfeinstellung im Schädelröntgenjustiergerät Rayfix-70 bei einer kranial-exzentrischen Schädelröntgenaufnahme

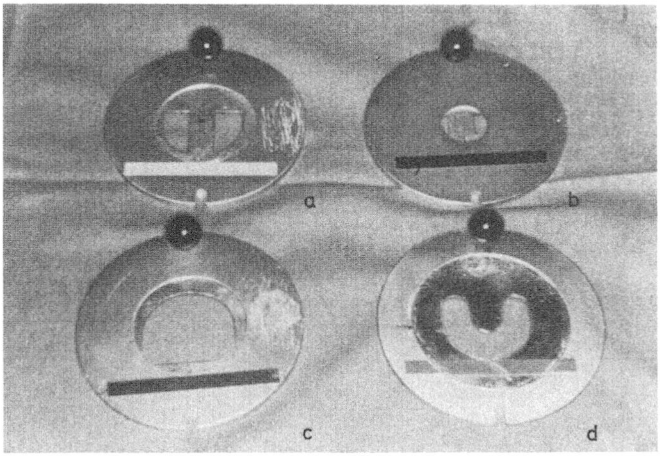

Abb. 4. Individuelle Bleiblenden für *a* kaudal-exzentrisches Schädelröntgen nach Clementschitsch, *b* Runström-IV-Röntgen, *c* kranial-exzentrisches Schädelröntgen, *d* Unterkiefer-pa-Röntgen

kopf dreidimensional in seiner Einstellung definiert. Die Röntgenaufnahmen sind somit in der richtigen Projektion und reproduzierbar (Abb. 3).

Ad 3. Individuelle Röntgenblenden

Die starre Zuordnung von Röntgenröhre, Kopfhalter und Kassette ermöglicht je nach Wunsch auf die zu untersuchende Region genau einzublenden. Es wurden am Phantom verschiedene Schädeleinstellungen röntgenisiert, die Röntgenbilder mit Bleiraster vermessen und die typischen Blendenformen ausgearbeitet (Abb. 4).

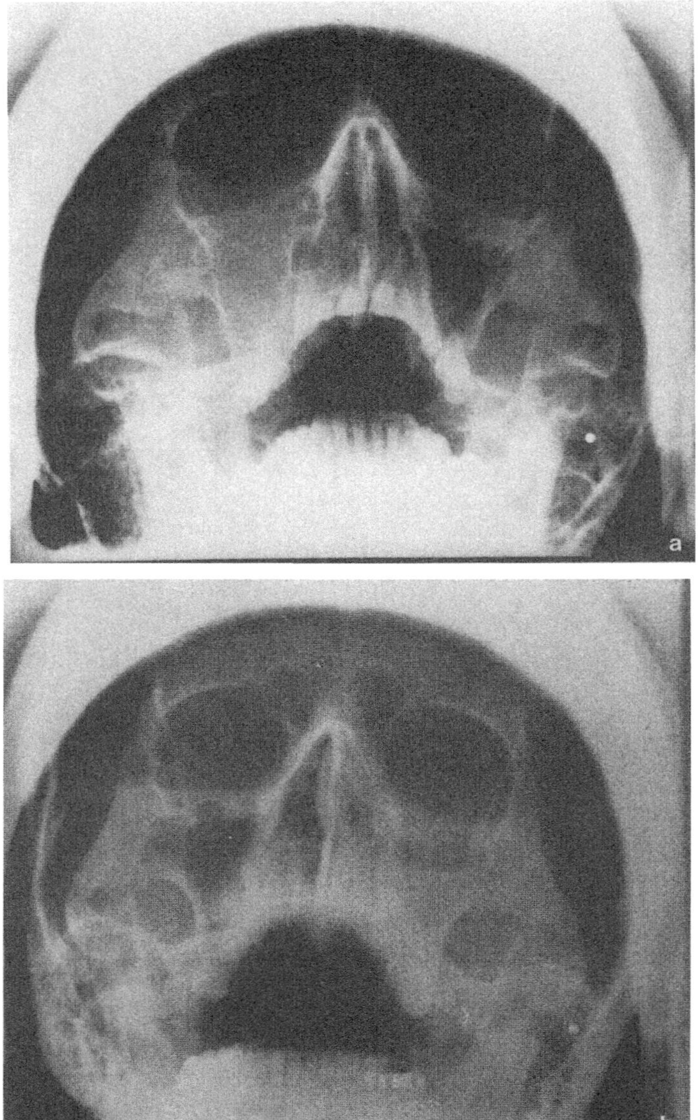

Abb. 5. *a* Chronische Sinusitis maxillaris mit völlig homogener Verschattung der Kieferhöhle, *b* Akute Sinusitis mit Empyem der linken Kieferhöhle

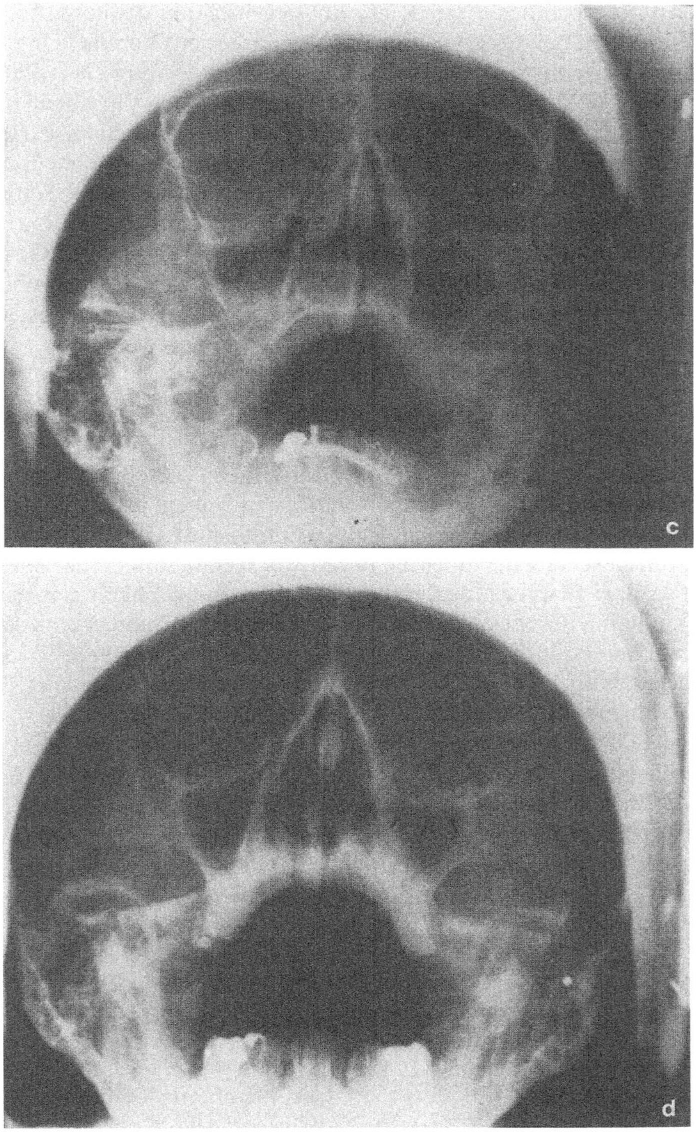

Abb. 5. *c* Jochbeinfraktur links mit Stufenbildung lateral, orbital und infraorbital und Spiegelbildung durch Hämatosinus, *d* Blow-out-Fraktur des Orbitabodens mit in die Kieferhöhle prolabiertem Orbitainhalt in Form des „hängenden Tropfens" (siehe Pfeil)

Ergebnisse

Mit dem beschriebenen Verfahren wird es dem Arzt in der Praxis ermöglicht, gut interpretierbare, reproduzierbare Kieferhöhlenröntgenbilder herzustellen (Abb. 5). Der Kopfhalter mit den Ohrlochstäbchen verhindert ein Verwackeln der Röntgenbilder und die angegebenen Visierlinien erlauben leichte und sichere Patientenkopfeinstellungen. Da diese Einstellung nicht mehr den Variablen, Kinn- oder Nasenspitze, unterworfen ist, sondern sich des in der Cephalometrie bewährten Infraorbitale bedient, sind die Röntgenbilder immer von gleicher Einstellung.

Je nach Indikation empfiehlt sich für die kranial-exzentrische Schädelröntgenaufnahme eine Winkeleinstellung des Infraorbitale zum Röntgenzentralstrahl von 48 Grad, wenn der Orbitaboden abgebildet werden soll, oder 68 Grad, wenn die basalen Anteile der Kieferhöhle dargestellt werden sollen. Für Übersichtsaufnahmen hat sich jedoch ein Mittelwert von 58 Grad als günstig erwiesen.

Diskussion

Durch die immer größer werdende Anzahl von Röntgenaufnahmen auf allen Gebieten der Medizin muß auf jeden Fall versucht werden, die Strahlenbelastung für den Patienten so gering wie möglich zu halten. Durch die Entwicklung von Höchstverstärkerfolien und höchstempfindlichen Filmen ist es möglich geworden, Schädelröntgenaufnahmen bei einer Fokus-Filmdistanz von 75 cm mit Dentalröntgenapparaten zu schießen, wobei die Belichtungszeiten unter einer Sekunde liegen. Dies führt zu einer Erweiterung der diagnostischen Möglichkeiten in der Praxis. Da nie mit gekippten Röhren gearbeitet wird, sondern der Röntgenzentralstrahl immer im rechten Winkel auf die Filmebene trifft, wird eine unverzerrte Wiedergabe der Gesichtsschädelknochen erreicht. Durch die bessere Möglichkeit der Einblendung wird die Strahlenbelastung für den Patienten herabgesetzt.

Demgegenüber besteht der Nachteil der Möglichkeit des Verwackelns der Bilder durch längere Belichtungszeiten als bei Großröntgenanlagen. Durch die starre Fixation des Patientenkopfes kommt dies jedoch nicht zum Tragen. Das genaue Justieren der Röntgenblenden bei der Montage ist ein einmalig notwendiger Aufwand, der durch die danach einfache Handhabung wettgemacht wird. Die Fixation des Kopfes mit den Ohrlochstäbchen wird von manchen Patienten als unangenehm empfunden.

Literatur

Clementschitsch, F.: Die Röntgendarstellung des Gesichtsschädels, 2. Aufl. Wien-Innsbruck: Urban und Schwarzenberg. 1951.
Grauer, O.: Persönliche Mitteilung, 1976.
Pasler, F. A.: Zahnärztliche Radiologie. Stuttgart-New York: G. Thieme. 1981.
Schön, H.: Medizinische Röntgentechnik. Stuttgart: G. Thieme. 1951.

Anschrift des Verfassers: OA Dr. Ch. Krenkel, Abteilung für Kiefer- und Gesichtschirurgie, Landeskrankenanstalten Salzburg, Müllner Hauptstraße 48, A-5020 Salzburg.

Zur Chirurgie der Kieferhöhlenmalignome

R. Fries
Abteilung für Mund-, Kiefer- und Gesichtschirurgie
(Vorstand: Prof. Dr. R. Fries)
des Allgemeinen öffentlichen Krankenhauses der Stadt Linz

Mit 6 Abbildungen

Zusammenfassung

Nach einleitender Darstellung der klinischen Sachverhalte bei Malignomen der Kieferhöhle, wird in einem kurzen Abriß die historische Entwicklung der chirurgischen Behandlung dieser Tumoren dargestellt. Anschließend wird das derzeitige chirurgische und konservative Behandlungskonzept erläutert. Es zeigt sich, daß unser derzeitiges chirurgisch-therapeutisches Konzept weitgehend dem von Dieffenbach schon 1848 festgeschriebenen Vorgehen entspricht.

Abschließend wird auf die perioperative Mortalität und die Prognose eingegangen. Fortschritte in den letzten 140 Jahren sind, neben der Verbesserung der präoperativen Diagnostik und des OP-Instrumentariums, vor allen Dingen durch die Fortschritte in der gesamten Medizin (Blutersatz, Intubation, perioperative Intensivmedizin) erzielt worden.

Summary

Surgery of Malignant Maxillary Sinus Tumors. To introduce the subject the clinical aspects of malignant maxillary sinus tumors are described and the history of their surgical management is reviewed. This is followed by an outline of current concepts of surgical and conservative management. Our current surgical management concept is shown to be largely the same as that recommended by Dieffenbach in 1848.

To conclude with, perioperative mortality and prognosis are discussed. More than improvements in the preoperative diagnosis and the set of surgical instruments, progress in medicine generally (volume replacement, intubation, perioperative intensive care) have been responsible for the advances made in the past 140 years.

Schlüsselwörter: Kieferhöhlen-Malignome, chirurgische Therapie.

Keywords: Malignant maxillary sinus tumors, surgical management.

Einleitung

Bei den meist sehr ausgedehnten Malignomen der Kieferhöhle kann auf den tatsächlichen Ursprungsort häufig nur rückgeschlossen werden. Man unterscheidet *primäre* Kieferhöhlentumoren, welche vom Epithel oder den Wänden der Kieferhöhle ihren Ausgang nahmen, oder *sekundäre,* welche, ausgehend vom Mundhöhlendach, der Nasenhaupthöhle, den Siebbeinzellen, der Keilbeinhöhle oder von der Haut her sekundär in die Kieferhöhle einwuchsen.

Das Verhältnis von Karzinomen zu Sarkomen beträgt etwa 4:1. Die Karzinome der Nasennebenhöhlen stellen 0,42% der Ersterkrankungen an Karzinomen (Fleischer, 1960). Dies entspricht etwa einer Morbiditätsrate von 1 Patienten pro 100000 Einwohner im Jahr in Mitteleuropa.

Ein Häufigkeitsgipfel findet sich im 7. Lebensjahrzehnt. Die Geschlechtsverteilung Männer zu Frauen beträgt etwa 2:1 (DÖSAK)*. Von Sebileau (1906),

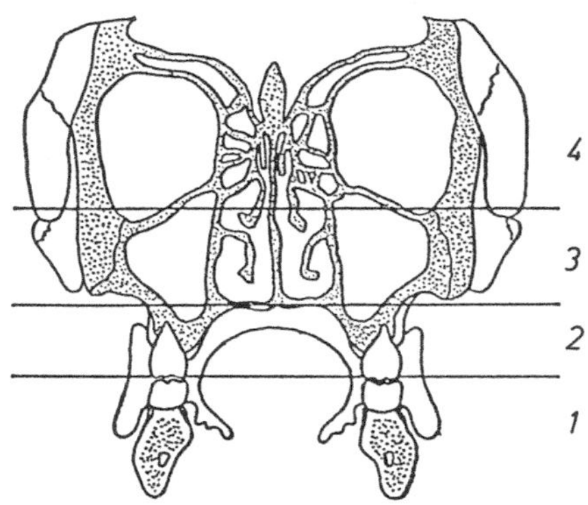

Abb. 1 a. Lokalisationsschema für Primärtumoren des Viscerocraniums (Fries, 1968), Frontalschnitt. *1* Untere orale Etage (Mundhöhlenboden) bis zur Interkalarlinie, *2* obere orale Etage, Infrastruktur (Sebileau), *3* untere nasomaxillare Etage, Mesostruktur, *4* obere nasomaxillare Etage, Suprastruktur

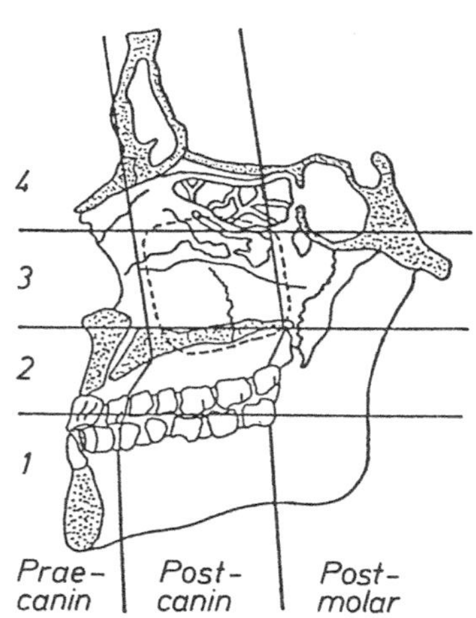

Abb. 1 b. Lokalisationsschema des Viscerocraniums für Primärtumoren (Fries, 1968) im Sagittalschnitt. *prc* präcaniner Bezirk, *poc* postcaniner Bezirk, *pom* postmolarer Bezirk

* Deutsch-Österreichisch-Schweizerischer Arbeitskreis für Tumoren im Kiefer- und Gesichtsbereich.

Öhngren (1933) wurde ursprünglich der Lokalisation des Primärtumors große prognostische Relevanz zugeordnet. Seit den Untersuchungen des DÖSAK wissen wir jedoch, daß der Lokalisation an sich nur eine indirekte, prognostische Bedeutung insoferne zukommt, als die Radikalität der Tumorentfernung bei bestimmten Lokalisationen nicht mehr möglich ist.

In Anlehnung an vorgenannte Autoren wurde ein eigenes (Fries, 1968), entsprechendes Lokalisationsschema angegeben (siehe Abb. 1), welches heute nur mehr der klinischen Dokumentation dient. Beim Vergleich des Krankengutes im Bereiche der Kiefer-Gesichtschirurgie und der Hals-Nasen-Ohren-Heilkunde (Tab. 1) fällt auf, daß im letzteren Krankengut Primärtumoren der Meso- und Suprastruktur in einem deutlich höheren Prozentsatz beobachtet werden. Ursache dafür dürfte die fachbezogene Zuweisungspraxis sein.

Tabelle 1. *Lokalisation der Primärtumoren (Karzinome), Vergleich HNO-Krankengut (Zange und Scholtz, Hommerich) und Kiefer-Gesichtschirurgie (Fries und Spiessl)*

Autor	4. Etage Supra-struktur	3. Etage Meso-struktur	2. Etage Infra-struktur	Anzahl der Patienten	
Zange, Scholtz 1963	15,1%	53,1%	22,8% Nase und andere	258	
Hommerich 1964	37,36%	80,87%	16,49%	1316	Mehrfach-lokalisation (15 D. HNO-Kliniken)
Fries 1968	2,72%	44,57%	52,72%	184	
Spiessl 1968	34,47%	42,35%	100,00%	85	Primärtumor OK-Alv. Fortsatz

Im kiefer-gesichtschirurgischen Krankengut hingegen überwiegen die Primärtumoren der Infra- und Mesostruktur bei weitem (Fries, Spiessl). Dem Krankengut des DÖSAK sind folgende Sachverhalte zu entnehmen (Tab. 2*a* und *b*):

1. Die ausgedehnteren (größer als 2 cm) Primärtumoren überwiegen deutlich (50,6% + 29,2% = 79,8%).

2. Die Mehrzahl der Primärtumoren der 2. Etage sind postcanin (58,1%) in topographischer Nähe zur Kieferhöhle lokalisiert, so daß bei der Größe dieser Tumoren häufig die Kieferhöhle, andere Nebenhöhlen oder die Nasenhaupthöhle mitbetroffen war oder umgekehrt, sekundär, von der Kieferhöhle ausgehende Tumoren, das Mundhöhlendach etc. infiltrierten.

3. In 77,9% zeigte sich eine tiefe Infiltration des Tumorwachstums (neben der Ausdehnung des Primärtumors ein wesentlicher, prognostisch relevanter Faktor).

4. In 44,9% war eine Knochendestruktion nachweisbar.

5. In 24,9% fanden sich tastbare Lymphknoten und in 3,2% Fernmetastasen zum Zeitpunkt der Erstbehandlung.

Tabelle 2 *a*. *Darstellung des DÖSAK-Krankengutes (siehe Text)*
I. Etage 753 Patienten (73,8%), II. Etage 253 Patienten (24,8%), teilweise beurteilbar 15, Σ = 1021 Patienten

Etagen	Tumorgröße			Lokalisation — Bezirke			Infiltration	
	0—2	2—4	> 4	prc	poc	pom	⩽ 5 mm	> 5 mm
I.	38,8	47,0	14,2	32,0	46,7	21,2	34,1	65,9
II.	20,2	50,6	29,2	6,3	58,1	35,5	22,1	77,9

Tabelle 2 *b*. *Darstellung des DÖSAK-Krankengutes (siehe Text)*
I. Etage 753 Patienten (73,8%), II. Etage 253 Patienten (24,8%), teilweise beurteilbar 15, Σ = 1021 Patienten

Etage	Knochendestruktion			Regionäre Metastasen					Fernmetastasen M
	keine	ja	unklar	N_0	klin. neg.	klin. pos. beweglich	klin. pos. fixiert	N_x	
I.	58,2	33,7	8,1	51,7	6,8	27,1	14,5	*41,6*	1,6%
II.	32,4	54,9	12,6	68,8	6,3	13,8	11,1	*24,9*	3,2%

Das Verhältnis Männer (170 = 67,2%) zu Frauen (83 = 32,8%) in der II. Etage beträgt etwa 2 : 1. Altersgipfel im 7. Lebensjahrzehnt.

Zur historischen Entwicklung der chirurgischen Therapie der Kieferhöhlenmalignome

Im deutschen Sprachraum beginnt die gezielte chirurgische Behandlung mit v. Dieffenbach. Er berichtet 1848, daß partielle Oberkieferresektionen bereits 1693 von Acoluthus chirurgisch und mit dem Glüheisen durchgeführt wurden. Desault verwendete ein sichelförmiges Messer und Dieffenbach schreibt weiter „in neuester Zeit ist die Operation von Dupuytren, welcher deshalb oft für den Erfinder derselben gilt, in einem größeren Ausmaß ausgeführt worden. Weiters werden erwähnt: von Wattmann, von Graefe, Gensoul (1829), Lizars, Guthrie, Jäger, wozu sich die zahlreichen Fälle v. Dieffenbachs gesellen.

Er schreibt weiter „die Operation ist eine der größten, blutigsten, welche am menschlichen Körper vorgenommen werden und nimmt das ganze Talent des Chirurgen in Anspruch und der Kranke sinkt wohl erschöpft unter der Operation zusammen und wird nur mit Mühe ins Leben zurückgebracht".

Im Kapitel „Oberkiefer-Resektion" beschreibt v. Dieffenbach:

1. *Partielle Oberkiefer-Resektion:* Nach Durchtrennung der Lippe und der Wange wird im Gesunden der Oberkieferknochen keilförmig oder rechteckig umschnitten und reseziert.

2. *Totalresektion des Oberkiefers:* Hautschnitt entlang des Nasenrückens nach unten bis zur Nasenspitze „neben der Nasenscheidewand abwärts" und Durchtrennung der Oberlippe.

Der Querschnitt führt zum medialen Augenwinkel und durchtrennt die innere Kommissur.

Der Weichteillappen enthält also die halbe Nase, die halbe Oberlippe, Unterlid und Wange, womit eine gute Übersicht des Operationsgebietes hergestellt wird.

Kann der Orbitaboden erhalten werden, so wird der Querschnitt unterhalb des Unterlides bis zur Schläfe geführt.

— Die Osteotomie erfolgt umfassend im Gesunden mit Sägemesser, Knochenschere und Meißel.
— Zähne im Bereich der Osteotomie werden vorher extrahiert. Schon v. Dieffenbach berichtete, daß Anteile des Oberkiefers bisweilen erhalten werden könnten, wie Augenhöhlenboden, Proc. alveolaris, etc. In anderen Fällen mußte er die „untere Augenhöhlenwand mitaussägen".

Die Blutstillung erfolgte im Bereich des Knochens mit dem Glüheisen, im Bereich der Weichteile mit Unterbindungen. Die Resektionshöhle wurde tamponiert.

Als Vorteile, gegenüber schon damals geübten, anderen Schnittführungen im Bereich der Gesichtsweichteile (L-förmig, U-förmig und vom Mundwinkel ausgehend), führt er an:

— gute Übersicht des Operationsgebietes, bis Schädelbasis und Choanen,
— erleichterte Blutstillung,
— keine Paresen des N. facialis,
— keine Speichelfisteln,
— zarte Narben,
— gutes ästhetisches Ergebnis.

Zurückbleibende Tumorreste reseziert er im gleichen Operationsgang nach.

Bei inoperablen Tumorresten verwendet v. Dieffenbach ein kugelförmiges Glüheisen, desgleichen bei inoperablen Rezidiven.

Nachfolgende Chirurgen und Kiefer-Gesichtschirurgen folgten diesem Prinzip, so auch die österreichische Schule Pichlers, gefolgt von Hofer, Wolf, Trauner, Ullik und vielen anderen. Auch Pichler und seine Schule haben von Beginn an getrachtet, erhaltbare Teile des Oberkiefers (z. B. Orbitaboden) zu belassen.

Es war aber auch verständlich, daß man bei den Risken dieser operativen Eingriffe eine rasch durchführbare, standardisierte Methode, heute als „klassische Oberkieferresektion" bezeichnet, suchte.

Sie bestand in der Abtragung des Oberkiefers (mit Orbitaboden und hartem Gaumen) in toto, wobei damit in einer Reihe von Fällen die umfassende, radikale Tumorentfernung relativ rasch ermöglicht wurde.

Der Nachteil bestand darin, daß nicht selten auch erhaltbare Strukturen mitentfernt wurden, wie z. B. der Orbitaboden bei Tumoren der Infrastruktur oder umgekehrt die Gaumenplatte und Alveolarfortsatz bei Tumoren der Meso- und Suprastruktur (siehe Abb. 2).

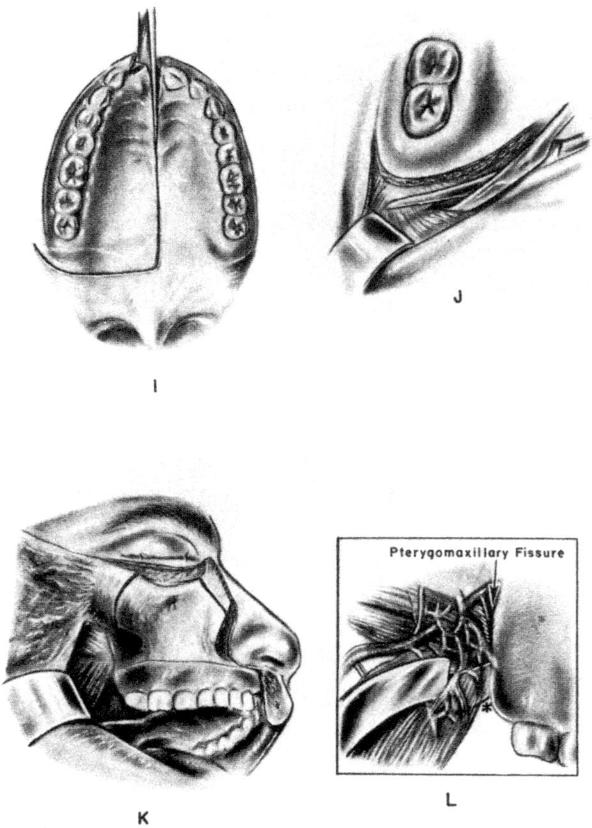

Abb. 2. Darstellung der „klassischen Oberkieferresektion". (Aus: Rankow, R. M.: Surgery of the Face, Mouth, and Neck. 1968)

Doch auch schon vor der Jahrhundertwende wurde versucht, ohne äußere Hautschnitte, transorale, partielle Oberkieferresektionen durchzuführen, wie z. B. 1893 beim amerikanischen Präsidenten Grover Cleveland (McCarty und Million, 1984, siehe Abb. 3).

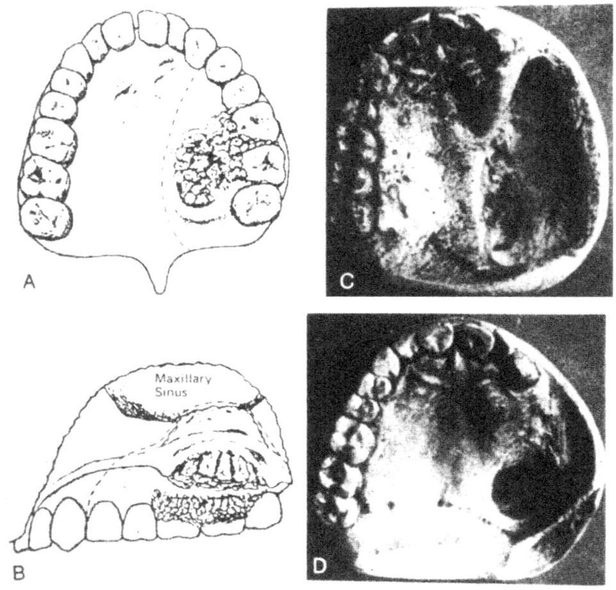

Abb. 3. Darstellung eines Karzinoms des Alveolarfortsatzes und harten Gaumens in der Molarenregion, auf die Kieferhöhle übergreifend, des amerikanischen Präsidenten Grover Cleveland (1893), welches transoral reseziert wurde. (Nach: McCarty, O. J., Million, R. R., 1984)

In diesem Sinne wurde ab der Jahrhundertwende, beginnend mit Sebileau, besonders von HNO-Chirurgen der transorale Zugang nach Caldwell-Luc und Denker forciert.

In neuerer Zeit haben Cassan, Bonanno und Converse (1974) diesen Zugang erweitert mit Hilfe der „Midfacial Degloving Incision" (Abb. 4).

Aus heutiger Sicht sind diese Methoden auf Tumoren der unteren Etage zu beschränken, soferne eine optimale Übersicht gewährleistet ist. Auch die frühere Indikation zur Exploration der Tumorausdehnung wurde durch die Antroskopie und die Computertomographie verdrängt.

Einen grundsätzlichen Wandel in der therapeutischen Strategie brachte die Holmgrensche Methode (1928). Dies weniger wegen des transoralen und transpalatinalen Zuganges zu den Nebenhöhlentumoren, sondern dadurch, daß Holmgren grundsätzlich der Elektrochirurgie bei der Entfernung von Oberkiefertumoren den Vorzug gab und die Malignome vom „Kern zur Schale" elektrochirurgisch entfernte und die Knochenteile mit Stanzen abtrug. Diese massive Tumorverko-

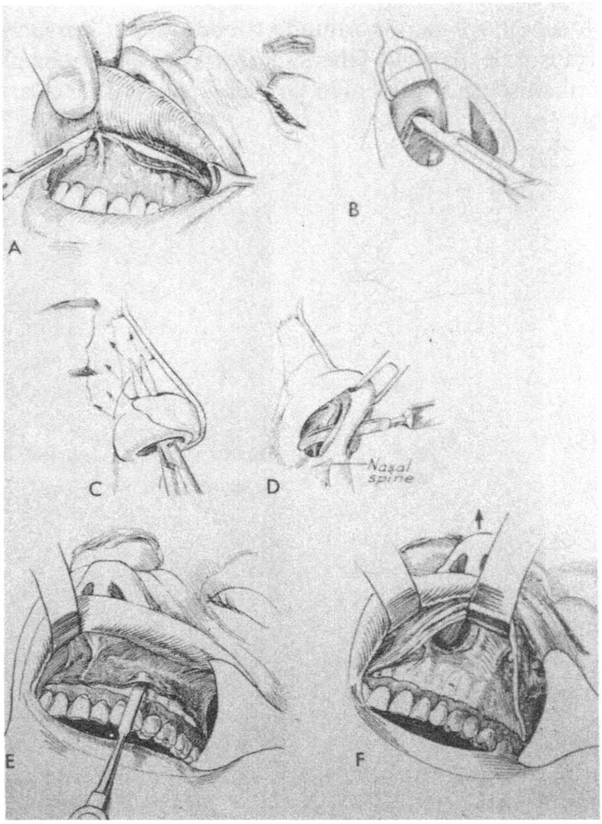

Abb. 4. Darstellung der „Midfacial Degloving Technic". (Nach: Casson, P. R., Bonnano, P. C., Converse, J. M., 1974)

chung hatte ihre Grenzen in sensiblen Bereichen wie der Orbita, der Schädelbasis und der Carotis interna.

Weitere Nachteile, neben der schwierigen intraoperativen Beurteilung der Tumorgrenzen, waren Nachblutungen, die lange Nachbehandlung verbunden mit der Abstoßung fötider, nekrotischer Massen, die äußere Entstellung durch Narbenbildung, sowie Knochennekrosen, Fistelbildungen, Sequestrierungen etc.

Zange (1950) hingegen bevorzugte wieder den äußeren Zugang und entfernte ausgedehnte Tumoren (vom Kern zur Schale) — aber auch Tumorreste nach primär chirurgischer Entfernung — schrittweise elektrochirurgisch in dem Bestreben, erhaltbare Strukturen möglichst zu schonen.

In neuerer Zeit streben nun auch HNO-Chirurgen (Wustrow, 1965; Naumann, 1974) wiederum — so wie Allgemeinchirurgen und Kiefer-Gesichtschirurgen seit eh und je — primär die umfassende Entfernung dieser Tumoren im Gesunden an und beschränken den Einsatz der Elektrochirurgie auf die Verkochung inoperabler Tumorreste und die Blutstillung.

Somit scheint das Holmgrensche Prinzip der Tumorverkochung weitgehend, endgültig verlassen zu sein.

Derzeitiges operatives Vorgehen

Mit der zunehmenden Exaktheit der präoperativen Bestimmung der Lokalisation und Ausdehnung der Tumoren wurde es möglich, das Ausmaß der Resektion im Bereich des Oberkiefers gezielter zu planen. Einen wesentlichen Fortschritt brachte die Röntgen-Tomographie, womit die Tumorausdehnung indirekt anhand des Ausmaßes der Knochendestruktion besser dargestellt werden konnte.

Der Nachteil der fehlenden, exakten Darstellung der Grenzen des Weichteiltumors konnte mit Hilfe der Computertomographie weitgehend eliminiert werden. Über die verbesserte präoperative Diagnostik hinaus, ermöglichte erst die Weiterentwicklung der perioperativen Medizin, des Blutersatzes, die endotracheale Narkose, Antibiotika etc. die umfassende, im Gesunden durchzuführende Tumorresektion *so radikal wie notwendig, so schonend wie möglich und ohne Zeitdruck durchzuführen,* wodurch die klassische Oberkieferresektion heute nur mehr bei entsprechender Tumorlokalisation und Ausdehnung indiziert ist. Heute stehen drei operative Vorgangsweisen zur Verfügung:

1. Transoral.
2. Am Wege fazialer Eröffnungsschnitte.
3. Neurochirurgische Zugänge zur vorderen und mittleren Schädelgrube.

Ad 1. Transoraler Zugang

Dieser Zugang bleibt — wie schon erwähnt — auf wenig ausgedehnte Karzinome des Alveolarfortsatzes und harten Gaumens beschränkt. Sollte sich intra operationem ergeben, daß die präoperative Beurteilung der Tumorausdehnung unterschätzt wurde, darf man nicht zögern, mit äußeren Eröffnungsschnitten die notwendige Übersicht herzustellen. Es muß daher der Patient vor der Operation diesbezüglich entsprechend aufgeklärt werden.

Ad 2. Faziale Zugänge

Zahlreiche Eröffnungsschnitte wurden für spezielle Lokalisationen und Ausdehnungen des Primärtumors im Gesichtsbereich angegeben. Darauf aufbauend verwenden wir derzeit Abschnitte bewährter und bekannter Schnittführungen (siehe Abb. 5) bei folgender Grundkonzeption:

- Durchtrennung der Oberlippe aus kosmetischen Gründen nicht median, sondern paramedian entlang der Philtrumkante (Schuchardt). Zur Vermeidung einer eingezogenen Lippenrotnarbe wird im Bereich des Lippenrotes beim Verschluß eine Z-Plastik durchgeführt.
- Fortsetzung entlang der Oberlippenbasis, den Nasenflügel umkreisend und paranasal aufsteigend (Dieffenbach-Weber).
- Bei Bedarf Fortsetzung nach oben und supraorbital in die Augenbraue reichend, zur Darstellung der Siebbeinzellen (Moure, 1902).
- Oder median in der Stirnhaut aufsteigend und gegebenenfalls nach lateral verlängert (S-Schnitt nach Zange, 1950) zur Darstellung der Stirnhöhle.
- Laterale Inzision:

Im Gegensatz zu Dieffenbach-Weber (Hautschnitt infraorbital) führt Zange (1950) den lateralen Schnitt subciliar im Bereich des Unterlides. Diese Schnittführung wurde von Zöllner (1956) modifiziert, indem er den M. orbicularis im Bereich

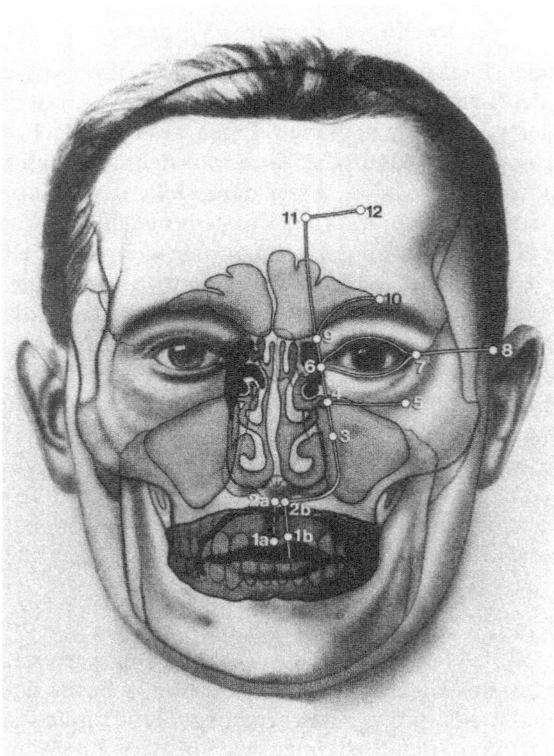

Abb. 5. Derzeitiges Grundkonzept für äußere Eröffnungsschnitte im Bereich des Mittelgesichtes, wobei deren Ausmaß jeweils abhängt von Lokalisation und Ausdehnung des Primärtumors. Darin sind folgende publizierte und bewährte Schnittführungen enthalten: Dieffenbach-Weber (*1 a, 2 a, 3, 4, 5*); heute erfolgt die Schnittführung entlang der Philtrumkante (*1 b, 2 b*, Schuchardt); Moure (*3, 4, 6, 9, 10*); Zange (*1 a, 2 a, 3, 4, 6, 7*); Zange — Erweiterung nach frontal (*6, 9, 11, 12*), siehe Text; Mündnich — Erweiterung nach lateral (*6, 7*); Küster — Subciliarschnitt an beiden Lidern bei Exenteratio orbitae

der Tränenwege beläßt. Das Ausmaß der Schnittführung ist vom jeweiligen Tumorsitz abhängig. Abweichungen von diesem bewährten Grundkonzept ergeben sich besonders dann, wenn der zu erwartende Weichteilverschluß über einen Knochendefekt zu liegen käme. Es empfiehlt sich in derartigen Fällen, den Eröffnungsschnitt so zu verlegen (gegebenenfalls z. B. auf den Nasenrücken), daß der Verschluß der Weichteilwunde über einer festen Unterlage erfolgen kann.

Die Abtrennung der Weichteile erfolgt scharf (Skalpell, Schere, Raspatorium). Die dem Ausmaß der umfassenden Tumorentfernung entsprechenden Knochenschnitte werden heute mit oszillierenden Sägen, Bohrern und Meißeln durchgeführt.

Verbleiben nach der umfassenden Exstirpation Tumorreste, so werden diese chirurgisch unter intraoperativen Gefrierschnittkontrollen entfernt. Der Einsatz der Elektrochirurgie beschränkt sich auf Blutstillung bzw. der oberflächlichen

Verkochung von inoperablen Tumorresten (Region der A. carotis communis, Schädelbasis).

Wenig ausgedehnte Wundflächen werden der spontanen Epithelisierung überlassen. Ausgedehntere, insbesonders im Bereich der Wange, der Kaumuskulatur und retromaxillär, werden mit frei transplantierten Hautlappen (Pichler, 1931) abgedeckt. Wir verwenden dazu unbehaarte Spalthautlappen vom Oberschenkel, Bauch oder Oberarm.

Zur Problematik der prothetischen Versorgung bei Gaumendefekten sei auf die einschlägige Literatur verwiesen (Pichler, 1931; Hofer, 1953; Ullik, 1957).

Bei intakter Gaumenplatte muß für eine ausreichende und übersichtliche Nachkontrolle vorgesorgt werden. Sei es mit Hilfe eines ausgedehnten Fensters zur Nasenhaupthöhle (Endoskopie) oder bei Wangendefekten durch indirekte Inspektion.

Mit dem gezielten Anlegen einer breiten Verbindung zwischen Mundhöhle und Kieferhöhle (Lehnhardt, 1968) haben wir keine eigene Erfahrung.

Ad 3. Neurochirurgischer Zugang

Bei präoperativem Verdacht auf Mitbeteiligung der Schädelbasis ist ein Konzilium mit dem Neurochirurgen unbedingt notwendig, um folgende Fragen abzuklären:

— Ist eine umfassende, radikale Tumorentfernung unter Einbeziehung der Schädelbasis und/oder der Dura technisch möglich?
— Ist ein ein- oder zweizeitiges Vorgehen extra- und intrakraniell sinnvoll?
— Mitwirkung bei der Tumorentfernung, soferne unerwartet die Schädelbasis und die Dura mitbetroffen ist.

Erfahrungsgemäß hat sich jedoch gezeigt, daß die Prognose hinsichtlich eines Tumorrezidivs bei Befall der Schädelbasis äußerst schlecht ist.

Obgleich heute die postoperativen Komplikationen einer Meningitis oder eines basalen Hirnabszesses unter antibiotischer Abschirmung seltener sind, sind wir bei Befall der Schädelbasis, insbesonders im Bereich der mittleren Schädelgrube (großer Keilbeinflügel), mit der operativen Indikation eher zurückhaltend.

Tumorwachstum in die Umgebung der Kieferhöhle

Auch bei eingehender, präoperativer Diagnostik (Computertomographie) kann es schwer fallen, im Bereich der Siebbeinzellen und der Keilbeinhöhle zu differenzieren zwischen Sekretstauung und Tumorbefall. Aber auch Fehleinschätzungen der Tumorausdehnung im Bereich der Orbita, der Schädelbasis (vordere und mittlere Schädelgrube), oder retromaxillär (Flügelgaumengrube, infratemporal) sind gelegentlich möglich.

1. Mitbeteiligung der Orbita

Nicht immer kann vor dem Eingriff eindeutig vorhergesagt werden, ob eine Exenteration des Orbitainhaltes notwendig werden wird. Vom Patienten ist ein entsprechendes Einverständnis einzuholen.

Indikation der Exenteratio orbitae:

— Tumorinfiltration der knöchernen Orbitawände und/oder der Periorbita (auch bei funktionstüchtigem Auge).
— Verdacht auf Tumoreinbruch in die hinteren Anteile der Orbita im Sinne der umfassenden, übersichtlichen Tumorentfernung.

Kontraindikation

Ist von der Exenteration das einzige, sehtüchtige Auge betroffen, so hat man im Einzelfall nach Abwägung aller Umstände zu entscheiden, den Tumor z. B. im Bereich des Orbitafettes abzusetzen. Diese „knapp radikale" Tumorabsetzung verschlechtert erfahrungsgemäß die Prognose.

Operationstechnisch ergeben sich zwei Varianten:

1. Die anzustrebende Exenteration im Block mit dem Tumor.
2. Die isolierte Exenteration ergibt an sich eine bessere Übersicht bei der Knochenschnittführung im Bereich der Orbita. Dieses Vorgehen durchbricht jedoch das gewichtigere Prinzip der Radikalität (umschriebene Resektion im Gesunden ohne Eröffnung bzw. Zerteilung des Malignoms).

Die Darstellung der Orbita erfolgte mit Hilfe des

— Subciliarschnittes im Ober- und Unterlid (nach Küster, 1890), wobei — abhängig vom Tumorsitz — die Lidhaut zur Deckung des Orbitadefektes verwendet werden kann.
— Gelegentlich kann es sich anbieten, den Konjunktivalsack zu erhalten. Unserer Meinung nach ergeben sich dabei keine wesentlichen Vorteile, weil bei den meist älteren Patienten — soferne sie rezidivfrei bleiben — aufwendige plastische Rekonstruktionen wegen des höheren Alters kaum zumutbar erscheinen. Darüber hinaus ist das kosmetische Ergebnis — auch nach Augmentation der Orbita und Einbringen einer Augenprothese — meist nicht befriedigend, so daß in diesen Fällen eine epithetische Versorgung vorzuziehen ist. Für die rasche Epithelisierung der Orbitahöhle ist es von Vorteil, wenn Anteile des Periostes (Periorbita) erhalten werden können.

Absinken des Bulbus oculi nach Resektion des knöchernen Orbitabodens:

— Bei Defekten im Bereich des Mundhöhlendaches wird mit Hilfe der Resektionsprothese das Absinken des Bulbus, sowie das Einsinken der Wangenweichteile verhindert. Darüber hinaus wird damit die Abdichtung der Mundhöhle zur Nasenhöhle ermöglicht.
— Rehrmann (1952) verhindert das Absinken des Bulbus mit Drahtnähten und Kunststoffplättchen (letztere können auch isoliert eingebracht werden).
— Wustrow (1965) berichtet über erfolgreiche Raffung der kaudalen Periorbita mit transversalen Nähten.

Bei Verlust der Periorbita (selten, da bei Tumorinfiltration der Periorbita die Exenteratio indiziert ist) kann diese erfolgreich durch Spalthaut ersetzt werden. Die narbige Schrumpfung hebt nach etwa zwei Monaten den Bulbus wiederum an.

2. *Flügelgaumengrube*

Fehleinschätzungen der Tumorausdehnung waren in dieser Region relativ häufig, gelegentlich auch heute noch trotz Anwendung der Computertomographie.

Früher galt ein Malignom als nicht operabel, soferne im Röntgen-Tomogramm der Proc. pterydoideus destruiert war, da erfahrungsgemäß die Weichteilinfiltration der Fossa pterygopalatina viel weiter nach dorsal reichte.

Bei nur palliativ operablen Tumoren ist daher unserer Meinung nach die

Verstümmelung des Patienten nicht vertretbar. Als Therapie der Wahl verbleiben Strahlentherapie und Chemotherapie.

Ähnliche Überlegungen gelten bei Kieferhöhlenmalignomen, soferne eine Mitbeteiligung des Epipharynx oder der Infratemporalregion besteht.

Für den übersichtlichen, operativen Zugang zur Flügelgaumengrube und der Infratemporalregion hat Mündnich (1953) angegeben, den Subciliarschnitt nach lateral zu erweitern, sowie die laterale Orbitawand und das Os zygomaticum abzutragen. Wustrow (1965) berichtet über die temporäre Resektion des Os zygomaticum.

3. Mitbeteiligung des Unterkiefers

Betroffen wird in jenen Fällen, wo sich der Tumor in Richtung Unterkiefer ausbreitet, häufig die enorale Kieferwinkelregion („Angulus internus" nach Pichler) und der aufsteigende Unterkieferast. Knochenresektionen entsprechenden Ausmaßes bis zur Kontinuitätsresektion und Exartikulation können aus therapeutischen Gründen oder zur Herstellung einer genügenden Übersicht im Bereich der Flügelgaumengrube notwendig werden.

Bewegungseinschränkungen des Unterkiefers — auch bei Abdeckung der Wundfläche mit Spalthautlappen — sind nicht vermeidbar.

4. Wangenregion

Bleibt bei der umfassenden Tumorentfernung lediglich die Wangenhaut erhalten, so soll man sich aus folgenden Gründen nicht scheuen, primär einen durchgehenden Wangendefekt in Kauf nehmen:

- Erfahrungsgemäß kommt es auch bei Abdeckung des Wangendefektes mit Spalthaut zu narbigen Kontraktionen (Mundöffnungshemmung, Schrumpfungen und Einbeziehungen der Wangenregion).
- Bei Erhaltung des Mundhöhlendaches (Gaumen und Alveolarfortsatz) wird eine exakte Rezidivkontrolle mit Hilfe des Wangendefektes ermöglicht.
- Die sekundäre, plastische Defektdeckung (nach mindestens 1 bis 1,5 Jahren Rezidivfreiheit und interimistischer epithetischer Abdeckung) brachte wesentlich bessere funktionelle und ästhetische Ergebnisse.

Rezidive

Soferne möglich, sollten Rezidive chirurgisch angegangen werden. Heilungen, auch nach mehrfachen Rezidivoperationen, werden beobachtet und in der Literatur berichtet.

Unserer Erfahrung nach ist das Auftreten eines Rezidives nach einem vorher rezidivfreien Intervall jedoch meist ein Signum mali ominis.

Definition der Radikalität der Tumorentfernung (DÖSAK)

1. Radikaloperation: das Malignom wurde umfassend im Gesunden entfernt (Mindestabstand vom Tumorrand 1 cm, intraoperative Gefrierschnittkontrollen und histologische Kontrolle des Operationspräparates).

2. Unradikale Operation:
— Absetzung weniger als 1 cm im Gesunden.
— Entfernung von zurückgebliebenen Tumorresten, auch wenn dies 1 cm im Gesunden möglich war.
— Zerteilung des Tumors.

3. Palliativ-Operation: Tumorreste, unabhängig von deren Ausmaß, mußten zurückgelassen werden.

Therapie der regionären Lymphknotenmetastasen

Tastbare Lymphknoten am Hals werden in 25% der Fälle — meist submandibulär — beobachtet. Bei Verdacht auf N-Metastasen erfolgt die Biopsie mit intraoperativer Gefrierschnittbeurteilung. Bei positivem Befund wird sogleich die Neck dissection durchgeführt.

Probleme bietet die Diagnose retropharyngealer N-Metastasen.

Derzeitige onkologische Nachbehandlung nach unserer Auffassung

1. Nach radikaler Operation: intensive, klinisch-röntgenologische Nachkontrolle im 1. Jahr monatlich, im 2. Jahr alle zwei Monate und im 3. Jahr alle drei Monate (DÖSAK).

2. Unradikale oder palliative Operation:
— Kurative Chemotherapie, soferne aus interner Sicht möglich (derzeit *Bitter*-Schema: Bleomycin, Methotrexate, Vincristin).
— Nachfolgend Strahlentherapie in Zusammenarbeit mit dem Strahlentherapeuten. Wesentlich dabei sind exakte Hinweise auf „suspekte“ Areale.

Perioperative Mortalität (siehe Tab. 3)

Früher häufige Ursachen der perioperativen Mortalität wie massiver Blutverlust, Sekundärinfektionen (insbesonders Meningen und Cerebrum), Aspiration und Aspirationspneumonie, sind dank der Intubation, der perioperativen Intensivmedizin, den heutigen Möglichkeiten des Blutersatzes und des Einsatzes von Antibioticis, weitgehend eliminierbar, was zu einer deutlichen Senkung der perioperativen Mortalität führte.

Prognose (siehe Tab. 3 und 4)

Kollektive Prognosen sprechen von Fünf-Jahres-Heilungen zwischen 30 und 35%. Frühere, statistische Berechnungen sind meist nicht miteinander vergleichbar.

Neuere, biostatistisch gesicherte, prognostische Aussagen — nicht nur kollektiv, sondern auch individuell — gestattet der „therapieabhängige Prognoseindex“ des DÖSAK (Platz, Fries und Hudec, 1983). Als prognostisch relevant erweisen sich folgende *präoperative Sachverhalte:*
— Größe des Primärtumors,
— Infiltrationstiefe des Tumors,
— Intensität des Lymphknotenbefalles,
— Fernmetastasen,
— Alter.

Tabelle 3. *Fünf-Jahres-Heilungen und postoperative Mortalität (Zusammenfassung einiger Literaturangaben)*

Ergebnisse	„Fünf-Jahres-Heilungen“	Postoperative Mortalität
Holmgren (1925)	17,3% (drei Jahre)	14—37,5% (Literatur-zusammen-fassung)
Pichler (1916—1931) Trauner (1930—1940)	20,8% 37,0%	18,0%
Trauner (1946—1957)	46,0%	10,0%
Zange und Scholtz (Kieferhöhle) (1931—1955)	35,0% (Behandelte)	8,4% (Menning)
Fries (DÖSAK)	32,06%	—
Spiessl (1968)	33,0% (St. I + II) 18,0% (St. III)	4,0%

Tabelle 4. *Fries (1968)*

Mundhöhlendach, Oberkiefer	Ü		†	Gesamt	%
T_1 (0—2 cm)	10 (64)		11 (14)	21	11,41
T_2 (2—3 cm)	32 (49)		33 (16)	65	35,33
T_3 (3—4 cm)	17 (55)		51 (12)	68	36,96
T_4 (< 4 cm)	3 (11)	→	27 (8)	30	16,30
	62 (51)		122 (13)	184	100,00

Ü = überlebend kontrolliert (Durchschnittswert in Monaten), † = verstorben (Durchschnittszeit in Monaten).

Zusätzliche, prognostisch relevante *therapeutische Faktoren:*

— Art der Therapie (Radikaloperation zeigt gesichert die besten Ergebnisse),

— Therapieerfolg („Evidence“ oder „no evidence“ of disease) am Ende der Erstbehandlung.

Demnach ergibt sich die günstigste Prognose (TPI E 1) mit einer geschätzten Fünf-Jahres-Überlebensrate von 79% (siehe Abb. 6*a*):

T < 4 cm

— Infiltration < 0,5 cm,

— nicht tastbare oder bewegliche negative oder positive N,

— keine Fernmetastasen,

— Alter 50—70 a und

— Radikaloperation, sowie

— „no evidence of disease“ am Ende der Erstbehandlung.

Prognostic-index for patients with the following characteristics

Tumor size:	> 0–4 cm
Tumor infiltration:	> 0–0.5 cm
Lymph nodes:	Non palpable or clinical negative or clinical positive, movable
Distant metastases:	no
Age:	> 0–50 years

0 factors with increased risk

No evidence of disease

Treatment-group: A

Prognostic-index: —1.44
No. of patients: 34 (3.6%)

Estimated survival rates
1-year survival-rate = 0.93
2-year survival-rate = 0.86
3-year survival-rate = 0.83
4-year survival-rate = 0.81
5-year survival-rate = 0.79

Estimated median-survival-time
17 years, 4 months

Treatment-group: B

Prognostic-index: —0.80
No. of patients: 3 (0.3%)

Estimated survival rates
1-year survival-rate = 0.86
2-year survival-rate = 0.76
3-year survival-rate = 0.70
4-year survival-rate = 0.66
5-year survival-rate = 0.64

Estimated median-survival-time
9 years, 10 months

Evidence of disease

Treatment-group: A

Prognostic-index: —0.64
No. of patients: 0 (0.0%)

Estimated survival rates
1-year survival-rate = 0.84
2-year survival-rate = 0.72
3-year survival-rate = 0.65
4-year survival-rate = 0.62
5-year survival-rate = 0.59

Estimated median-survival-time
7 years, 6 months

Treatment-group: B

Prognostic-index: 0.00
No. of patients: 0 (0.0%)

Estimated survival rates
1-year survival-rate = 0.72
2-year survival-rate = 0.54
3-year survival-rate = 0.45
4-year survival-rate = 0.40
5-year survival-rate = 0.36

Estimated median-survival-time
2 years, 5 months

Abb. 6 a. Geschätzte Prognose nach dem therapieabhängigen Prognoseindex. Günstigste Prognose (TPI-E 1), siehe Text

Demgegenüber die schlechteste Prognose mit repräsentativer Fallzahl (DÖSAK TPI E 38) mit Fünf-Jahres-Überlebensrate von 4% (siehe Abb. 6 *b*):

T > 4 cm
— Infiltration > 0,5 cm,
— nicht tastbare oder bewegliche negative oder positive N,
— keine Fernmetastasen,
— Alter 50—70 a und
— nicht radikale Operation, sowie
— „Evidence of disease" am Ende der Erstbehandlung.

Prognostic-index for patients with the following characteristics

Tumor size:	> 4 cm
Tumor infiltration:	> 0.5 cm
Lymph nodes:	Non palpable or clinical negative or clinical positive, movable
Distant metastases:	no
Age:	> 50–70 years

3 factors with increased risk

No evidence of disease

Treatment-group: A

Prognostic-index: —0.26
No. of patients: 24 (2.6%)

Estimated survival rates
1-year survival-rate = 0.78
2-year survival-rate = 0.62
3-year survival-rate = 0.54
4-year survival-rate = 0.50
5-year survival-rate = 0.46

Estimated median-survival-time
4 years, 0 months

Treatment-group: B

Prognostic-index: 0.37
No. of patients: 20 (2.1%)

Estimated survival rates
1-year survival-rate = 0.62
2-year survival-rate = 0.41
3-year survival-rate = 0.31
4-year survival-rate = 0.27
5-year survival-rate = 0.23

Estimated median-survival-time
1 year, 6 months

Evidence of disease

Treatment-group: A

Prognostic-index: 0.54
No. of patients: 0 (0.0%)

Estimated survival rates
1-year survival-rate = 0.57
2-year survival-rate = 0.35
3-year survival-rate = 0.25
4-year survival-rate = 0.21
5-year survival-rate = 0.18

Estimated median-survival-time
1 year, 3 months

Treatment-group: B

Prognostic-index: 1.18
No. of patients: 17 (1.8%)

Estimated survival rates
1-year survival-rate = 0.35
2-year survival-rate = 0.14
3-year survival-rate = 0.07
4-year survival-rate = 0.05
5-year survival-rate = 0.04

Estimated median-survival-time
0 years, 9 months

Abb. 6 b. Ungünstige Prognose mit repräsentativer Fallzahl (TPI-E 38), siehe Text

Literatur

Bitter, K.: Relations between histology, TNM-category and results of treatment with methotrexate-bleomycin-combination in squamous cell carcinomas of the oral cavity. J. max.-fac. Surg. *1*, 113 (1973).

Casson, P. R., Bonanno, P. C., Converse, J. M.: The midface degloving procedure. Plast. Reconstr. Surg. *53*, 102 (1974).

Converse, J. M.: Reconstructive Plastic Surgery, 2. Aufl., Bd. 5: Tumors of the Head and Neck, Skin Tumors. Philadelphia-London-Toronto: Saunders. 1977.

Fleischer, K.: Diskussionsbemerkung. Wiss. Zeitschr. Karl-Marx-Univ. Leipzig, mathemat.-naturwiss. Reihe *9*, 318 (1959/1960).

Fries, R.: Zur Frage der Abhängigkeit der Prognose von der Lokalisation des Primärtumors bei Karzinomen des Viscerocraniums. Österr. Z. Stomat. *65*, 202 (1968).

Fries, R., Platz, H., R. Wagner et al.: Karzinome der Mundhöhle. Zur Frage der Abhängigkeit der Prognose von der Lokalisation (Etagen und Bezirke) des Primärtumors. Dtsch. Z. Mund-Kiefer-Gesichts-Chir. *1*, 127 (1977).

Hofer, O.: Die vereinfachte Herstellung der zweigeteilten Oberkieferresektionsprothese aus Kunststoff. Dtsch. zahnärztl. Z. *8*, 82 (1953).

Holmgren, G.: Erfahrungen über chirurgische Behandlung von malignen Oberkiefertumoren. Acta oto-laryng. (Stockh.) *7*, 511 (1925).

Holmgren, G.: Die Diathermiebehandlung der bösartigen Tumoren der Nasennebenhöhlentumoren. Acta oto-laryng. (Stockh.), Suppl. 7, 301 (1928).

Hommerich, K. W.: In: Hals-Nasen-Ohrenheilkunde (Berendes, J., Link, R., Zöllner, F., Hrsg.), Bd. 1, S. 461 ff. Stuttgart: G. Thieme. 1964.

Küster, E.: Die Deckung der Augenhöhle nach Ausräumung derselben. Zbl. Chir. *2*, 25 (1890).

Lehnhardt, E.: Zur Chirurgie der Nasennebenhöhlen-Karzinome. In: Fortschritte der Kiefer-Gesichts-Chirurgie (Schuchardt, K., Hrsg.), Bd. 13, S. 45—49. Stuttgart: G. Thieme. 1968.

McCarty, O. J., Million, R. R.: In: Management of Head and Neck Cancer (Million, R. R., Cassisi, Hrsg.), S. 12. Philadelphia: Lippincott. 1984.

Moure, P.: Zitiert bei Hommerich.

Mündnich, K.: Diagn. u. therapeut. Technik. Eine Oberkieferresektionsprothese. HNO *54*, 222 (1953).

Naumann, H. H.: Kopf- und Hals-Chirurgie, Bd. 2: Gesicht und Gesichtsschädel, Teil 1. Stuttgart: G. Thieme. 1974.

Öhngren, L. G.: Malignant tumours of the maxilloethmoidal region. Acta oto-laryng. (Stockh.) Suppl. 19, 1 (1933).

Pichler, H.: Zur Behandlung bösartiger Oberkiefergeschwülste. Langenbecks Arch. klin. Chir. *167*, 769 (1931).

Pichler, H., Trauner, R.: Mund- und Kieferchirurgie. Wien: Urban und Schwarzenberg. 1948.

Platz, H., Fries, R., Hudec, M.: Retrospektive DÖSAK-Studie über Karzinome der Mundhöhle. Therapieabhängiger Prognoseindex TPI. Dtsch. Z. Mund-Kiefer-Gesichts-Chir. *7*, 287 (1983).

Rehrmann, A.: Zur Operationstechnik ausgedehnter Kiefertumoren. Dtsch. Zahn-, Mund- und Kieferheilk. *16*, 259 (1952).

Rehrmann, A.: Resektionen an den Kiefern. In: Chirurgische Operationslehre, Bd. 2 (Bier, A., Braun, H., Kümmel, H., Hrsg.). Leipzig: Barth. 1954.

Schuchardt, K.: Zitiert bei Spiessl.

Sebileau, P.: Les formes cliniques du carcinoma du sinus maxillaire. Ann. Mal. Oreil. Larynx *32*, 517 (1906).

Spiessl, B.: Die Chirurgie des Oberkieferkarzinoms. In: Fortschritte der Kiefer- und Gesichts-Chirurgie, Bd. 13, S. 50. Stuttgart: G. Thieme. 1968.

Trauner, R.: Die Behandlung der malignen Tumoren des Oberkiefers. In: Fortschritte der Kiefer- und Gesichts-Chirurgie, Bd. 3, S. 153. Stuttgart: G. Thieme. 1957.

Ullik, R.: Über ein abgekürztes technisches Verfahren bei der Herstellung von Oberkieferresektionsprothesen. In: Fortschritte der Kiefer- und Gesichts-Chirurgie, Bd. 3, S. 165. Stuttgart: G. Thieme. 1957.

Wustrow, F.: Die Tumoren des Gesichtsschädels. München-Berlin: Urban und Schwarzenberg. 1965.

Zange, J.: Die Operationen im Bereich der Nase und ihrer Nebenhöhlen: Eingriffe bei Geschwülsten der Nase und ihrer Nebenhöhlen. In: Ophthalmologische Operationslehre. Leipzig: G. Thieme. 1950.

Zange, J., Scholtz, H. J.: 25 Jahre Behandlung bösartiger Geschwülste der Nase und Nebenhöhlen in Jena und ihr Ergebnis. Z. Laryng. Rhinol. *42*, 613 (1963).

Zöllner, F.: Der Lidrandschnitt nach Zange. Acta oto-laryng. (Stockh.) *46*, 463 (1956).

Anschrift des Verfassers: Prof. Dr. R. Fries, Abteilung für Mund-, Kiefer- und Gesichtschirurgie, Allgemeines öffentliches Krankenhaus der Stadt Linz, Krankenhausstraße 9, A-4020 Linz.

Die Behandlung von großen Tumoren im Bereich der Kieferhöhle

U. Joos[1], *W. Mann*[2] und *A. Gilsbach*[3]

[1] Universitätsklinik für Zahn-, Mund- und Kieferheilkunde, Freiburg i. Br.
(Vorstand: Prof. Dr. W. Schilli)
[2] Universitäts-Hals-, Nasen- und Ohrenklinik, Freiburg i. Br.
(Vorstand: Prof. Dr. C. Beck)
[3] Neurochirurgische Universitätsklinik, Freiburg i. Br.
(Vorstand: Prof. Dr. W. Seeger)
Bundesrepublik Deutschland

Mit 4 Abbildungen

Zusammenfassung

Durch Zusammenarbeit von Kieferchirurgen, Hals-Nasen-Ohrenärzten und Neurochirurgen konnte ein übersichtlicher Zugangsweg in den retromaxillären Raum entwickelt werden. Dadurch wird eine radikale Tumorchirurgie in dieser Region möglich. Die Zwei-Jahres-Überlebensrate konnte bei 26 Patienten auf 85% gegenüber der in der Literatur angegebenen Zahl von unter 50% gesteigert werden.

Summary

Management of Large Maxillary Sinus Tumors. In a joint effort maxillofacial, ENT and neurosurgeons developed an approach to the retromaxillary space which provides sufficient scope for radical surgery of tumors localizing in this region. In 26 patients the 2-year-survival rate was increased to 85% versus 50% reported in the literature.

Schlüsselwörter: Zugang zu retromaxillären Tumoren, Schädelbasis.
Keywords: Tumor approach in retromaxillary space, skull base.

Einleitung

Die große Gefahr maligner Tumoren in der Kieferhöhle besteht darin, daß sie sich ohne wesentliche Symptomatik in den vorhandenen Hohlraum hineinentwickeln und bei der Diagnosestellung bereits ein fortgeschrittenes Tumorstadium besteht. So fand Schwab (1973) in 75% der von ihm untersuchten Patienten ein Tumorstadium T_3 oder T_4 und in 24% ein Stadium T_2. Nach der Klassifizierung von Sisson und Mitarbeiter (1963) ist jedoch bereits im Stadium T_2 mit einer Infiltration in den umgebenden Knochen zu rechnen. Die klassische Therapie dieser kleineren Tumoren ist eine Radikaloperation der Kieferhöhle mit Oberkieferteilresektion entweder von intraoral oder durch einen extraoralen Zugang nach Dieffenbach,

Weber, Zange (Sisson und Becker, 1981). Im Anschluß an die Operation erfolgte eine postoperative Strahlentherapie.

Bei den großen Kieferhöhlentumoren im Stadium T_3 und T_4 ist davon auszugehen, daß sie bereits in den retromaxillären Raum durchgebrochen sind und sich hier sowohl nach kranial wie kaudal ausgebreitet haben. Eine Operation erschien häufig äußerst problematisch und es wurde in über 40% der Tumoren ausschließlich eine Strahlentherapie durchgeführt (Müller und Mitarbeiter, 1978).

Durch die Zusammenarbeit von Kieferchirurgen, Hals-Nasen-Ohrenärzten und Neurochirurgen wurde es an der Freiburger Klinik möglich, auch derartig große Tumoren möglichst radikal zu operieren. Es handelte sich dabei ausschließlich um Tumoren des Stadiums T_4 meist um Rezidivoperationen. Nach entsprechender präoperativer Diagnostik, die sowohl die übliche Röntgendiagnostik sowie Computertomogramm, Angiographie und Szintigraphie beinhaltet, wurden solche Tumoren in einer gemeinschaftlichen Operation dieser drei Nachbardisziplinen angegangen. Mit diesem Team haben wir in den letzten drei Jahren 26 Tumoren der Kieferhöhle, die in den retromaxillären Raum und teilweise nach intrakraniell durchgebrochen waren, operiert.

Operationstechnik

Als Operationsweg wählten wir einen modifizierten lateralen Zugang nach Fisch (1979) (Abb. 1). Die Schnittführung wurde dabei präaurikulär von der Temporalregion abwärts in die mittlere Halsfalte gewählt, von hier nach medial verlängert und das Kinn umschneidend durch die Unterlippe nach intraoral. Mußte aufgrund der Tumorlokalisation mit einer Infiltration in den aufsteigenden Unterkieferast gerechnet werden, wurde dieser mit entfernt. Die intraorale Schnittführung wurde dann im Vestibulum oris bis zum Trigonom retromolare und übergreifend auf den Oberkiefer verlängert. Diese Schnittführung erlaubt es, die Weichteile vom Hals nach oben und vorne zu klappen und ermöglicht einen völlig freien Zugang in den retromaxillären Raum (Abb. 2).

Kann der aufsteigende Unterkieferast bei der Operation erhalten werden, wird die intraorale Schnittführung modifiziert. Sie wird nicht vestibulär am Unterkiefer, sondern lingual durchgeführt. Nach temporärer Durchtrennung des Unterkiefers im aufsteigenden Ast und im horizontalen Unterkieferast kann der Unterkiefer dann gestielt an dem Weichteillappen nach oben geklappt werden und am Ende der Operation mit Osteosyntheseplatten wieder stabilisiert werden. Nach der Präparation der Weichteile wird als wichtige Struktur der Nervus facialis am Foramen stylomastoideum aufgesucht und dargestellt. Gleichzeitig wird eine konservative Parotidektomie durchgeführt. Um eine größere Bewegungsfreiheit des Nervus facialis zu erreichen, wird dieser aus dem Mastoid und dem Felsenbein freigelegt. Im weiteren Verlauf wird am Hals die Arteria carotis communis, insbesondere die Arteria carotis interna, aufgesucht. Diese dient dann als Leitschiene, an der entlang nach oben bis an das Foramen caroticum präpariert wird. Dabei wird sorgfältig auf den Nervus hypoglossus geachtet, der ebenfalls geschont wird. Nach dieser Darstellung und Sicherung der Arteria carotis interna, wird der Tumor aus dem retromaxillären Raum und an der Schädelbasis unter dem Mikroskop abgetragen. Dabei werden die Trigeminusäste V 2 und V 3, unter Umständen bis an das Ganglion Gasseri entfernt. Hat der Tumor bereits die knöcherne Schädelbasis

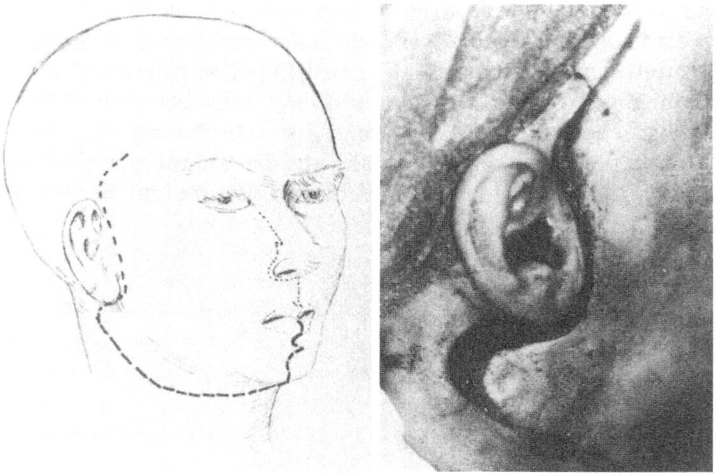

Abb. 1. Modifizierter lateraler Zugang nach Fisch (1979)

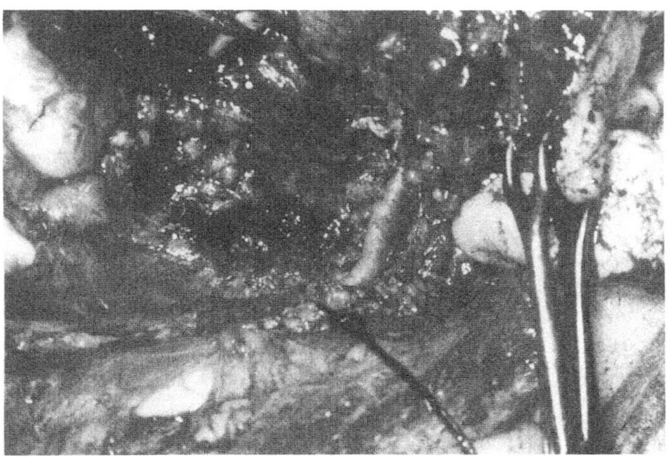

Abb. 2. Freiliegender retromax. Raum mit OK (linke Bildseite), Carotis interna und Schädelbasis

durchbrochen, wird diese ebenfalls abgetragen und der Tumor von der Dura mater unter dem Mikroskop abpräpariert. Hierbei sollte die Dura in der Regel geschlossen bleiben.

Macht die Tumorausdehnung eine Resektion des Oberkiefers oder der Orbita notwendig, kann diese problemlos vom lateralen Zugang aus durchgeführt werden. Wenn immer möglich versuchen wir, bei diesen Patienten jedoch den Bulbus zu erhalten und präparieren den Tumor unter dem Mikroskop von dem periorbitalen Fettgewebe ab. Stellt es sich im präoperativen Angiogramm heraus, daß die Arteria carotis interna von dem Tumor infiltriert wurde, wird entweder ein Carotis-interna-Bypaß durch die Gefäßchirurgen angebracht, oder nach vorhergehender Prüfung durch einen temporären Ballonverschluß unter EEG-Kontrolle die Carotis interna abgesetzt (Kimmelmann und Grossmann, 1983), falls bei dem Ballonversuch keinerlei Ausfallzeichen aufgetreten waren. Zur Abstützung des freiliegenden Gehirns wird dann der Musculus temporalis aus der Temporalregion gelöst und nach medial unter die Schädelbasis eingeschlagen. Ist die knöcherne Orbita mit

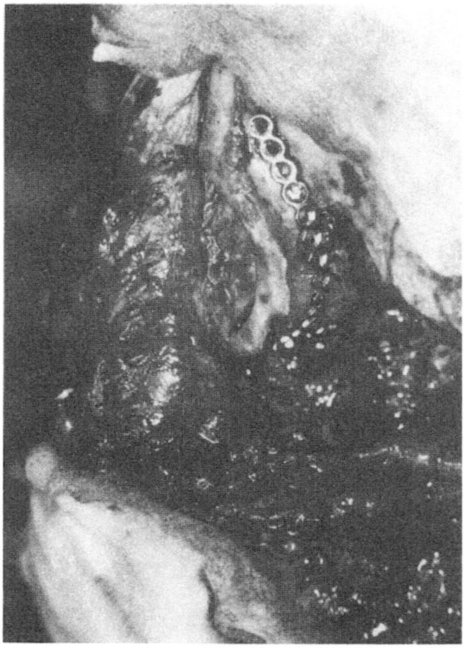

Abb. 3. Abstützung des Bulbus mit Mini-AO-Platte nach Resektion der lateralen und kaudalen Orbitawand

entfernt worden, wird der Bulbus durch zwei Miniplatten im dorsalen und ventralen Bereich gehalten und zusätzlich durch eine lyophilisierte Dura gestützt (Abb. 3). Anschließend erfolgt ein schichtweiser Wundverschluß, wobei immer versucht wird, die Mundhöhle zu verschließen. Falls sich dies nicht ermöglichen läßt, wird der Wundraum in klassischer Weise austamponiert.

Diskussion

Nach diesem operativen Vorgehen wurden im Freiburger Klinikum seit 1982 26 Patienten durch eine Teamarbeit von Kieferchirurgen, Hals-Nasen-Ohrenärzten und Neurochirurgen gemeinsam operiert. Es zeigt sich dabei, daß es ohne Risiko möglich ist, die wichtigen Strukturen, wie Nervus facialis, Carotis interna, Nervus hypoglossus und Nervus vagus zu erhalten, falls keine Tumorinfiltration in diesen

Strukturen besteht. Auch das Risiko der Carotis-Blutung kann durch die gute Übersicht nahezu ausgeschlossen werden. Während der Operation werden dann an den Stellen, wo unter Umständen eine radikale Tumorentfernung nicht möglich war, Metallklips eingesetzt, um dem Radiotherapeuten die Einstellung zur Bestrahlung zu erleichtern. Es ist erstaunlich, daß trotz des großen operativen Eingriffes, die Beschwerden der Patienten postoperativ relativ gering sind. Der auftretenden Einschränkung der Mundöffnung kann durch eine frühzeitige aktive Bewegungstherapie mit einem funktionellen Gerät (Jeckel und Mitarbeiter, 1985) entgegengewirkt werden. Die Schluckfunktion ist bei den Patienten erstaunlich wenig gestört und ermöglicht ihnen bereits nach primärer Wundheilung eine nahezu normale Nahrungsaufnahme. Die Entfernung der Nerven V 2 und V 3 wurde von den Patienten bisher problemlos toleriert (Abb. 4).

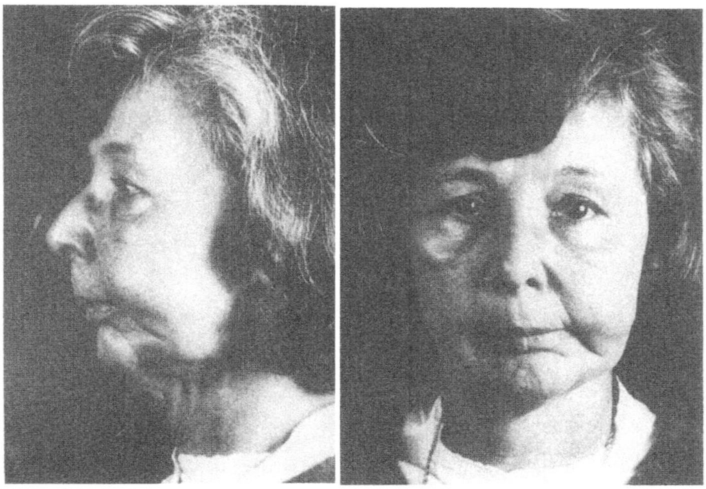

Abb. 4. Zustand zwei Jahre postoperativ

Die Zwei-Jahres-Überlebensrate nach T_3- und T_4-Tumoren im Bereich der Kieferhöhle und dem retromaxillären Raum liegen nach Müller und Mitarbeiter (1978) zwischen 42 und 53%. In unserem Krankengut sind bis jetzt von 26 Patienten 4 im ersten postoperativen Jahr verstorben. Die Zwei-Jahres-Überlebensrate bei dieser relativ geringen Fallzahl beträgt im Moment 85%. Es scheint, daß mit der von uns vorgeschlagenen radikalen Tumorausräumung und nachfolgender Radiatio auch bei T_3- und T_4-Tumoren in dieser kritischen Region die Prognose für die Patienten wesentlich verbessert werden kann. Wir glauben, daß durch die Weiterentwicklung der Operationstechnik von Fisch (1979) auch diese bisher nahezu inoperablen Tumoren im retromaxillären Raum zu therapieren sind. Eine abschließende Beurteilung der angegebenen radikalen Tumorchirurgie im retromaxillären Raum kann jedoch erst in einigen Jahren gegeben werden, wenn größere Fallzahlen zur Verfügung stehen.

Literatur

Fisch, U.: Infratemporal fossa approach to lesions in the temporal bone and base of the skull. Arch. Otolaryngol. (Chicago) *105*, 99 (1979).

Jeckel, N., Göz, G., Joos, U., Rakosi, Th.: Kontinuierlich-dynamische Kieferdehnung. Eine Methode zur Überwindung der traumatisch eingeschränkten Mundöffnung. Dtsch. Z. Mund-, Kiefer-, Gesichtschir. *9*, 269 (1985).

Kimmelmann, Ch. P., Grossman, R.: Treatment with ballon-catheter operation. In: Infratemporal cortid aneurysma as a complication of chronic otitis media. Otolaryng. Head Neck *91*, 306—308 (1983).

Müller, R.-P., Castrup, W., Baumeister, S., Burkhardtsmaier, G.: Therapieergebnisse bei Tumoren der Nasenhaupt- und -nebenhöhlen unter besonderer Berücksichtigung von Tumorklassifikationen. Z. Laryng. Rhinol. *57*, 464—471 (1978).

Schwab, W.: Aktuelle Bemerkungen zur Anwendung des TNM-Systems im Kopf-Hals-Bereich. Laryng. Rhinol. *54*, 44 (1975).

Sisson, G. A., Johnson, N. E., Amiri, C. S.: Cancer of the maxillary sinus, clinical classification and management. Ann. Otol. *72*, 1050 (1963).

Sisson, G. A., Becker, S. P.: Cancer of the nasal cavity and paranasal sinuses. In: Cancer of the Head and Neck (Suen, J. Y., Myers, E. N., Hrsg.), Kap. 12, S. 242—279. New York: Churchill Livingstone. 1981.

Anschrift der Verfasser: Prof. Dr. U. Joos, Universitätsklinik für Zahn-, Mund- und Kieferheilkunde, Hugstetterstraße 55, D-7800 Freiburg i. Br., Bundesrepublik Deutschland.

Funktionelle Verbesserungen bei Kloßprothesen

J. Hachleitner und *Helene Matras*
Abteilung für Kiefer- und Gesichtschirurgie
(Vorstand: Prof. Dr. Helene Matras)
der Landeskrankenanstalten Salzburg

Mit 5 Abbildungen

Zusammenfassung

Kloßprothesen zur Versorgung von Resektionshöhlen nach Oberkieferresektion müssen hohen funktionellen Anforderungen gerecht werden. Versuche, verformbare Obturatoren zu verwenden, scheiterten bisher daran, daß sich Prothesenkunststoff (Methacrylat) und Obturatorkunststoff (Silikon) nicht dauerhaft miteinander verbinden ließen.

Seit 1984 ist es uns mit Hilfe unserer Techniker möglich, eine solche Verbindung über ein sogenanntes „O-Ring-System" mechanisch fest und flüssigkeitsdicht zu gestalten. Diese neuen Kloßprothesen sind zudem mit einem Ventil versehen, über das der Patient Luft in diesem Hohlraum einbringen und aus ihm wieder ablassen kann. Verglichen mit konventionellen Kloßprothesen lassen sich mit unserem neuen System die Abdichtung zwischen Mund- und Nasenhöhle, die Handhabung, der Prothesenhalt und in der Folge die Sprache und Nahrungsaufnahme entscheidend verbessern.

Summary

Functional Improvements of Obturator Prostheses. Obturator prostheses for the closure of post-maxillectomy defects have to meet high functional requirements. Past attempts at using pliable obturators were unsuccessful because methacrylate and silicon failed to bind tightly.

In 1984 we succeeded in designing a mechanically tight and leakage-proof interface in cooperation with our technicians. The new obturator prostheses feature an O ring system which ensures tightness. In addition, they are equipped with a valve through which patients can inflate and deflate their obturators. Our new system is definitely superior to conventional obturator prostheses: It provides for a tight seal between the oral and nasal cavities; it is easily handled; and it has a better fit so that speech and eating are considerably improved.

Schlüsselwörter: Oberkieferresektion, Kloßprothese, weichbleibender Obturator.
Keywords: Maxillectomy, obturator prostheses, pliable obturator.

Einleitung und Problemstellung

Tumoren des Oberkiefers verlangen oft ausgedehnte Resektionen, die eine breite Verbindung zwischen Mund- und Nasennebenhöhlen schaffen. Folge ist eine erhebliche Funktionseinbuße hinsichtlich Sprache und Nahrungsaufnahme. Zudem fällt die Wange ein, der die tragende Stütze abhanden gekommen ist. All diese Probleme sollen durch die Kloßprothese gelöst werden. Diese Resektionsprothese besteht aus einem zahntragenden Prothesenteil und einem mit diesem trenn- oder untrennbar verbundenen Fortsatz — dem Kloß. Dieser muß die Abdichtung zwischen Mund- und Nasenhöhle und den Halt der Prothese gewährleisten und vom Patienten leicht zu handhaben sein.

Ambroise Paré war nach der uns zur Verfügung stehenden Literatur der erste, der mit künstlichen Mitteln einen Gaumen verschloß (um 1500). Eine Resektionsprothese wurde erstmals von Claude Martin (1878) angegeben (sie war nach einem Leichenkiefer vor der Operation angefertigt worden).

Von Pichler wurde eine zweiteilige Resektionsprothese mit hohlem Obturator entwickelt.

Ullik (1957) gibt ein abgekürztes Verfahren zur Herstellung solcher Prothesen an.

Von Gausch wird eine Verbesserung des Verbindungssystems bei geteilten Resektionsprothesen angegeben (Kegel-Magnetverbindung, 1965). Payne berichtet über einen aufblasbaren Obturator, der — vorgefertigt in drei Größen — nach Art eines Luftballons der eigentlichen Prothese aufsitzt und über ein Ventil aufgeblasen werden kann (1965). Ampil et al. (1967) berichten von einer Prothese mit hohlem Obturator aus weichbleibendem Silikonmaterial. Die Verbindung der beiden Teile, die durch eine Silikonadhäsivsubstanz zustande kommt, ist allerdings mangelhaft.

Toremalm (1973) verwendet Silicon mit einer schaumproduzierenden Komponente und stellt damit einen schwammähnlichen Obturator her. Er führt an, daß es auch bei längerer Tragezeit (fünf Jahre) nicht zu Ulzerationen, Sekundärinfektionen oder Granulationsgewebsentwicklungen in der Defekthöhle kommt.

Bollmann (1973) verwendet eine zweiteilige Defektprothese mit einem Obturator aus weichbleibendem Kunststoff. Die Verbindung der beiden Teile erfolgt über einen hohlen Stempel der Prothese, auf dem der Obturator mit einer entsprechenden Ausnehmung aufsitzt. Der Obturator wird zuerst unter Nutzung seiner Verformbarkeit eingeführt, dann hat der Patient die Prothese an den Obturator anzudocken.

Dejardins (1978) gibt allgemeine Richtlinien zur Herstellung von Kloßprothesen an und empfiehlt, den Kloß medial niedriger als lateral und dorsal niedriger als vental zu gestalten, um einen guten Sekretabfluß zu ermöglichen.

Wollte man alle Zielsetzungen auf einen Nenner bringen, so müßte die ideale Kloßprothese einteilig sein und einen verformbaren Kloß tragen. Versuche in dieser Richtung scheiterten bisher daran, daß sich Silikone und Methacrylate nicht dauerhaft verbinden ließen.

Material und Methodik

Seit einiger Zeit ist es uns mit Hilfe unserer Techniker möglich, eine solche Verbindung über ein sogenanntes „O-Ring-System“ mechanisch fest und flüssigkeitsdicht zu gestalten (Lixl und Marx, 1985). Diese neuen Obturatoren werden aus einem Silikonmaterial (Mollomed®) gefertigt und mit einem Ventil versehen, das der Patient selbst bedient. Damit kann der Kloß beliebig „gestrammt“ d. h. in seinem Volumen variiert werden.

Abdruck- und Bißnahme zur Herstellung dieser Prothesen erfolgen nach den Kriterien der Teil- und Totalprothetik mit dem zusätzlichen Arbeitsgang der

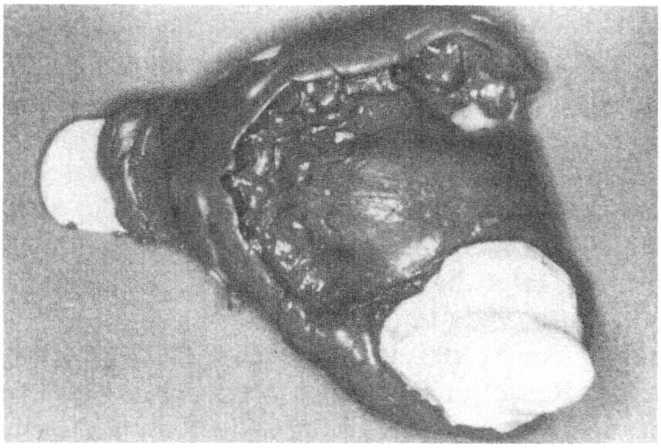

Abb. 1. Der Funktionsabdruck mit aufgesetztem Alginatkloß

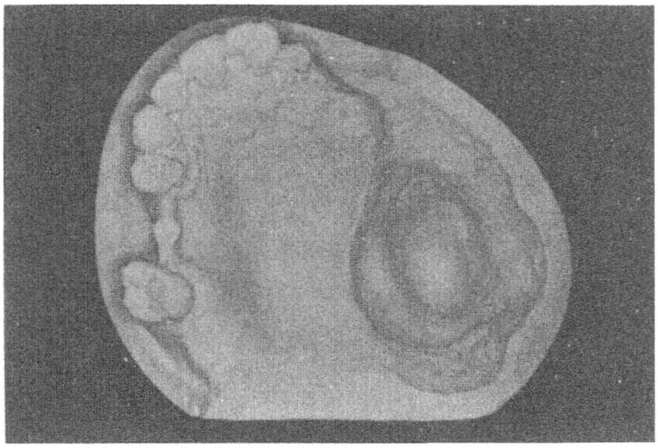

Abb. 2. Das Meistermodell

Abformung der Resektionshöhle. Für die Herstellung eines weichbleibenden Kloßes kommt der genauen Darstellung des Übergangsbereiches von der Mundhöhle zur Resektionshöhle größere Bedeutung zu als einer Wiedergabe der letzteren in allen Details. Die Gestaltung dieses Übergangsbereiches entscheidet später wesentlich über die Lebensqualität des Patienten. Wir haben in Abhängigkeit von der anatomischen Situation verschiedene Abdruckverfahren erprobt. Am besten hat sich bei größeren Resektionshöhlen folgendes Verfahren bewährt:

Erstabdruck des oberen Alveolarfortsatzes und der Gaumenplatte mit Alginat ohne besondere Berücksichtigung der Resektionshöhle zur Herstellung eines individuellen Löffels. Es folgt die Abformung der Resektionshöhle mit dünn angerührtem Alginat, das mit Hilfe einer Spritze in die Höhle eingebracht wird. Der so entstehende Alginatkloß wird herausgenommen und auf die Qualität der Abformung geprüft. An stark unter sich gehenden Abschnitten wird Alginat entfernt, an der oralen Seite werden Kerben eingeschnitten. Der Alginatkloß wird reponiert. Auch die Qualität der Abdichtung und der Sprache lassen sich jetzt schon grob prüfen. Darauf folgt der Funktionsabdruck bei liegendem Alginatkloß mit dem vorbereiteten individuellen Löffel und elastischem Abdruckmaterial. Nach Entfernung des Abdruckmaterials aus der Mundhöhle läßt sich der Alginatkloß mit Hilfe der geschnittenen Kerben einwandfrei auf den Funktionsabdruck aufsetzen, so daß in der Technik ein Gipsmodell (Meistermodell) hergestellt werden kann. Auf diesem Gipsmodell wird die Bißschablone gefertigt, die sich im Bereich der Resektionshöhle und deren Umgebung an nicht resilienten Arealen abstützen muß. In der nächsten Sitzung folgt die Bißnahme.

Die weiteren Schritte im Labor sind wie folgt:

Nach Herstellung des Modells werden nach Rücksprache mit dem Arzt zu entlastende Stellen der Resektionshöhle mit Wachs unterlegt. Diese Situation wird durch Doublieren in einem zweiten Modell festgehalten. Auf dem ersten Modell werden nun die Zähne in Wachs aufgestellt, wobei nur tragende Teile der

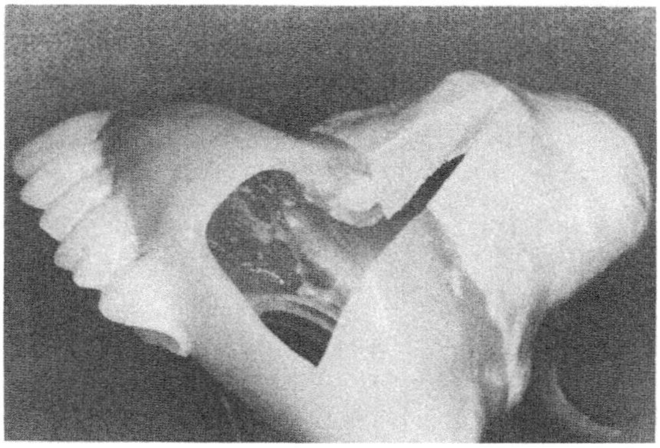

Abb. 3. Die mechanische Verbindung zwischen Prothesenkunststoff und Obturator in Form eines „O-Ring-Systems" am Schnittmodell; an der Gaumenplatte ist die Fassung für das Ventil zu sehen

Resektionshöhle zu berücksichtigen sind. Es folgt die Aufstellungsprobe. Es wird die Grenze zwischen Prothesenkunststoff und weichbleibendem Kloß festgelegt und vorerst die eigentliche Prothese samt Fassung für das Ventil auf dem ersten Gipsmodell fertiggestellt. In ihre kraniale Basis wird ein „O-Ring-Bett" gelegt. Dieses dient dann als mechanische Retention für den weichen Silikonkloß. Nun wird am zweiten Modell die Resektionshöhle 2—3 mm stark mit Wachs ausgekleidet. Die Prothese wird nun auf das zweite Modell aufgesetzt und es wird durch die für das Ventil vorgesehene Öffnung Gips in den Hohlraum gefüllt und das Ganze in eine Küvette eingebettet. Nach dem Ausbrühen des Wachses aus der Resektionshöhle wird der entstandene Hohlraum mit Mollomed® aufgefüllt und gepreßt, wobei Silikon in das „O-Ringbett" fließt. Nach der Polymerisation wird die Prothese mit dem Kloß ausgebettet und der Gips aus dem Hohlraum im Kloß durch die für das Ventil vorgesehene Öffnung entfernt. Jetzt wird das vorgefertigte Ventil eingeschraubt. Es handelt sich um ein Lippenventil, welches leicht gewechselt

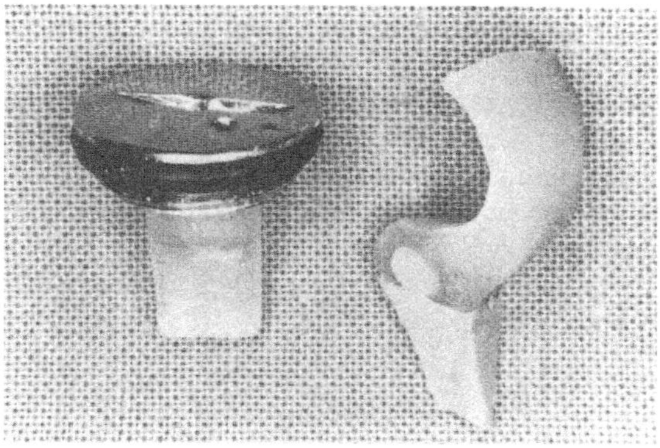

Abb. 4. Links das vorgefertigte Lippenventil, rechts eine Darstellung des „O-Ring-Systems"

werden kann. Es kann auch zur Inspektion und Säuberung des Innenraums des Kloßes herausgeschraubt werden.

Silikone sind in geringem Ausmaß gasdurchlässig. Die regelmäßige Reinigung des Kloßes mit 3% Wasserstoffsuperoxyd erfolgt durch den Patienten und darüber hinaus im Rahmen der Routine-Tumorkontrollen durch den Arzt.

Ergebnisse und Konklusion

Wir haben solche Prothesen für bisher sieben Patienten angefertigt, die zuvor konventionelle Kloßprothesen getragen hatten.

Mit unserem neuen System konnten die von den Patienten beklagten Mängel, nämlich schlechter Prothesenhalt, schwierige Handhabung, Probleme bei Flüssigkeitsaufnahme und Sprechen behoben werden.

Als wesentliche Vorteile nannten sie:

1. Die einfache Handhabung — unter Nutzung der Verformbarkeit des Kloßes — speziell bei eingeschränkter Mundöffnung oder sehr großem Kloß. Die bei

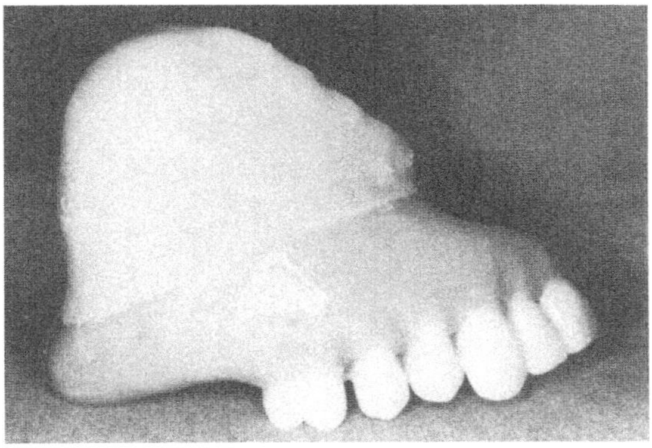

Abb. 5. Die fertige Kloßprothese

konventionellen Kloßprothesen oft notwendigen und mitunter recht schwierigen Andockmanöver entfallen.

2. Die gute Abdichtung zur Nasenhöhle hin. Der verformbare Kloß kann in geringem Ausmaß unter sich gehen und zudem „gestrammt" werden — ein wesentlicher Vorteil gegenüber einem starren Kloß.

3. Aus der Strammbarkeit und dem reduzierten Prothesengewicht resultiert der verbesserte Prothesenhalt.

Wenn nötig, lassen sich mit dem verformbaren Kloß so wie mit konventionellen Kloßprothesen auch Bulbus oder Wange stützen.

Literatur

Ampil, J. P., Ellinger, C. W., Rahn, A. O.: A temporary prosthesis for an edentulous patient following a maxillary resection. J. Pros. Dent. *17*, 88—91 (1967).

Bollmann, F.: Defektprothese mit geteiltem Obturator. Dtsch. zahnärztl. Z. *28*, 824—828 (1973).

Dejardins, R. P.: Obturator prosthesis design for acquired maxillary defects. J. Pros. Dent. *39*, 424—435 (1978).

Gausch, K.: Über Maßnahmen zur Verbesserung des Haltes von Oberkieferresektionsprothesen bei zahnlosem Restkiefer. Österr. Z. Stomatol. *62*, 332—339 (1965).

Martin, C.: zitiert bei Ullik, R.: Fortschritte der Kiefer- und Gesichtschirurgie, Bd. 3, S. 165. Stuttgart: G. Thieme. 1957.

Marx, C., Lixl. G.: Herstellung einer Kloßprothese mit Mollomed-Epithesenmaterial. Öst. Zahnprothetik *30*, 5—7 (1985).

Pare, A.: zitiert bei Dejardins, R. P.: Obturator prosthesis design for acquired maxillary defects. J. Pros. Dent. *39*, 424 (1978).

Payne, A. G. L., Welton, W. G.: Maxillofacial prosthesis. J. Pros. Dent. *15*, 759—763 (1965).

Pichler, H., Trauner, R.: Mund- und Kieferchirurgie. Wien: Urban & Schwarzenberg. 1948.

Toremalm, N. G.: A disposable obturator for maxillary defects. J. Pros. Dent. *29*, 94—96 (1973).

Ullik, R.: Fortschritte der Kiefer- und Gesichtschirurgie, Bd. 3, S. 165—168. Stuttgart: G. Thieme. 1957.

Anschrift der Verfasser: Dr. J. Hachleitner, Abteilung für Kiefer- und Gesichtschirurgie, Landeskrankenanstalten Salzburg, Müllner Hauptstraße 48, A-5020 Salzburg.

Kieferhöhlenbefunde nach Mittelgesichtsfrakturen

H. Porteder und *Elisabeth Rausch*
Universitätsklinik für Kiefer- und Gesichtschirurgie, Wien
(Vorstand: Prof. Dr. S. Wunderer)

Mit 2 Abbildungen

Zusammenfassung

Bei 114 Patienten nach Mittelgesichtsfrakturen mit Beteiligung des Sinus maxillaris wird die Häufigkeit des Auftretens von Kieferhöhlenentzündungen posttraumatisch bzw. postoperativ untersucht. Es wird zwischen weichteilgedeckten und offenen Frakturen der Kieferhöhle unterschieden.

Beim vorliegenden Krankengut waren lediglich bei fünf Patienten (< 5%) mit Sicherheit Entzündungszeichen feststellbar. Wie die Ergebnisse zeigen, scheint unser derzeit angewendetes Therapiekonzept richtig zu sein.

Summary

The Maxillary Sinus After Mid-Face Fractures. 114 patients with mid-face fractures and involvement of the maxillary sinus were examined for posttraumatic and postoperative inflammations. A distinction was made between closed and compound sinus fractures.

In our material only 5 patients (< 5%) were found to show definite signs of inflammation. This appears to support our current management concept.

Schlüsselwörter: Mittelgesichtsfrakturen, Kieferhöhle.
Keywords: Mid-face fractures, sinus maxillaris.

Einleitung

Im Rahmen von Mittelgesichtsfrakturen ist häufig die Kieferhöhle betroffen (Schwenzer, 1975). Abhängig von der Art, Richtung und Stärke der einwirkenden Kraft kommt es zu einem entsprechenden Frakturlinienverlauf an der Kieferhöhlenwand.

Bei Oberkieferfrakturen sind quere Bruchlinien (Le Fort, 1900), senkrechte Bruchlinien vom Infraorbitalrand nach kaudal (Le Fort, 1900) oder schräg verlaufende Bruchlinien zur Apertura piriformis als regelmäßig wiederkehrende Bruchformen zu beobachten (Wassmund, 1956). Auch bei Jochbein- und Orbitafrakturen können die Bruchlinien durch die Wand der Kieferhöhle verlaufen. Bei Verschiebungen der Fragmente kommt es zu einer mechanischen Irritation oder zum Einreißen der zarten Kieferhöhlenschleimhaut und zu einer Blutung in die Kieferhöhle — zu einem Hämatosinus.

Das Ziel dieser Studie war es, unser Krankengut auf posttraumatische bzw. postoperative Entzündungen der Kieferhöhle zu untersuchen.

Material und Methode

Von 1980 bis 1984 untersuchten wir 114 Frakturen im Mittelgesichtsbereich mit Beteiligung der Kieferhöhle. Wir haben die weichteilgedeckte Kieferhöhlenfraktur von der nicht weichteilgedeckten Fraktur mit Eröffnung des Sinus maxillaris nach außen oder zur Mundhöhle unterschieden. Das Alter der Patienten betrug 15—79 Jahre, das Geschlechtsverhältnis, männlich zu weiblich = 71 zu 43. Klinische und röntgenologische Untersuchungen wurden durchgeführt und die erhobenen Befunde dokumentiert. Die mittlere Kontrollzeit betrug 4—8 Wochen.

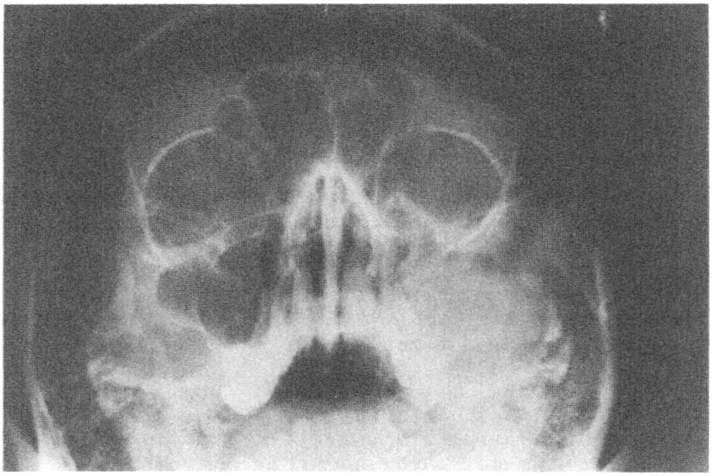

Abb. 1. Offene Mittelgesichtstrümmerfraktur links mit massiver Blutung im Wangen-Kieferhöhlenbereich

Ergebnisse

Röntgenologisch ist bei der dislozierten Fraktur eine Unterbrechung der Konturen der knöchernen Kieferhöhlenbegrenzung erkennbar. Infraorbitale Stufenbildungen mit einer mehr oder weniger deutlichen Beteiligung des Kieferhöhlendaches bzw. Orbitabodens oder Impressionen des Jochbeins in Richtung Kieferhöhle sowie Zertrümmerungen der fazialen Kieferhöhlenwand waren die am häufigsten erhobenen Befunde.

Das klinische Bild war durchwegs durch eine Gesichtsdeformierung betont und nicht selten durch eine Schwellung oder ein Wangenhämatom kompensiert. Eventuelle Krepitation bei der Palpation der Gesichtsweichteile ist Ausdruck eines Hautemphysems, bedingt durch eine Fraktur zumeist der fazialen Kieferhöhlenwand. Bei der Analyse unseres Krankengutes (114 Patienten) fand sich in 8 Fällen eine traumatisch ungedeckte Eröffnung der Kieferhöhle. Bei 106 Patienten handelte es sich um weichteilgedeckte Frakturen ohne Kommunikation des Sinus maxillaris nach außen. Lediglich bei 5 Patienten aus dem gesamten Krankengut konnten Symptome einer Sinusitis maxillaris mit Sicherheit festgestellt werden (< 5%). Darunter war kein Fall mit primär traumatisch eröffneter Kieferhöhle. Alle offenen Kieferhöhlentraumen erhielten eine Abschirmung mit Antibiotika.

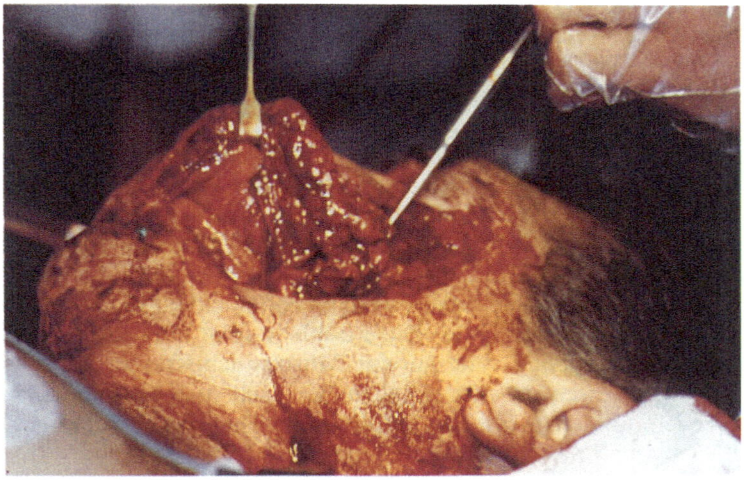

Abb. 2. Offene Mittelgesichtsfraktur

Therapie

Bei schweren Gesichtsschädelverletzungen mit Zertrümmerung und Eröffnung der Kieferhöhle nach außen, ist vor Versorgung der Weichteilwunde, eine Revision in der Tiefe erforderlich. Diese ist bei Verdacht auf Fremdkörper immer angezeigt. Starke Blutungen aus der Kieferhöhle, losgelöste freiliegende Knochensplitter und nekrotische Schleimhautstücke sind ebenfalls ein Anlaß, die Kieferhöhle zu revidieren. Erst dann können die Weichteilverletzungen entsprechend versorgt werden (Reichenbach und Grimm, 1969) und unter Umständen enoral eine plastische Deckung der Kieferhöhle durchgeführt werden. Eine Drainage zur Vorbeugung gegen Sekretstauung sollte nicht durch die offene Wunde, sondern durch den unteren Nasengang erfolgen (Messerklinger, 1966).

Bei der weichteilgedeckten Mittelgesichtsfraktur wird von uns dem Hämatosinus, hinsichtlich therapeutischem Vorgehen, keine wesentliche Bedeutung zugeschrieben (Wassmund, 1956). Bei primär offenen Kieferhöhlenfrakturen ($n = 8$) erfolgte eine präoperative antibiotische Abschirmung mit Binotal® und Na-Penicillin V. Die Therapie wurde postoperativ bis zur Nahtentfernung, im Regelfall nach einer Woche, beibehalten.

Diskussion

Bei einem Krankengut von 114 Patienten mit Mittelgesichtsfrakturen wird die Häufigkeit des Auftretens von posttraumatischen bzw. postoperativen Entzündungen der Kieferhöhle untersucht. Blutungen in die Kieferhöhle können als partielle oder totale Verschattung röntgenologisch ähnlich entzündlichen Veränderungen imponieren. Frakturen im Bereich des Kieferhöhlendaches, welche wegen der angrenzenden Orbita von besonderer Bedeutung sind (Porteder et al., 1985), lassen sich in Zweifelsfällen mittels der Röntgentomographie genau lokalisieren. Man erkennt eine von kranial in die Kieferhöhle ragende Impression. Starke Blutungen aus der Nase oder der traumatisch eröffneten Kieferhöhle können ein Hinweis auf eine Fraktur der dorsalen Kieferhöhlenwand mit Verletzung der Äste aus der Arteria maxillaris sein (Seiffert und Wustrow, 1977).

Die im Widerspruch zu Köhler (1951) stehende Beobachtung zeigt, daß sich in der überwiegenden Mehrzahl der Fälle aus einem Hämatosinus keine Kieferhöhlenentzündung oder ein Empyem entwickelt, daß das derzeit angegebene Therapiekonzept richtig ist und auch weiterhin gegen ein konservatives Vorgehen kein Einwand besteht (Reichenbach und Schaps, 1960; Reichenbach, 1962).

Wir schließen uns der Meinung von Axhausen (1947) an, daß ein Verschluß der von buccal oder oral traumatisch eröffneten Kieferhöhle, nach exakter Revision, rasch anzustreben ist, da es bereits bei kurzzeitig bestehender Mund-Antrum-Fistel zu einer bakteriellen Besiedlung der Kieferhöhle kommt (Denecke, 1953).

Aufgrund der Seltenheit einer an eine Mittelgesichtsfraktur anschließenden Sinusitis maxillaris erscheint uns lediglich bei nach außen offenen Frakturen knöcherner Kieferhöhlenanteile eine antibiotische Therapie notwendig.

Literatur

Axhausen, G.: Allgemeine Chirurgie in der Zahn-, Mund- u. Kieferheilkunde, 3. Aufl. München: Hanser. 1947.
Denecke, H. J.: Die oto-rhinolaryngologischen Operationen, Bd. V, S. 210—222. Berlin-Göttingen-Heidelberg: Springer. 1953.
Köhler, J. A.: Diagnostik und Therapie der Kieferfrakturen. Heidelberg: Hüthig. 1951.
Le Fort: Etude expérimentale sur les fractures de la mâchoire supérieure. Rev. chir. *9* (1900).
Messerklinger, W.: Über die Drainage der menschlichen Nasennebenhöhlen unter normalen und pathologischen Bedingungen. Mschr. Ohrenheilk. *100*, 56 (1966).
Porteder, H., Rausch, E., Steinkogler, F. J., Till, P., Aichmair, H.: Komplikationen nach Orbitabodenfrakturen. Klin. Monatsbl. Augenheilk. *187*, 139—141 (1985).
Reichenbach, E., Schaps, P.: Zur Frage der grundsätzlichen Revision der Kieferhöhle bei Oberkieferfrakturen. Dtsch. Zahn-, Mund- u. Kieferheilk. *33* (1960).
Reichenbach, E.: Die Verletzungen der Kieferhöhle. Dtsch. Zahnärztl. Z. *17*, 789 (1962).
Reichenbach, E., Grimm, G.: Grundzüge der Versorgung von mit Frakturen einhergehenden Weichteilverletzungen des Gesichts. In: Traumatologie im Kiefer-Gesichtsbereich, S. 169—183. München: J. A. Barth. 1969.
Schwenzer, N.: Befunde an der Kieferhöhle nach Mittelgesichtsfrakturen. In: Fortschritte der Kiefer- und Gesichtschirurgie, Bd. 19, S. 167—169. Stuttgart: G. Thieme. 1975.
Seiffert, L. B., Wustrow, F.: Verletzungen im Bereich der Nase, des Mittelgesichts und seiner Nebenhöhlen sowie frontobasale Verletzungen. In: Hals-, Nasen- und Ohrenheilkunde in Praxis und Klinik (Berendes, J., Link, R., Zöllner, F., Hrsg.), Bd. 1, S. 8.1—8.41. Stuttgart: G. Thieme. 1977.
Wassmund, M.: Verletzungen der Weichteile der Nebenhöhlen und der Orbita bei den Brüchen des Gesichtsskelettes. Fortschritte der Kiefer- und Gesichtschirurgie, Bd. 2, S. 62. Stuttgart: G. Thieme. 1956.

Anschrift der Verfasser: Dr. H. Porteder, Universitätsklinik für Kiefer- und Gesichtschirurgie, Alser Straße 4, A-1090 Wien.

Das Verhalten der Kieferhöhle nach Oberkieferosteotomie

Helene Matras und *Ch. Krenkel*
Abteilung für Kiefer- und Gesichtschirurgie
(Vorstand: Prof. Dr. Helene Matras)
der Landeskrankenanstalten Salzburg

Mit 3 Abbildungen

Zusammenfassung

Von Juli 1983 bis Juli 1985 haben wir elf Oberkieferosteotomien — zehn nach Le Fort I und eine nach Le Fort II — bei Fehlstellungen des Oberkiefers durchgeführt. Die Stabilisierung nach Osteotomie erfolgte siebenmal mit Osteosyntheseplatten, dreimal mit Drahtosteosynthesen und intrafazialer Aufhängung, einmal ausschließlich durch Schienung. In drei Fällen wurden Knocheninkongruenzen und breite Defekte mit autologen Beckenkammtransplantaten aufgefüllt. Das Verhalten der Kieferhöhlen wurde postoperativ laufend kontrolliert. In keinem der operierten Fälle traten Entzündungserscheinungen auf, nach wenigen Monaten war am Röntgenbild mit einer Ausnahme wieder eine vollständige Pneumatisation nachweisbar. Endoskopische Untersuchungen zeigten blande Schleimhautverhältnisse und eine unauffällige Überwachsung von Schraubenenden, die ins Kieferhöhlenlumen vorragten; ferner Mulden, Gräben und Knochenvorsprünge, die gleichfalls von unauffälliger Schleimhaut überwachsen waren und auf Stellungsänderungen der Fragmente im Osteotomiebereich zurückgingen. Die Untersuchungen an unserem noch kleinen Krankengut stimmen mit großen Studien aus der Literatur überein.

Summary

The Post-Osteotomy Maxillary Sinus. From July 1983 to July 1985 we performed 11 maxillary osteotomies (10 Le Fort I, 1 Le Fort II) in patients with malposition of the maxilla. The repositioned maxilla was stabilized by bone plates in 7 cases, by intraosseous and intrafacial suspension wires in 3 cases and by intramaxillary fixation of the arch in one case. In 3 patients the bone defects were filled with autologous iliac bone grafts. The maxillary sinus was followed postoperatively by consecutive radiographs. No inflammatory changes were observed and radiographically complete pneumatization was found (with one exception) after a few months. Endoscopy revealed normal antral mucosa and inconspicuous epithelial covering of the screws projecting into the antral cavity. Other findings included crevices, indentations and bony ridges due to the new position of the osteotomized maxilla, also covered by inconspicuous epithelium. The results obtained from our yet small sample are compatible with larger studies from the literature.

Schlüsselwörter: Oberkieferosteotomien, Kieferhöhle, kranial exzentrische Schädelröntgenaufnahme.
Keywords: Osteotomies of the maxilla, maxillary sinus, Water's view.

Einleitung

Oberkieferosteotomien — unter ihnen am häufigsten die nach Le Fort I — werden zur Positionsänderung des zahntragenden Alveolarfortsatzes sowie zur Harmonisierung des Mittelgesichtes durchgeführt und haben stets eine Eröffnung der Kieferhöhlen zur Folge. Größere Verschiebungen und Rotationen von Oberkieferanteilen bei Stellungskorrekturen führen zu klaffenden Defekten im Osteotomiebereich, die mit Knochentransplantaten aufgefüllt werden müssen. Die Stabilisierungen erfolgen mit Drahtcerclagen und intrafazialer Aufhängung oder funktionsstabil mit Osteosyntheseplatten.

Die temporäre, breite Eröffnung der Kieferhöhle und der anschließende Defektverschluß geben Anlaß zu Überlegungen und Kontrolluntersuchungen über das weitere Verhalten der Kieferhöhlen. Bekanntlich ist nach Zertrümmerungen des Oberkiefers und posttraumatischer Reposition, Schienung und/oder Osteosynthese kaum eine entzündliche Komplikation von seiten der Schleimhaut zu beobachten, sehr wohl aber bei einer Eröffnung der Kieferhöhle im Rahmen von oral-chirurgischen Eingriffen wie z. B. Herdsanierungen, wenn nicht peinlichst exakt und sauber gearbeitet und die Kieferhöhle im Anschluß an die Eröffnung wieder operativ verschlossen wird.

Klinische, röntgenologische und endoskopische Untersuchungen nach Oberkieferosteotomien sind Gegenstand der vorliegenden Studie.

Operatives Vorgehen

Entsprechend einer Le-Fort-I-Fraktur osteotomieren wir oberhalb der Wurzelspitzen der Oberkieferzähne und durchtrennen die faziale Kieferhöhlenwand, die latero-dorsale und die mediale Wand der Kieferhöhle. Die knöcherne Verbindung zwischen Tuber maxillae und Prozessus pterygoideus wie zwischen Nasenseptum und Gaumenplatte wird durchgemeißelt. Der zahntragende Oberkieferanteil wird mobilisiert und in die vorgeplante Stellung gebracht.

Bei Spaltträgern und auch nach in Fehlstellung verheilten Oberkieferbrüchen ist die spannungsfreie Positionierung des Oberkiefers in die gewünschte Stellung vielfach durch massiven Narbenzug erschwert und erst nach Durchtrennung der fibrösen Bindegewebszüge möglich. Die Stabilisierung des mobilisierten Oberkiefers führen wir nach Möglichkeit mit Plattenosteosynthesen aus und legen rechts und links in der Region der Crista zygomaticoalveolaris und des Prozessus frontalis maxillae Miniplatten an.

Patientengut

Im Zeitraum von 1. Juli 1983 bis 31. Juli 1985 wurden an elf Patienten Oberkieferosteotomien ausgeführt. Es handelte sich um sieben Männer und vier Frauen im Alter zwischen 16 und 41 Jahren. Die Indikation zur Osteotomie war: in vier Fällen Oberkieferrücklage nach operierter Lippen-Kiefer-Gaumenspalte, in fünf Fällen Rücklage als Unfallsfolge. Eine Patientin hatte eine Gesichtsasymmetrie, eine weitere eine Mittelgesichtsphypoplasie. An zehn Patienten wurde eine Le-Fort-I-Osteotomie mit Oberkiefervorbewegung durchgeführt; die Oberkiefer von Spaltenträgern wurden durch Mobilisierung im Spaltbereich zusätzlich verbreitert.

Ein Patient wurde nach in Fehlstellung fixierter einseitiger Oberkieferfraktur nur einseitig osteotomiert, ein weiterer Patient mit disloziert verheilter Le-Fort-II-Fraktur im Frakturbereich osteotomiert und mobilisiert.

Die Stabilisierung der Oberkiefer erfolgte siebenmal mit Osteosyntheseplatten (Miniplatten) ohne intrafaziale Aufhängung und ohne postoperative intermaxilläre Fixation, dreimal mit Drahtosteosynthesen und intrafazialer Aufhängung sowie intermaxillärer Fixation für vier Wochen. In drei Fällen entstanden durch Rotation des zahntragenden Oberkieferanteiles Knocheninkongruenzen und breite Spalten, die mit autologen Knochentransplantaten vom Beckenkamm aufgefüllt wurden. Bei der oben genannten einseitigen Osteotomie genügte eine Fixation mit Klebeschiene.

Ergebnisse

Alle elf Patienten waren den postoperativen Kontrollen nachgekommen. Es darf festgestellt werden, daß bei allen Patienten die präoperative Planung nach cephalometrischer Vermessung und Modellanalyse zur Wiederherstellung einer Gesichtssymmetrie, eines harmonischen Gesichtsprofils und einer individuell optimalen Verzahnung erreicht wurde. Was das Verhalten der Kieferhöhlen betrifft, trat in keinem Fall postoperativ eine Entzündung auf. Nach Abklingen von Haematomen und Ödemen zeigten die Kieferhöhlen nach wenigen Monaten im Röntgenbild mit einer Ausnahme wieder eine vollständige Pneumatisation (Abb. 1 und 2). Klinisch bestanden nie Beschwerden. Es wurde kein pathologisches Sekret durch die Nase ausgeschieden.

Wir haben die Patienten auch endoskopisch nachuntersucht, und zwar anläßlich der Metallentfernungen, die wir bei Plattenosteosynthesen immer, bei Drahtosteosynthesen gelegentlich durchführen. Dabei ergab sich folgender interessanter Befund (Abb. 3):

Bei den Plattenosteosynthesen waren im Kieferhöhlenlumen keine Schrauben endoskopisch sichtbar. Es fanden sich lediglich an den korrespondierenden Stellen Vorwölbungen, die von blander Schleimhaut überwachsen waren. Die Osteotomiespalten waren teils von Narben ausgefüllt, teils knöchern verheilt.

Entsprechend der Stellungsänderung des zahntragenden Alveolarfortsatzes zum kranialen Oberkieferanteil zeigten sich Mulden, Gräben oder Knochenvorsprünge. Auch diese Regionen waren alle von reizloser Schleimhaut bedeckt. Im Falle der bei einem Patienten am Röntgenbild schlecht belüfteten Kieferhöhle — es handelte sich um eine Le-Fort-I-Osteotomie bei einem Spaltenträger — fand sich endoskopisch an der Schleimhaut kein pathologischer Befund. Bei einer Platte war es zu einer Schraubenlockerung gekommen, wobei die Schraube in Bindegewebe verankert war. Trotzdem war kein Infekt nachweisbar.

Diskussion

Gute klinische und röntgenologische Resultate nach Oberkieferosteotomien und unauffälliges Verhalten der Kieferhöhlen sowohl klinisch wie röntgenologisch und endoskopisch sind das Ergebnis von Nachuntersuchungen an unserem noch kleinen Patientengut. Unsere Erfahrungen stimmen mit den Berichten von Perko (1974), Teuscher und Sailer (1981) sowie von Petzel et al. (1981), Hauenstein et al. (1981) und Hörster (1981) überein. Selbst bei breiter Verbindung zur Nase, gegeben

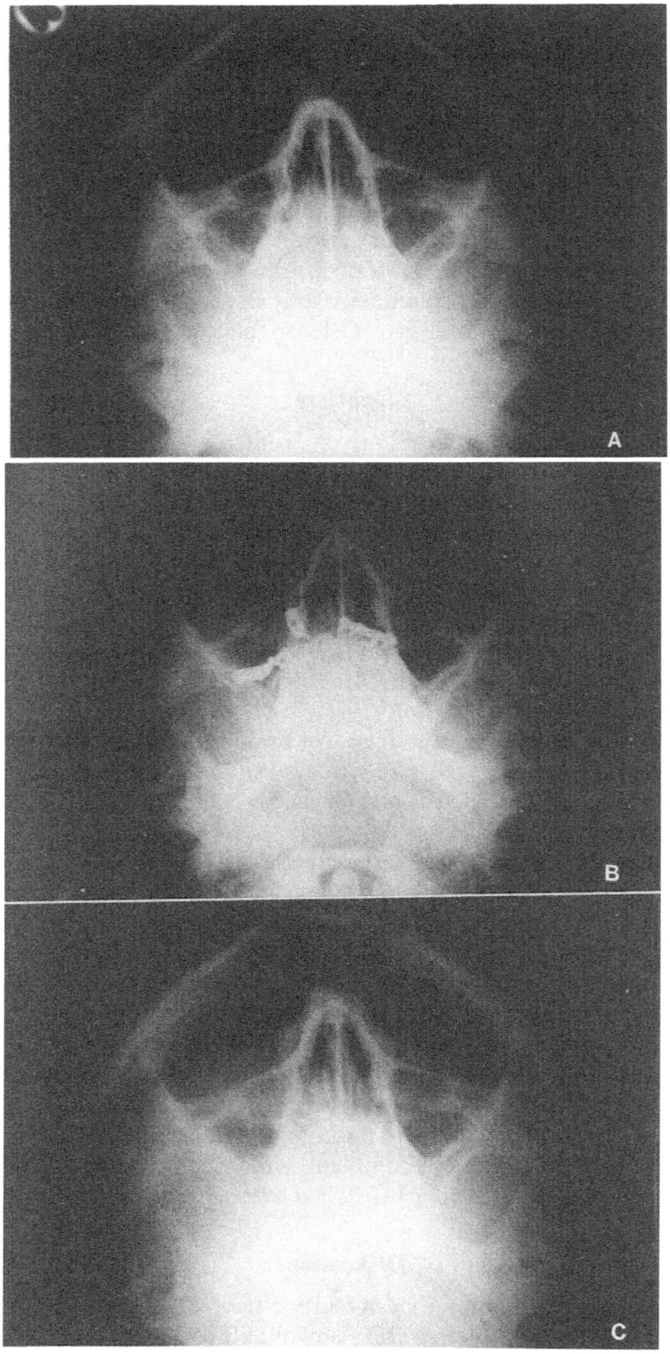

Abb. 1. Pat. Z. V., weiblich, geb. 1959: In Fehlstellung verheilte Oberkieferfraktur. Kranial exzentrische Nebenhöhlen-Darstellungen am Röntgenbild. *a* Vor und *b* eine Woche nach Oberkieferosteotomie nach Le Fort I und Stabilisierung des Oberkiefers in korrigierter Stellung mit Miniplatten. *c* Röntgenaufnahme nach Entplattung, ein halbes Jahr nach Oberkieferosteotomie

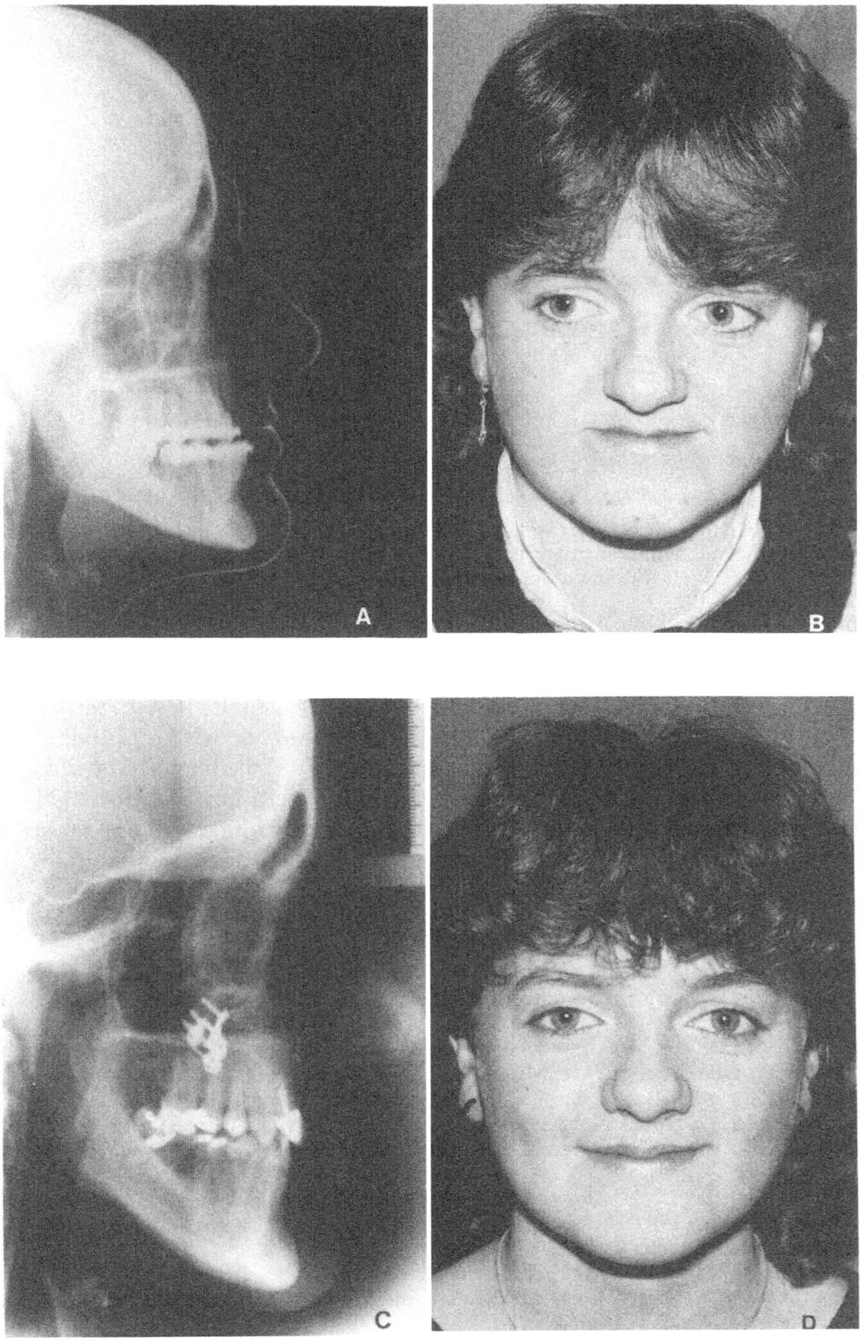

Abb. 2. Pat. A. M., weiblich, geb. 1968, Mittelgesichtshypoplasie. Gesicht und seitliches Fernröntgenbild. *A, B* Vor und *C, D* nach Oberkieferosteotomie Le Fort I und Plattenosteosynthese. Postoperative Pneumatisation deutlich erkennbar

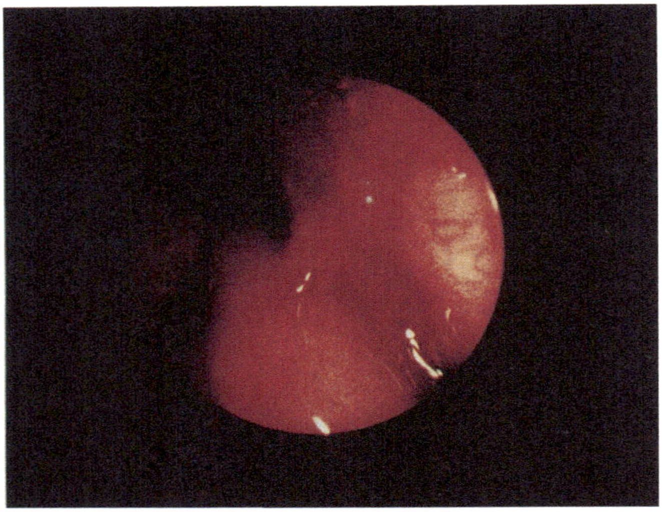

Abb. 3. Pat. L. J., männlich, geb. 1968: Endoskopische Aufnahme: Von blander Schleimhaut überwachsene Knochenvorsprünge und Mulden nach Kieferhöhlenwandosteotomie und Fragmentverschiebung deutlich erkennbar

durch die Osteotomie der medialen Kieferhöhlenwand und Verschiebung der beiden Fragmente zueinander, ist die Kieferhöhlenschleimhaut stets reizfrei und der Patient beschwerdefrei. Die Knochentransplantate, die wir zur Stabilisierung eingebracht haben, zeigten keinen negativen Einfluß auf die blande Abheilung der Kieferhöhlenwände und der Schleimhaut nach der Operation. Die Überwachsung von Osteosynthesematerial wie Schrauben und Drahtschlingen ist ein Beweis für die große Regenerationsfähigkeit dieser Schleimhaut.

Literatur

Hauenstein, H., Pape, H. D., Piel, H. E.: Miniplattenosteosynthese als übungsstabile Fixation bei kieferorthopädischen Eingriffen. In: Fortschritte der Kiefer- und Gesichtschirurgie, Bd. 26, S. 138—142. Stuttgart: G. Thieme. 1981.

Hörster, W.: Rezidive und Komplikationen nach Anwendung von Osteosyntheseplatten in der korrektiven Chirurgie von Mittelgesichtsanomalien. In: Fortschritte der Kiefer- und Gesichtschirurgie, Bd. 26, S. 142—144. Stuttgart: G. Thieme. 1981.

Perko, M.: Das Verhalten der Kieferhöhle nach kieferorthopädischen Operationen. In: Fortschritte der Kiefer- und Gesichtschirurgie, Bd. 18, S. 213—216. Stuttgart: G. Thieme. 1974.

Petzel, J. R., Kreidler, J., Haase, S.: Ergebnisse kombinierter Osteotomien im Ober- und im Unterkiefer. In: Fortschritte der Kiefer- und Gesichtschirurgie, Bd. 26, S. 130—136. Stuttgart: G. Thieme. 1981.

Teuscher, U., Sailer, H. P.: Spätergebnisse nach Vorbringen des Oberkiefers bei Fällen ohne Spaltbildung. In: Fortschritte der Kiefer- und Gesichtschirurgie, Bd. 26, S. 126—127. Stuttgart: G. Thieme. 1981.

Anschrift der Verfasser: Prof. Dr. Helene Matras, Abteilung für Kiefer- und Gesichtschirurgie, Landeskrankenanstalten Salzburg, Müllner Hauptstraße 48, A-5020 Salzburg.

Retention des frakturierten und reponierten Orbitabodens mit neu konzipiertem Kieferhöhlen-„Ballon“

K. Holzner, Ch. Krenkel und *Helene Matras*
Abteilung für Kiefer- und Gesichtschirurgie
(Vorstand: Prof. Dr. Helene Matras)
der Landeskrankenanstalten Salzburg

Mit 4 Abbildungen

Zusammenfassung

Eine evakuierbare Kieferhöhlen-Form aus platinvernetztem Silikon wurde zur Behandlung dislozierter einfacher und multipler Orbitabodenfrakturen entwickelt und klinisch in 26 Fällen erprobt. Ihre charakteristische Form wurde an Hand von anatomischen Studien an mazerierten Schädeln und Leichenkieferhöhlen eruiert. Dieses Verfahren hat sich der Streifentamponade sowie der herkömmlichen Ballontamponade als überlegen erwiesen.

Summary

Retention of Fractured and Repositioned Orbital Floor with a New Sinus Balloon. For the treatment of dislocated single or multiple fractures of the orbital floor a deflatable maxillary sinus model of silicone was designed and clinically tested in 26 cases. Its characteristic shape was based upon anatomic studies of macerated skulls and post-mortem specimens.

This more gentle and controllable approach to orbital floor repositioning was compared to conventional antral packing with gauze and other sinus balloons and found to be superior.

Schlüsselwörter: Orbitabodenfrakturen, Jochbeinfrakturen, Ballontamponade der Kieferhöhle.

Keywords: Orbital floor fractures, zygomatic fractures, sinus ballon.

Einleitung

Ausgedehnte Orbitabodenfrakturen lassen sich in vielen Fällen bei einem ausschließlich transkutanen infraorbitalen Zugang nur schwer reponieren und in reponierter Stellung stabilisieren. In solchen Fällen ist ein zusätzliches transantrales Vorgehen angezeigt. Um den reponierten Orbitaboden von der Kieferhöhle aus in situ zu halten, sind in der Literatur verschiedenste Verfahren angegeben worden (Eschler, 1969; Becker et al., 1966; Machtens, 1970). Eine gebräuchliche Technik ist die Streifentamponade der Kieferhöhle für mindestens drei Wochen (Wassmund,

1939; Kazanjian und Converse, 1959; Reichenbach, 1962; Dingmann, 1964; Aichmair und Fries, 1967; Trauner, 1973; Schroll, 1975). Die Lage des Streifens ist postoperativ nicht mehr korrigierbar. Nach Resorption eines Orbitahämatoms und Ödems kann eine Bulbusfehlstellung in Erscheinung treten, die sich nach Entfernung der Tamponade weiter verstärkt. Werden hingegen aufblasbare Ballons zur Stützung des Orbitabodens angewendet (Shea, 1931; Anthony, 1952; Jackson et al., 1956; Jarabeck, 1959; Franchebois, 1963; Tschopp, 1975), so kann durch Vermehrung oder Verminderung ihres Füllungsvolumens postoperativ die Bulbusstellung geändert werden. Die bisher verwendeten Typen arbeiten mit elastischen Membranen, die durch Druck aufgeblasen werden müssen. Daraus resultiert eine kugelige oder ovaläre Form, die der Anatomie der Kieferhöhle und des Orbitabodens nicht entspricht. Herniationen im Orbitaspitzenbereich werden deshalb nur ungenügend in reponierter Stellung gehalten. Die bei den genannten Methoden entstandenen Probleme veranlaßten uns zur Entwicklung eines neuen „Ballons“, der bereits im entspannten Zustand weitgehend der anatomischen Form der Kieferhöhle entspricht.

Klinische Erfordernisse und anatomische Grundlagen

Folgende funktionelle Forderungen wurden gestellt:

1. Gewebefreundliches Implantationsmaterial (Silikon) *,
2. einfache Technik des Einsetzens und Entfernens,
3. vorgegebene anatomische Paßform,
4. schonende Funktion durch Niederdruck,
5. postoperative Stellungskorrekturmöglichkeit entsprechend dem Augenfunktionsbefund.

Um die anatomische Paßform zu entwickeln, wurde mit Studien an mazerierten Schädeln begonnen. Die danach gefertigten Kieferhöhlen-„Ballone“ berücksichtigen noch nicht alle Charakteristika der Kieferhöhlen-Form und mußten in manchen Fällen mit Überdruck an diese angepaßt werden. Aus diesem Grund wurden an frisch obduzierten Leichen ** 24 Kieferhöhlen fazial eröffnet, nasal gefenstert, mit einem Nasendrain versehen und abgeformt.

Die geometrische Vermessung, die Volumensbestimmung und die Herstellung der Prototypen wurden vom Medizintechniker Georg Lixl (1985) durchgeführt. Diese Prototypen sind rechte und linke evakuierbare Kieferhöhlen-Formen, die in drei verschiedenen Größen gefertigt werden (Abb. 1 a und 1 b). Neben der Seitenspezifität wurden die Charakteristika der gekrümmten Kieferhöhlenwände und deren Winkel zueinander berücksichtigt. Sowohl die durchschnittliche Abgangsstelle des Nasendrains als auch der mittlere Abgangswinkel wurden beachtet. Die Fläche, die dem Orbitaboden anliegt, wurde leicht konkav gestaltet. Dies ermöglicht durch Volumensänderung postoperativ eine Korrektur ohne wesentliche Drucksteigerung.

---

* Für die Beratung in der Kunststofftechnik und die Bereitstellung der Grundstoffe sei der Firma Wacker-Chemie GmbH, Burghausen, herzlichst gedankt.

** Herrn Prof. Dr. Josef Thurner, Vorstand des Pathologischen Institutes der Landeskrankenanstalten Salzburg, sei für die Ermöglichung der Studie vielmals gedankt.

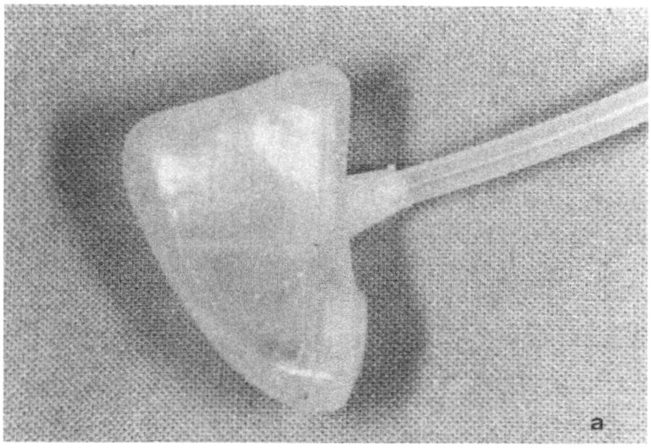

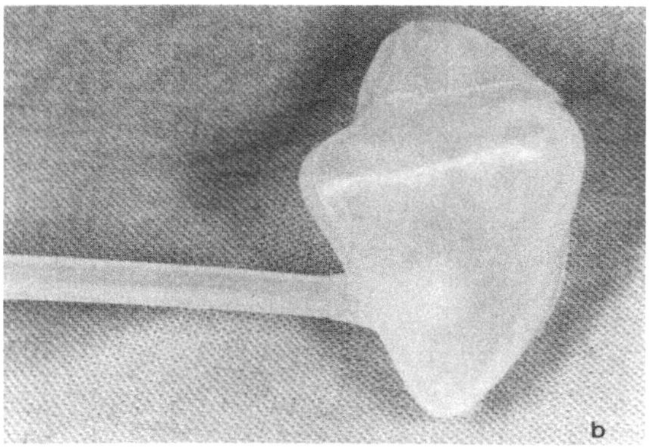

Abb. 1. *a* Linke evakuierbare Kieferhöhlen-Form aus Silikon (mittlere Größe) von oben
b Linke evakuierbare Kieferhöhlen-Form aus Silikon (mittlere Größe) von vorne

Indikation

Die Indikation für die evakuierbare Kieferhöhlen-Form ist gegeben, wenn:

1. reponierte Orbitabodenfragmente nicht stellungsstabil sind;
2. die Kieferhöhlenwandungen massiv zertrümmert sind und eine anatomische Reposition der periostgestielten Kleinfragmente erzielt werden soll. Damit wird die ursprüngliche Pneumatisation der Kieferhöhle ermöglicht;
3. eine Mittelgesichtstrümmerfraktur mit beidseitigen Kieferhöhlenwandfrakturen vorliegt. In einfacher Weise werden hiebei die Knochenlamellen zwischen den Stützpfeilern anatomisch adaptiert und die Sekundärversorgung erleichtert oder überflüssig.

Operative Technik

Nach der offenen Reposition des Orbitabodens über einen transkutanen infraorbitalen Hautschnitt wird der in die Kieferhöhle prolabierte Orbitainhalt soweit als möglich reponiert. Sodann wird die faziale Kieferhöhlenwand von enoral eröffnet. Zum unteren Nasengang wird ein breites Nasenfenster gelegt. Unter Sichtkontrolle auf den Orbitaboden von kranial bzw. das Kieferhöhlendach von kaudal wird die weitere Orbitabodenreposition durchgeführt. Die evakuierbare Kieferhöhlen-Form wird nun durch das faziale Fenster in Position gebracht, das Drain zur Nase durchgezogen und die Kieferhöhlen-Form mit ca. 12—15 ml wäßrigem Röntgenkontrastmittel entfaltet. Je nach Ausprägung des meist vorhandenen Orbitahämatoms bedarf es einer leichten Überkorrektur, um einer Bulbusfehlstellung nach Resorption des Hämatoms vorzubeugen. Danach erfolgt der extra- und enorale

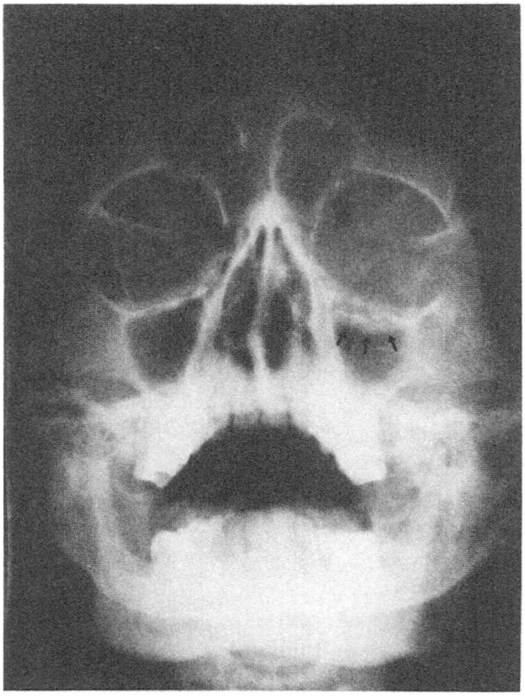

Abb. 2. Kranial exzentrisches Schädelröntgenbild eines 56 Jahre alten Patienten mit typischer Blow-out-Fraktur

Wundverschluß, wobei die Periostnaht über dem fazialen Knochenfenster besonders sorgfältig auszuführen ist. Mittelgesichtsfrakturen sind vor der endgültigen Justierung der Kieferhöhlen-Form zu stabilisieren. Um ophthalmologische Komplikationen frühzeitig zu erkennen, empfiehlt sich eine prä-, intra- und postoperative Zusammenarbeit mit dem Ophthalmologen. Am dritten bis fünften postoperativen Tag stellt dieser die Indikation zu einer eventuell notwendigen Volumenskorrektur der Kieferhöhlen-Form. Eine hochdosierte antibiotische Abschirmung für ca. fünf Tage wird empfohlen. Nach drei Wochen wird die Kieferhöhlen-Form in evakuiertem Zustand durch die Nase ausgezogen (Abb. 2—4).

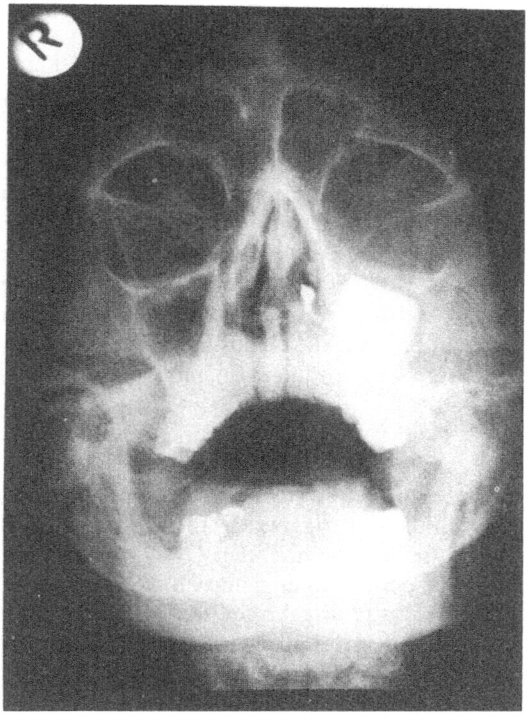

Abb. 3. Zustand nach Orbitabodenrevision und antraler Stützung mit einer evakuierbaren Kieferhöhlen-Form

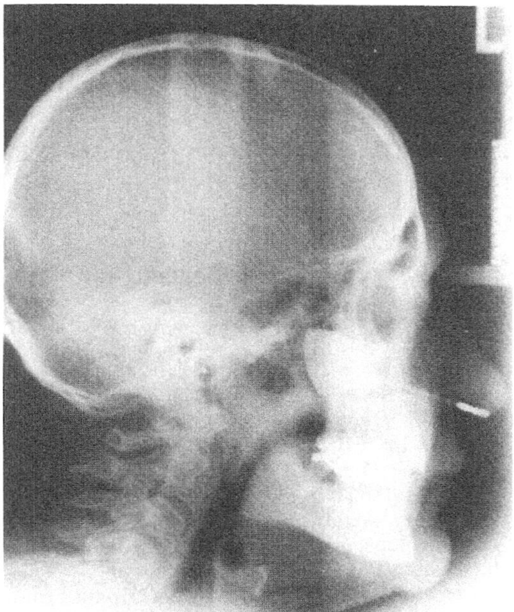

Abb. 4. Am seitlichen Fernröntgenbild ist die exakte Abstützung des Orbitabodens bis in die hintersten Anteile deutlich erkennbar

Ergebnisse

In der Zeit von November 1984 bis August 1985 wurden 26 Orbitabodenfrakturen mit evakuierbaren Kieferhöhlen-Formen behandelt. Bei dem genannten Patientengut handelte es sich um fünf Blow-out-Frakturen, 15 kombinierte Jochbein-Orbitabodenfrakturen, sechs multiple Gesichtsschädelfrakturen. In drei Fällen wurde bei den Nachkontrollen ein Enophthalmus mit einer Herteldifferenz von drei bis vier Millimeter festgestellt. Bei zwei von diesen mußten vom Neurochirurgen auf Grund einer frontobasalen Fraktur im Rahmen der Versorgung Teile der Orbitawände entfernt werden. Dies führte zum Enophthalmus auf Grund einer weiten Orbita. In einem Fall war die Orbitabodenrepositon ungenügend. In keinem der 26 mit evakuierbaren Kieferhöhlen-Formen behandelten Fälle traten postoperativ Doppelbilder auf.

Diskussion

Die evakuierbare Kieferhöhlen-Form unterscheidet sich grundsätzlich von aufblasbaren Ballonen. Durch die ungenügende Paßform kann ein Ballon, selbst wenn er mit großem Druck aufgeblasen wird, den Orbitaboden nicht bis in die dorsalen Anteile reponieren. Versucht man es dennoch, wird durch die kugelige Form des Ballons die Orbitabodenmitte angehoben und damit überkorrigiert. Desgleichen kommt es zu einer Dislokation der übrigen Kieferhöhlenwände und bei ungenügender Stabilität von Jochbein und Maxilla zur Verlagerung dieser. Die Verdrängung der medialen Kieferhöhlenwand engt die Nasenwege ein und ist Ursache für eine schlechtere Belüftung der pneumatisierten Räume durch Behinderung der Nasenatmung. An der Stelle des größten Druckes kommt es zu Nekrosen der Schleimhaut und damit zu einer Begünstigung von Infektionen.

Stellt man die evakuierbare Kieferhöhlen-Form der Streifentamponade gegenüber, so ergeben sich folgende Vorteile:

1. Die Kieferhöhlen-Form ermöglicht postoperativ eine Hebung und Senkung des Orbitabodens.
2. Eine gute Ableitung des Wundsekretes entlang des Drains ist gewährleistet.
3. Daraus resultiert eine geringere Schwellung und Infektionsgefahr im Operationsgebiet und die Schmerzen sind geringer.
4. Die Reiz- und Geruchsbelästigung entfallen.
5. Die Kieferhöhlen-Form kann schonend und fast schmerzlos entfernt werden, und es blutet selten nach.

Literatur

Aichmair, H., Fries, R.: Kieferchirurgische und ophthalmologische Problematik bei Orbitabodenfrakturen. In: Fortschritte der Kiefer- und Gesichtschirurgie, Bd. 12, S. 145—152. Stuttgart: G. Thieme. 1967.

Anthony, D. H.: Symposium: Facial injuries: Diagnosis and surgical treatment of fractures of the orbit. Trans. Amer. Acad. ophthal. Otolaryng. *56*, 80 (1952).

Becker, R., Küper, J., Machtens, E.: Die primäre Orbitabodenhebung bei Mittelgesichtsfrakturen. Dtsch. zahnärztl. Z. *21*, 782 (1966).

Dingmann, R. O.: Surgery of Facial Fractures. Philadelphia-London: Saunders. 1964.

Eschler, J.: Über eine chirurgisch-orthopädische Methode zur Reposition des posttraumatisch abgesunkenen Augapfels. Dtsch. Zahn-, Mund- u. Kieferheilk. *38*, 18 (1962).

Franchebois, P.: Les Traumas faciaux apparemment sans espoir. Sem. Ther. *39*, 414 (1963).

Jackson, V. R., Abbey, J. A., Glanz, S.: Ballon technic for treatment of fractures of the zygomatic bone. J. oral. Surg. *14*, 14—19 (1956).
Jarabek, J. P.: Use of the Foley catheter in supportin zygomatic fractures. J. oral. Surg. *17*, 39—43 (1959).
Kazanjian, V. H., Converse, J. M.: The Surgical Treatment of Facial Injuries. Baltimore: Williams and Wilkins. 1959.
Lixl, G.: Abt. f. Kiefer- u. Gesichtschir., LKA Sbg., persönliche Mitteilung.
Machtens, E.: Sofortversorgung der Orbitabodenfraktur. Münch. med. Wschr. *37*, 1643 (1970).
Reichenbach, E.: Die Verletzungen der Kieferhöhle. Dtsch. zahnärztl. Z. *17*, 789 (1962).
Schroll, K.: Indikation der transkutanen und chirurgischen Versorgung von Jochbeinfrakturen. In: Fortschritte der Kiefer- und Gesichtschirurgie, Bd. 19, S. 159—160. Stuttgart: G. Thieme. 1975.
Shea, J. J.: Zit. v. Hogemann. J. amer. med. Ass. *96*, 418 (1931).
Trauner, R.: Kiefer- und Gesichtschirurgie, Bd. 2, S. 181. München-Berlin-Wien: Urban und Schwarzenberg. 1973.
Tschopp, H. M.: Plastisch-chirurgische Prinzipien der Wiederherstellung bei schweren Mittelgesichtsverletzungen. In: Fortschritte der Kiefer- und Gesichtschirurgie, Bd. 19, S. 137—141. Stuttgart: G. Thieme. 1975.
Wassmund, M.: Lehrbuch der praktischen Chirurgie des Mundes und der Kiefer, Bd. II. Leipzig: H. Meusser. 1939.

Anschrift der Verfasser: Dr. K. Holzner, Abteilung für Kiefer- und Gesichtschirurgie, Landeskrankenanstalten Salzburg, Müllner Hauptstraße 48, A-5020 Salzburg.

Die Okklusionszyste der voroperierten Kieferhöhle — Diagnostik, Differentialdiagnostik und ätiologische Aspekte

H.-U. Nover und *H. Stegemann*
Klinik für Mund-, Kiefer- und Gesichtschirurgie — Plastische Operationen
(Direktor: Prof. Dr. Dr. E. Machtens),
Knappschaftskrankenhaus, Ruhr-Universität Bochum, Bundesrepublik Deutschland

Mit 6 Abbildungen

Zusammenfassung

Bei einem Patientenkollektiv mit 306 operierten Kieferhöhlen wurden 76 Revisionen an bereits voroperierten Kieferhöhlen durchgeführt. Die Erstoperation lag hierbei im Mittel 18,6 Jahre zurück. In 43% dieser Revisionen waren zystische Veränderungen nachweisbar, welche meist von der Basis der Kieferhöhle oder dem Recessus cygomaticus ausgingen und teilweise raumfordernden Charakter zeigten. Anhand klinischer und röntgenologischer Beispiele werden Ätiologie und die auf Grund der vielschichtigen Symptomatik diagnostische und differentialdiagnostische Problematik diskutiert. In Übereinstimmung mit der Literatur fordern die Autoren größte Zurückhaltung bei der Ausräumung der Kieferhöhlenschleimhaut.

Summary

Occlusion Cysts in Radical Maxillary Sinus Surgery. In 76 of 306 patients, who had previously undergone maxillary sinus surgery, re-operation became necessary. The mean interval was 18.6 years. Cystic pathology was found in 43% of the above-mentioned re-operations. The zygomatic recess or the basal region of the sinus were most often involved. On the basis of clinical and radiological examples relevant diagnostic and etiological problems are discussed. In agreement with others the authors stress the importance of gentle scraping of the sinus mucosa.

Schlüsselwörter: Nasennebenhöhlenchirurgie, Komplikationen, postoperative Zysten.
Keywords: Maxillary sinus surgery, complications, postoperative cysts.

Einleitung

Die Radikaloperation der Kieferhöhle gilt seit der Inauguration durch Caldwell (1893) und Luc (1897) als Standardmethode in der maxillofazialen Chirurgie. Zahlreiche Untersuchungen belegen jedoch, daß ein nicht unbeträchtlicher Teil derart operierter Patienten an Beschwerden leidet, die teilweise sogar das Ausmaß der präoperativ beklagten überschreiten. Bereits 1934 hatte Smith dieses Problem mit der Feststellung pointiert: „Einmal eine Nasennebenhöhlenoperation, immer eine Nasennebenhöhlenoperation." Von Westernhagen (1983) gibt an, daß etwa ein Drittel aller an seiner Klinik vorgenommenen Kieferhöhlenoperationen der Beseitigung postoperativer Beschwerden dient.

Zu den bekannten postoperativen Komplikationen, über die Büchs et al. (1968), Draf (1982), Lindorf (1979), Pape et al. (1979), Pfeifer (1973), Pfeifer et al. (1973), Petzel et al. (1980), Wurster (1978) und viele andere berichtet haben, gehören neurologische Störungen des N. maxillaris und Reinfektionen der Kieferhöhle. Weiterhin wurden ophthalmologische Störungen wie Enophthalmus (Ristow, 1969) und Tränengangstenosen (Heermann, 1974) nach Kieferhöhleneingriffen beobachtet.

Problemstellung

Wenig ist bisher im Schrifttum über die postoperativen Kieferhöhlenzysten zu finden. Gemeint sind damit nach Draf (1982) nicht kleinere Schleimhautzystenrezidive, sondern echte, teilweise über die Grenze der Kieferhöhle hinausgehende Raumforderungen.

Diese, nach radikalen Kieferhöhlenoperationen auftretenden Zysten werden in der Nomenklatur unterschiedlich bezeichnet. So finden sich Begriffe wie *postoperative Mukozele* (Ganz, 1979), *Okklusionszyste* (Becker et al., 1979), *sekundäre Mukozele* (Noyek et al., 1976), *postoperative Kieferhöhlenzyste* (Iinuma, 1972) oder *surgical ciliated cysts* (Gregory et al., 1958).

Tabelle 1. *Symptomatik der postoperativen Kieferhöhlen-Zyste*

1. dumpfer Kopf- oder Gesichtsschmerz
2. Anhebung des OK-Vestibulums
3. Wangenschwellung
4. Protrusio bulbi
5. röntgenologisch nachweisbare Raumforderung

Die Zysten befinden sich in der Regel am Kieferhöhlenboden oder gehen vom oberen lateralen Teil der Kieferhöhle, dem Recessus zygomaticus, aus. Die klinische Symptomatik (Tab. 1) ist, dem langsamen Wachstum solcher Kieferhöhlenzysten entsprechend, anfänglich uncharakteristisch und führt den Patienten nicht selten zu einer wahren Odyssee von Arztkonsultationen verschiedenster Fachdisziplinen. Neben unklaren dumpfen Schmerzen im Bereich der Kieferhöhle kommt es häufig zur Anhebung des Oberkiefer-Vestibulums (Abb. 1), die den Prothesensitz beeinträchtigt und in Verkennung der Ursache vom Zahnarzt lediglich durch Kürzen des Prothesenrandes ausgeglichen wird. Später kann dann eine Wangenschwellung (Abb. 2), schließlich im Spätstadium eine Protrusio bulbi mit entsprechender Begleitsymptomatik auftreten. Röntgenologisch findet diese Raumforderung ihren Ausdruck in dem durch Druckatrophie verdrängten bzw.

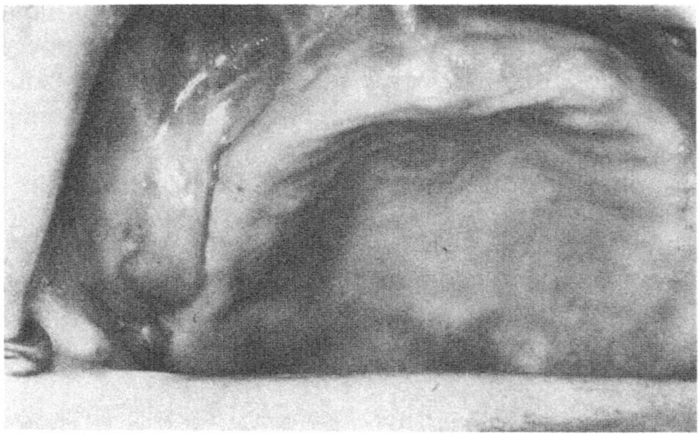

Abb. 1. Auftreibung des Oberkiefer-Vestibulums bei Kieferhöhlenzyste rechts

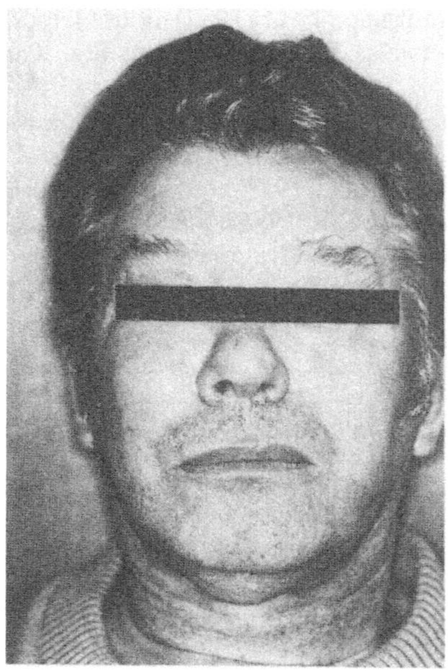

Abb. 2. Wangenschwellung rechts bei dem gleichen Patient

abgebauten Knochen (Abb. 3). Dies führt, auch in der subtileren computertomographischen Darstellung, gelegentlich zu Fehlinterpretationen im Sinne eines Kieferhöhlen-Malignoms (Abb. 4 und 5). Die konventionelle Röntgendarstellung im NNH-Strahlengang gibt nicht immer hinreichenden Aufschluß über den pathologischen Prozeß am Boden des Antrums. Dagegen kann die Orthopantomogramm-Aufnahme den Kieferhöhlenboden exakt erfassen und mit den entsprechenden Veränderungen darstellen.

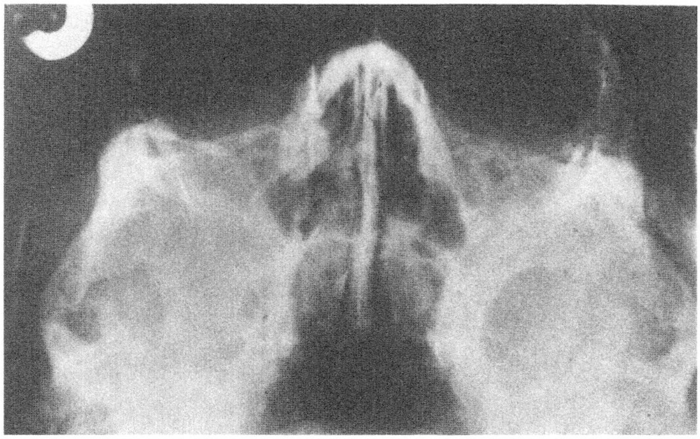

Abb. 3. Nasennebenhöhlen-Übersichtsaufnahme mit Druckatrophie der rechten fazialen Kieferhöhlenwand

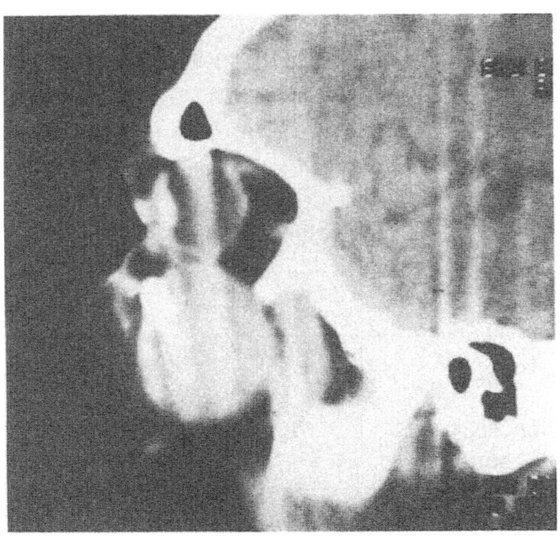

Abb. 4. Computertomographische Darstellung einer Kieferhöhlenzyste in sagittaler Schnittebene

Differentialdiagnostisch müssen angesichts der vielschichtigen Symptomatik vor allem Kieferhöhlen-Tumore ausgeschlossen werden. Neben Kieferhöhlen-Karzinomen finden sich gelegentlich andere Tumore wie ossifizierende Fibrome oder Oberkiefer-Ameloblastome. Dentogene Zysten können ebenfalls zu ähnlichen intra- und extraoralen Veränderungen führen. Auch fissurale Zysten, vor allem die Naseneingangszyste, zeigen manchmal ein klinisch ähnliches Bild. Letztlich müssen auch entzündliche Prozesse wie submuköse Abszesse differentialdiagnostisch berücksichtigt werden.

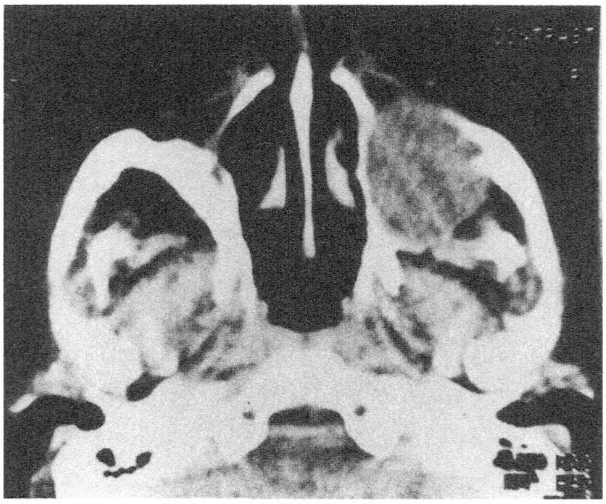

Abb. 5. Analoge Darstellung in horizontaler Schnittebene

Eigene Untersuchungen

Die auffallend hohe Zahl von Kieferhöhlen-Reoperationen nach Caldwell-Luc-Operationen, insbesondere aber das Auftreten von postoperativen Kieferhöhlenzysten in dem uns zugeleiteten Krankengut gaben Anlaß zu einer näheren Analyse.

Tabelle 2. *Kieferhöhlen-Operationen*

	Absolut	In %
Mund-Antrum-Verbindungen	140	45,8
Primäre Zysten	68	22,2
Sinusitiden unklarer Genese	22	7,2
Kieferhöhlen-Reoperationen	76	24,8
Kieferhöhlen-Operationen gesamt	306	100,0

In einem Zeitraum von 3,8 Jahren wurden in unserer Klinik 306 Kieferhöhlen-Operationen durchgeführt (Tab. 2). In 140 Fällen handelte es sich um länger bestehende Mund-Antrum-Verbindungen mit konsekutiver Sinusitis maxillaris, in 68 Fällen um Zysten dentogener Genese. Daneben lag bei 22 Patienten eine Sinusitis primär unklarer Genese vor. Bei den übrigen 76 Patienten erfolgte eine Reoperation der Kieferhöhle, was einem Anteil von 24,8% des Gesamtkollektivs entspricht. Innerhalb dieser Gruppe der Reoperationen ließen sich in 33 Fällen klinisch und röntgenologisch bzw. intraoperativ zystische Veränderungen nachweisen (Tab. 3). In den übrigen Fällen gaben Mund-Antrum-Verbindungen, chronische Sinusitiden, radikuläre Zysten oder postoperative neuralgiforme Beschwerden die Indikation zur Operation. Der Anteil der Zysten nach Kieferhöhlen-Operatio-

Tabelle 3. *Kieferhöhlen-Reoperationen*

	Absolut	In %
Postoperative Zysten	33	43,4
Mund-Antrum-Verbindungen	21	27,6
Chronisch rezidivierende Sinusitis	15	19,7
Sonstige	7	9,2
Kieferhöhlen-Reoperationen gesamt	76	100

nen war mit 10,8% des Gesamtkollektivs auffallend hoch. Dies läßt jedoch keinen unmittelbaren Rückschluß zu auf die Frequenz solcher Zysten nach einer Kieferhöhlen-Operation. Gesicherte Statistiken liegen in der Literatur nicht vor, da die Latenzzeit für das Auftreten dieser Zysten zum Teil über mehrere Dekaden reicht.

Nach unseren Ergebnissen wurde die Erstoperation im Mittel 18,6 Jahre zuvor durchgeführt. Aufgrund dieser langen Vorgeschichte waren die Voroperateure und

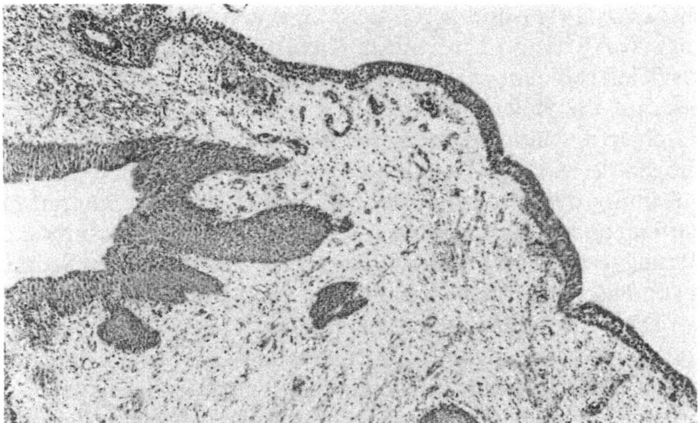

Abb. 6. Histologische Darstellung eines Kieferhöhlenzystenbalges (HE-Färbung)

auch Details über die Operation kaum zu ermitteln. Der langen Anamnese entsprach auch das höhere Durchschnittsalter der Patienten mit 53,5 Jahren bei gleichmäßiger Geschlechtsverteilung.

Auffallend war bei unserem Patientengut das überwiegende Auftreten solcher Zysten im Bereich der rechten Kieferhöhle. Bei 19 primär beidseitig radikal voroperierten Kieferhöhlen betraf die Reoperation 13mal die rechte Kieferhöhle, dagegen nur 6mal die linke Seite. Eine Erklärung hierfür fanden wir nicht.

In einigen Fällen mußte das endonasale Kieferhöhlenfenster wegen Verschlusses durch Obliteration oder Verlegung durch die Zyste erneuert werden. Bei der histologischen Aufarbeitung des gewonnenen Materials ließen sich in 53% der Fälle respiratorisches Flimmerepithel nachweisen, in weiteren 23% teilweise mit Zilienverlust und Metaplasien, in den restlichen Fällen zeigte sich bereits eine deutliche Umwandlung des Epithels mit kubischen bis flach geschichteten Epithelzellen. Nahezu alle Zystenbälge wiesen im Stroma Anteile einer chronisch-granulierenden Entzündung mit Fibrosierung, zum Teil mit Fremdkörper-Reaktionen, auf (Abb. 6).

Die Therapie der postoperativen Kieferhöhlenzysten bestand in allen Fällen in der schonenden Revision der Kieferhöhle mit Entfernung des Zystenbalges und Neugestaltung des Nasenfensters.

Diskussion

Vergleicht man die Literatur, so ergibt sich, daß die postoperativen Kieferhöhlenzysten als — wie wir meinen — *typische Spätkomplikation* der Caldwell-Luc-Operation bis auf kasuistische Beiträge kaum Beachtung findet. Selbst in Mehrjahres-Statistiken über Spätergebnisse operierter Kieferhöhlen von Benkendorf (1974), Büchs et al. (1968) und Neumann (1977) ist diese Komplikation nicht einmal erwähnt. Erst in Arbeiten von Thumfart et al. (1978), Ganz (1979) und Vogel et al. (1980) werden größere Fallzahlen genannt. Gegenüber einer Häufigkeit von 0,7% bei Ganz (1979) und 4,7% bei Vogel et al. (1980) betrug in unserem Krankengut der Anteil der postoperativen Kieferhöhlenzysten 10,8% aller bei uns durchgeführter Kieferhöhlenoperationen. Bei allen genannten Autoren finden sich keine Hinweise auf die Relation zwischen absoluten Kieferhöhlen-Operationen und den dadurch später induzierten Kieferhöhlenzysten.

Die Pathogenese solcher Zysten ist von allen Autoren unumstritten: nach radikaler Entfernung der gesamten Kieferhöhlenschleimhaut kommt es auf den Knochenwundflächen zur Vernarbung mit starker Kontraktionskraft, die häufig zur Verkleinerung des Kieferhöhlenlumens und zur narbigen Septierung mit Abschottung von Nischen, gegebenenfalls auch zu operationsbedingtem Einschluß von respiratorischen Epithelanteilen im Bindegewebe führt. Aufgrund dieses pathophysiologischen Mechanismus halten wir den von Becker und Morgenroth (1979) genannten Begriff „Okklusionszyste“ für besonders geeignet.

Ein Spontanverschluß des Kieferhöhlenfensters ist offenkundig nicht alleinige Ursache der Zystenbildung, da häufig nach Ausbildung einer solchen Zyste das Restlumen der Kieferhöhle durch das endonasale Kieferhöhlenfenster endoskopisch noch gut der Inspektion zugänglich ist.

Eigler (1954), Straube (1966) und V. Westernhagen (1983) folgern aus den ätiologischen Kenntnissen, man müsse umso mehr eine absolut radikale Entfernung der Kieferhöhlenschleimhaut aus allen Buchten und Nischen anstreben, um die Bildung von postoperativen Zysten zu vermeiden. Die meisten Autoren (Draf, 1982; Hellmich, 1978; Lindorf, 1979; Pape et al., 1979; Pfeifer, 1973; Thumfart, 1978; Vogel et al., 1980) empfehlen jedoch, größte Zurückhaltung bei der Entfernung der Kieferhöhlenschleimhaut zu üben, um eine intraantrale Vernarbung und Septierung zu vermeiden. Rehrmann (1977) forderte gar die Streichung der Kieferhöhlen-Radikaloperation aus dem chirurgischen Repertoire.

Konklusion

Die Ergebnisse unserer Untersuchungen lassen folgenden Schluß zu: Die Okklusionszyste der Kieferhöhle ist keine Rarität, sondern stellt eine typische Spätkomplikation der Radikaloperation der Kieferhöhle nach Caldwell-Luc dar. Zur Vermeidung dieser Spätkomplikation sollten folgende operative Kriterien gelten:

1. Größte Zurückhaltung bei der Ausräumung der Kieferhöhlenschleimhaut. Der Begriff „radikal" sollte bei der Kieferhöhlenoperation keine Verwendung mehr finden.

2. Erreichen einer guten Drainage und Ventilation der Kieferhöhle durch ein entsprechend gestaltetes Nasenfenster.

Literatur

Becker, R., Morgenroth, K.: Pathologie der Mundhöhle. Stuttgart: G. Thieme. 1979.

Benkendorf, T.: Spätergebnisse nach Kieferhöhlen- und Stirnhöhlen-Operationen. Med. Diss., Hamburg, 1974.

Büchs, H., Lautenbach, E.: Spätergebnisse operierter Kieferhöhlen. Dtsch. zahnärztl. Z. *23*, 48—58 (1968).

Caldwell, G. W.: Diseases of the accessory sinuses of the nose and an improved method of treatment for suppuration of the maxillary antrum. N. Y. State J. Med. *58*, 526 (1893).

Draf, W.: Die chirurgische Behandlung entzündlicher Erkrankungen der Nasennebenhöhlen. Arch. Ohr.-, Nas.- u. Kehlk.-Heilkunde *235*, 133—305 (1982).

Eigler, G.: Über die Entstehung von Mukozelen in operierten Kieferhöhlen. HNO *4*, 103—106 (1954).

Ganz, H.: Postoperative Mukozelen der Kieferhöhle. HNO *27*, 267—270 (1979).

Gregory, G. T., Shafer, W. G.: Surgical ciliated cysts of the maxilla. J. Oral Surgery *16*, 251—253 (1958).

Heermann, J.: Endonasale mikrochirurgische Resektion der Mukosa des Sinus maxillaris. Laryngol. Rhinol. Otol. *53*, 938—942 (1974).

Hellmich, S.: Konsequenzen aus der konservativer werdenden Einstellung zur radikalen Kieferhöhlenoperation. HNO *26*, 282 (1978).

Iinuma, T.: Postoperative cysts of the maxilla. Otolaryngology (Tokyo) *44*, 545—550 (1972).

Lindorf, H. H.: Postoperative Kieferhöhlenbeschwerden und Möglichkeiten ihrer chirurgischen Therapie. Dtsch. zahnärztl. Z. *34*, 219—221 (1979).

Luc, H.: Une nouvelle méthode opératoire pour la cure radicale et rapide de l'empyème chronique du sinus maxillaire. Arch. Laryngol. (Paris) *6*, 273—285 (1897).

Neumann, V.: Ergebnisse operierter Kieferhöhlen an der Abteilung für Kiefer- und Gesichtschirurgie der Universität Tübingen zwischen April 1968 und April 1976. Med. Diss., Tübingen, 1977.

Noyek, A. M., Zizmor, J.: Radiology of the maxillary sinus after Caldwell-Luc surgery. Otolaryng. Clin. North America *9*, 135—151 (1976).

Pape, H. D., Herzog, M.: Neue Aspekte zur Behandlung der dentogenen Sinusitis maxillaris. Österr. Z. Stomatol. *76*, 86—92 (1979).

Petzel, J.-R., Minderjahn, A., Kreidler, J.: Das Syndrom der operierten Kieferhöhle. Dtsch. Z. Mund-Kiefer-Gesichts-Chir. *4*, 144—150 (1980).

Pfeifer, G.: Über Ursachen von neuralgiformen Schmerzen nach Kieferhöhlenoperationen und Möglichkeiten der chirurgischen Behandlung. Dtsch. Zahn-, Mund- und Kieferheilk. *60*, 201—213 (1973).

Pfeifer, G., Schmitz, R.: Über Schmerzen im Oberkiefer nach Kieferhöhlenoperationen. Dtsch. zahnärztl. Z. *28*, 989 (1973).

Rehrmann, A.: Diskussionsbemerkung. Jahrestagung der Dtsch. Gesellschaft für Mund-, Kiefer- und Gesichtschirurgie, Freiburg, 1977.

Ristow, W.: Röntgenologische Befunde nach Kieferhöhlenoperationen. Laryngol. Rhinol. Otol. *55*, 842—854 (1969).

Smith, F.: Management of chronic sinus disease. Arch. Otolaryngol. *19*, 157—171 (1934).
Straube, Ch.: Ein Beitrag zur postoperativen Kieferhöhlenmukozele. Dtsch. Stomatol. *16*, 269—274 (1966).
Thumfart, W., Steiner, W., Jaumann, M. P.: Diagnose und Indikation zur Revision der radikal voroperierten Kieferhöhle. HNO *26*, 289—295 (1978).
Vogel, S., Reichart, P., Lang, W.: Zysten in voroperierten Kieferhöhlen. Dtsch. Z. Mund-Kiefer-Gesichts-Chir. *4*, 215—220 (1980).
Westernhagen, v. B.: Die operative Kieferhöhlensanierung — ein Routineeingriff? HNO *31*, 158—160 (1983).
Wurster, O.: Zur Frage der Lumeneinengung der operierten Kieferhöhle. Med. Diss., Tübingen, 1978.

Anschrift der Verfasser: Dr. Dr. H.-U. Nover, Klinik für Mund-, Kiefer- und Gesichtschirurgie, Knappschafts-Krankenhaus — Universitätsklinik, In der Schornau 23—25, D-4630 Bochum 7, Bundesrepublik Deutschland.

Die Therapie der odontogenen Sinusitis maxillaris

H.-D. Pape

Abteilung für Mund- und Kieferchirurgie, Universitäts-Zahn- und -Kieferklinik, Köln, Bundesrepublik Deutschland

Zusammenfassung

Im letzten Jahrzehnt hat sich sowohl auf kieferchirurgischem wie auch hals-nasen-ohrenärztlichem Gebiet ein Wandel in der chirurgischen Behandlung der Sinusitis maxillaris vollzogen. Am Beispiel des Kölner Krankengutes von 1971 bis 1984 kann verdeutlicht werden, daß die odontogene Sinusitis maxillaris, die in der Regel einen chronischen Verlauf aufweist, keines „Caldwell Luc" mehr bedarf, sondern durch ein überwiegend konservatives Vorgehen erfolgreicher behandelt werden kann. Kernpunkt des Therapiewandels stellt die Spülbehandlung bis zum Abklingen der entzündlichen Erscheinungen und der damit verbundenen Regeneration des Flimmerepithels der Kieferhöhlenschleimhaut dar, bevor der Verschluß der Mundantrumfistel und gegebenenfalls zur Verbesserung der Belüftung die transnasale Fensterung erfolgt. Es werden abschließend die Therapievarianten auf dem Gebiet der Mund-, Kiefer- und Gesichtschirurgie diskutiert und die wesentlichen Aspekte des geänderten Behandlungskonzeptes hervorgehoben.

Summary

Management of Odontogenous Maxillary Sinusitis. In the past decade both maxillofacial and ENT concepts of surgery for maxillary sinusitis have dramatically changed. The patient material seen at the Cologne Service between 1971 and 1984 is reviewed to show that maxillary sinusitis, which is usually chronic, does no longer require surgery in terms of the Caldwell Luc operation, but can be more successfully treated by predominantly conservative modalities. Irrigation of the maxillary sinus is central to the current therapeutic approach. It should be continued until signs of inflammation have subsided and the ciliated epithelium of the maxillary sinus has regenerated to be followed by closure of the oroantral fistula and, if indicated, transnasal fenestration to ensure better aeration.

Treatment modalities used in oral and maxillofacial surgery are discussed and the major aspects of the current concepts are highlighted.

Schlüsselwörter: Sinusitis maxillaris, Caldwell Luc, Kieferhöhle.

Keywords: Maxillary sinusitis, Caldwell Luc, maxillary sinus.

Die entzündlichen Erkrankungen des Sinus maxillaris haben in den vergangenen Jahrhunderten therapeutische Ideen inauguriert, die auch heute noch die Behandlungsprinzipien dieser Krankheit bestimmen. Die Trepanation der Kieferhöhle als entlastender Eingriff geht auf Lamorier (1768) und Desault (1798) zurück. Ende des vergangenen Jahrhunderts wurden dann in der Hals-Nasen-Ohrenheilkunde operative Zugangswege entwickelt, die vom Fachgebiet der Mund-, Kiefer- und

Gesichtschirurgie zur Behandlung der odontogenen Sinusitis später übernommen wurden.

Als Begründer der transnasalen Fensterung zur Kieferhöhle gelten Claouè (1902, 1904), Lothrop (1897) und Mikulicz (1887). Die gleichzeitige Resektion der medialen Kieferhöhlenwand im mittleren und unteren Nasengang wurde von Rethi (1901) angegeben.

Unabhängig voneinander haben Caldwell (1893) und Luc (1897) die Eröffnung der Kieferhöhle von der fazialen Kieferhöhlenwand mit gleichzeitiger Anlage eines Fensters zum unteren Nasengang angegeben, wobei Boenninghaus schon 1897 die Bildung eines basal gestielten nasalen Schleimhautlappens zur Offenhaltung des Nasenfensters empfohlen hat. Ausgehend von der Vorstellung, daß eine polypös veränderte Kieferhöhlenschleimhaut aus anatomischen und funktionellen Gegebenheiten nicht in der Lage sei, sich zu regenerieren, ist deren vollständige Entfernung unter Sicht des Auges Ziel der von Caldwell und Luc inaugurierten Operationstechnik. Diese radikalchirurgischen Gesichtspunkte haben trotz einzelner Gegenmeinungen (Eckert-Möbius, 1938; Obwegeser und Tschamer, 1957) die Therapie der chronischen Sinusitis maxillaris sowohl auf hals-nasen-ohrenärztlichem wie auf kieferchirurgischem Fachgebiet bis in die siebziger Jahre bestimmt. Die narbige Ausheilung mit Verkleinerung des Kieferhöhlenlumens soll dabei Ausdruck der erfolgreichen Behandlung sein (Goodmann, 1976).

Die Nachteile dieser Therapie, die vor allem durch den Verlust der natürlichen Flimmerepithelauskleidung der Kieferhöhle und den Narbenzug auf den Nervus infraorbitalis gegeben sind, wurden schon 1910 von Sturmann und 1932 von Unterberger im HNO-Schrifttum hervorgehoben. Von kieferchirurgischer Seite wurde vor allem von Pfeifer (1973) auf die Ursachen der neuralgiformen Schmerzen nach Kieferhöhlenoperationen hingewiesen. Die kritischen Beobachtungen auch anderer Autoren (siehe Tab. 1 *a* und *b*) gaben Anlaß, 1976 in der Abteilung für Mund- und Kieferchirurgie der Zahn- und Kieferklinik Köln die Patienten mit einer Operation nach Caldwell-Luc auf Behandlungserfolg und unerwünschte Nebenwirkungen und gleichzeitig die Indikation zur Kieferhöhlenoperation bei odontogen bedingter chronischer Sinusitis maxillaris zu überprüfen. Von 343 in der Zeit von 1971 bis 1976 operierten Patienten, in der Mehrzahl mußte gleichzeitig eine bestehende Mundantrumfistel im Oberkiefer verschlossen werden, konnten damals 145 Patienten nachuntersucht werden (siehe Tab. 2).

Die unbefriedigenden Heilungsergebnisse veranlaßten seinerzeit eine vollständige Änderung des Therapiekonzeptes, das in seinen Grundzügen auch nach zehn Jahren noch unverändert gültig ist. Bei Patienten mit einer Mundantrumperforation wird die chronisch infizierte Kieferhöhle in Anlehnung an Obwegeser und Tschamer (1957), Killey und Kay (1967) und Baumann und Pajarola (1975) zwei- bis siebenmal wöchentlich gespült. Zunächst wurde hierzu 2-Äthoxy-6,9-Diamino-Acridin DL-Lactat (Rivanol) in einer Konzentration von 1:1000 und später 8 Hydroxy-Chinolinsulfat-Kaliumsulfat (Chinosol) in einer Lösung von 1:1000 verwendet. Gleichzeitig wurde die Nasenschleimhaut mit abschwellenden Nasentropfen oder einer Nasensalbe behandelt. Nach Reinigung der Kieferhöhle erfolgte die Fistelplastik entweder durch einen Schleimhautperiostlappen nach Rehrmann (1936) oder durch einen Palatinallappen wobei lediglich Schleimhauthyperplasien über dem Fistelbereich kürettiert wurden. Das übrige Kieferhöhlenlumen wurde

Tabelle 1 a. *Literaturangaben zu postoperativen Beschwerden nach radikaler Operation der Kieferhöhle bei fazialem Zugang*

Autor	Prozentualer Anteil der Pat. mit Beschwerden
Schütte (1935)	nahe 0
Herrmann (1962)	16,0
Büchs, Lautenbach (1968)	6,3
Rink (1972)	72,6
Herberhold (1973)	30,0
Geiger, Eckert (1975)	16,5
Eigene Fälle (1977)	29,7

Tabelle 1 b. *Literaturangaben zu postoperativen Röntgenbefunden der Kieferhöhle nach Radikaloperation*

Autor	Frei		Verschattet	
		basal	konz.	vollst.
Fuchs, Görisch (1971)	6,0%	10,0%	30,0%	54,0%
Dietzel, Niescher (1963)	3,7%	3,2%	16,6%	77,4%
Rink (1972)	5,5%	—	32,0%	62,5%
Geiger, Eckert (1975)	—	8,2%	37,7%	54,1%
Eigene Fälle (1977)	17,3%	12,9%	28,8%	41,0%

Tabelle 2. *Ergebnisse nach Caldwell-Luc-Operation (1971 bis 1976) Nachuntersuchung 1 bis 6 Jahre postoperativ* (n = 145)

Bleibende Beschwerden	43 Pat. — 29,7%
Druckdolenz des V. 2	22 Pat. — 15,9%
Rezidivierende Sinusitis maxillaris	17 Pat. — 11,7%
Nach-Operation	6 Pat. — 4,2%
Verschattung der Kieferhöhle	115 Pat. — 80,1% [1]

[1] Nur 139 Patienten wurden geröntgt.

transalveolär oder transnasal endoskopisch auf Schleimhautbeschaffenheit und eventuelle Fremdkörper untersucht. Gleichzeitig wurde die Kieferhöhle auf transnasalem Wege, wie ihn Claoué (1902) und Lothrop (1897) beschrieben haben, gefenstert. Seit 1978 wurde bei reizloser Kieferhöhlenschleimhaut häufig nur noch eine Drainage zum unteren Nasengang angelegt.

Über Ergebnisse dieser Behandlungsmethode wurde erstmals 1979 (Pape und Herzog) dann 1982 (Pape und Herzog) und letztlich 1984 (Herzog und Pape) berichtet. Die Nachuntersuchungsergebnisse zunächst bei 27, dann bei 100 und nunmehr bei 146 Patienten bestätigen, daß die chronische Sinusitis maxillaris in der Regel keines „Caldwell-Luc“ bedarf, sondern durch ein konservatives Vorgehen erfolgreicher behandelt werden kann (siehe Tab. 3). Kernpunkt des Therapiekonzeptes stellt die Spülbehandlung bis zum Abklingen der entzündlichen Erscheinungen und der damit verbundenen Regeneration des Flimmerepithels der Kieferhöhlenschleimhaut dar. Bevor der Verschluß der Mundantrumfistel und gegebenenfalls zur Verbesserung der Belüftung die transnasale Fensterung erfolgt. Hierbei kann vollständig auf den Infraorbitalzugang verzichtet und damit die narbige Adhärenz des Nervus infraorbitalis vermieden werden. Die Vorteile des konservativen Therapiekonzeptes sind vor allem in der erheblichen Reduzierung der bleibenden Beschwerden von 29,7 auf 10,3% und in der Abnahme der späten Röntgenbefunde von 80,1 auf 24,1% zu sehen. In diesen Übersichtszahlen kann nicht die zusätzlich verringerte Schmerzqualität und der geringe Anteil von vollständigen Kieferhöhlenverschattungen (siehe Tab. 4) verdeutlicht werden. Da sich durch die Gabe von Antibiotika kein Einfluß auf den Therapieerfolg nachweisen ließ (siehe Tab. 5), ist die Indikation zur zusätzlichen medikamentösen Therapie auf Einzelfälle mit akutem Verlauf beschränkt worden. Das operativ geschaffene Nasenfenster scheint nur bis zur Ausheilung der Kieferhöhle von Bedeutung zu sein, da es in der Gruppe von 100 operierten Patienten ein Jahr postoperativ bei 42% wieder anatomisch bzw. funktionell verschlossen war (siehe Tab. 6). Wesentlich für die Vermeidung von rezidivierenden Sinusitiden ist jedoch die Beachtung der symmetrischen Nasenatmung und somit gegebenenfalls die Beseitigung von intranasalen Strömungshindernissen.

In den letzten zehn Jahren hat sich im gesamten Fachgebiet der Mund-, Kiefer- und Gesichtschirurgie eine schonendere Therapie der odontogenen Sinusitis maxillaris durchgesetzt. Sie wird auch als „funktionelle Kieferhöhlenchirurgie“ bezeichnet. Dabei steht weniger die akute Sinusitis in der Diskussion, die eine Freihaltung des natürlichen Abflußweges oder eine Trepanation und die gleichzeitige Antibiotikaverordnung erfordert. Das Fachgebiet ist vielmehr in überwiegendem Maße mit dem chronischen Bild der Sinusitis maxillaris befaßt, die verursacht wird durch odontogene Entzündungsprozesse und durch die Mundantrumeröffnung bei Zahnextraktion (Schwenzer, 1982). Jedes Behandlungskonzept wird sowohl die Ursachenbeseitigung im Kieferbereich wie auch die Ausheilung der chronischen Schleimhautentzündung anstreben.

Es besteht heute Einigkeit darüber, die originäre Kieferhöhlenschleimhaut weitgehend zu erhalten und durch Schaffung verbesserter Abflußverhältnisse die Ausheilung zu erreichen. Die Fensterung zum unteren Nasengang ist dabei in vielen Fällen notwendig. Ein späteres Zuwachsen des künstlich geschaffenen Fensters scheint nach Ausheilung der Kieferhöhle und bei intaktem ostium naturale ohne Belang. Unterschiedliche Auffassungen werden jedoch zur Wahl des Zugangsweges vertreten. Die negativen Folgen der Fensterung der fazialen Kieferhöhlenwand auf die Funktion des Nervus infraorbitalis und die narbige Lumeneinengung der Kieferhöhle haben in den vergangenen 20 Jahren zu rekonstruktiven Fensterungstechniken geführt, z. B. mit der Verwendung kranial gestielter Knochenperiostlappen nach Abello (1958), der Wiederverwendung des Knochenschleimhautpräparates als freies Transplantat nach Lindorf (1974), der Fensterabdeckung mit Lyodura (Pfeifer, 1973; Hackmann et al., 1976), mit Kunststoffnetzen (Jaworska, 1967; Weidenbecher et al., 1977) oder mit Aluminiumoxydkeramiken (Niederdellmann et al., 1976; Geiger und Pesch, 1977).

Tabelle 3. *Ergebnisse nach konservativer Therapie (1976 bis 1983) Nachuntersuchung 1 bis 3 Jahre postoperativ* (n = 146)

Bleibende Beschwerden	15 Pat. — 10,3%
Druckdolenz des V. 2	12 Pat. — 8,2%
Rezidivierende Sinusitis maxillaris	6 Pat. — 4,1%
Nach-Operation	2 Pat. — 2,0%
Verschattung der Kieferhöhle	33 Pat. — 22,8% [1]

[1] Nur 145 Patienten wurden geröntgt.

Tabelle 4. *Gegenüberstellung der Röntgenbefunde bei Vorgehen nach Caldwell-Luc und konservativer Therapie*

	Vorgehen nach Caldwell-Luc (1—5 Jahre postoperativ) (n = 139)	Konservatives Vorgehen (1 Jahr postoperativ) (n = 99)
Vollständig verschattet	57 (41,0%)	6 (6,1%)
Konzentrisch verschattet	40 (28,8%)	11 (11,1%)
Basal verschattet	18 (12,9%)	11 (11,1%)
Frei	24 (17,3%)	71 (71,7%)

Tabelle 5. *Ergebnisse nach konservativer Therapie mit und ohne Antibiotikagaben*

	Mit Antibiotika (20 Patienten)	Ohne Antibiotika (80 Patienten)
Bleibende Beschwerden	10%	8,8%
Druckdolenz infraorbital	15%	10,0%
Rezidiv einer Sinusitis maxillaris	10%	5,0%
Nach-Operation	—	2,5%
Verschattung der operierten Kieferhöhle	30%	27,5%

Tabelle 6. *Zustand des Nasenfensters*

	Vorgehen nach Caldwell-Luc (n = 136 [1]) (1—5 Jahre postoperativ)	Konservatives Vorgehen (n = 100) (1 Jahr postoperativ)
Anatomisch geschlossen	20 (14,7%)	37 (37,0%)
Funktionell geschlossen	14 (10,3%)	5 (5,0%)
Offen	102 (75,0%)	58 (58,0%)

[1] Bei 9 Patienten wurde kein Nasenfenster angelegt.

Obwohl durch die verschiedenen Verfahren die Nachteile der fazialen Fensterung weitgehend ausgeschaltet werden können, muß dabei die Frage gestellt werden: „In welchen Fällen ist der vestibuläre Zugang überhaupt noch notwendig?" Seitdem die transnasale Kieferhöhlenchirurgie sowohl im hals-nasen-ohrenärztlichen Fachgebiet (Draf, 1982; Wigand und Steiner, 1977), wie auch im kieferchirurgischem Fachgebiet etabliert ist, können unter gleichzeitiger Verwendung des Endoskops vom Vestibulum oder der perforierten Alveole aus alle Bereiche der Kieferhöhle kontrolliert werden. Die Indikation zur fazialen Fensterung ist damit nur noch bei Vorliegen eines Fremdkörpers, z. B. eines verlagerten Zahnes, eines Tumors und zur Durchführung einer Zystantrostomie gegeben. Der therapeutische Zugang durch den unteren Nasengang stellt ohne Zweifel die schonendere Methode dar, die auch bei Nichtausheilung der Kieferhöhle ohne Nachteile erneut angewendet werden kann.

Nicht die Antibiotikatherapie, sondern die weiterentwickelte Technik verbunden mit der Einsicht, normale Gewebsstrukturen zu erhalten, haben es ermöglicht, die Therapie der chronischen Sinusitis maxillaris grundsätzlich zu verändern und die operativen Ideen von Lothrop und Claouè 75 Jahre später fruchtbar zu machen.

Literatur

Abello, P.: Contribution à la chirurgie fonctionnelle du sinus maxillaire. Rev. Laryng. *79*, 747 (1958).

Baumann, M., Pajarola, G.: Experiences on the sequela of maxillary sinusitis following closure of the causative oro-antral fistula. J. maxillo-fac. surg. *3*, 164 (1975).

Boenninghaus, G.: Die Resektion der fazialen und der nasalen Wand der Kieferhöhle mit Einstülpung der Nasenschleimhaut in die letztere zur Heilung hartnäckiger Kieferempyeme. Arch. Laryng. Rhinol. *6*, 213 (1897).

Büchs, E., Lautenbach, E.: Spätergebnisse operierter Kieferhöhlen. Dtsch. zahnärztl. Z. *23*, 48 (1968).

Caldwell, G. W.: Diseases of the accessory sinuses of the nose and an improved method of treatment for suppuration of the maxillary antrum. N.Y. med. J. *58*, 526 (1893).

Claouè, R.: Traitement des suppurations chroniques du sinus maxillaire par la résection large de la partie inférieure de la paroi nasale du sinus. Sem. méd. *42*, 343 (1902).

Claouè, R.: Traitement des suppurations chroniques du sinus maxillaire par la résection large de la partie inférieure de la paroi nasale du sinus. Résultats. Ann. Mal. Oreil. Larynx *30*, 221 (1904).

Desault, P. J.: Oeuvres chirurgicales, Bd. II. Paris: 1798.

Dietzel, K., Niescher, W.: Das Röntgenbild der operierten Kieferhöhle. Radiol. diagn. *4*, 523 (1963).

Draf, W.: Die chirurgische Behandlung entzündlicher Erkrankungen der Nasennebenhöhlen. Arch. Otorhinolaryngol. *235*, 133 (1982).

Eckert-Möbius, A.: Endonasale Kieferhöhlenoperationen. Zentralbl. HNO *30*, 642 (1938).

Fuchs, H., Görisch, J.: Kieferhöhlenoperationen. Bericht aus dem Krankengut der Jahre 1964—1968. Zschr. ärztl. Fortbild. *65*, 19 (1971).

Geiger, S. A., Eckert, H.: Klinische und radiologische Untersuchungsergebnisse operierter Kieferhöhlen. Zahnärztl. Praxis *26*, 296 (1975).

Geiger, S. A., Pesch, H. J.: Tierexperimentelle Untersuchungen über die Einheilung von Keramikimplantaten bei Knochendefekten im Kieferhöhlenbereich. Dtsch. zahnärztl. Z. *32*, 396 (1977).

Goodmann, W. S.: The Caldwell-Luc procedure. Otolaryngol. Clin. North Am. *9*, 187 (1976).

Hackmann, G. E., Machtens, E., Brüning, K.: Die Deckung des fazialen Kieferhöhlenfensters mit lyophilisierter Dura. Dtsch. zahnärztl. Z. *31*, 265 (1976).

Herberhold, G.: Endoscopy of the maxillary sinus. J. max.-fac. surg. *1*, 125 (1973).
Herrmann, R.: Über okkulte Spätabszesse in operierten Kieferhöhlen. HNO *10*, 168 (1962).
Herzog, M., Pape, H.-D.: Behandlung und Vermeidung neuralgiformer Schmerzen nach fazialer Fensterung der Kieferhöhle. Fortschr. Kiefer-Gesichtschir. *30*, 185 (1985).
Jaworska, A.: Observations préliminaires d'emploi de filets terital dans les pertes des parois du sinus maxillaire. Rev. Stomat. *68*, 545 (1967).
Killey, H., Kay, L.: An analysis of 250 cases of oroantral fistula treated by the buccal flap operation. Oral. Surg. *24*, 727 (1967).
Lamorier, J.: Précis d'observation sur les maladies du sinus maxillaire. Acad. royal de chir. (Paris) *4*, 341 (1768).
Lindorf, H. H.: Knochendeckelverschluß nach oraler Kieferhöhleneröffnung. Dtsch. zahnärztl. Z. *29*, 587 (1974).
Lothrop, H.: Empyeme of the antrum of Highmore. Boston med. surg. J. *136*, 455 (1897).
Luc, H.: Une nouvelle méthode opératoire pour la cure radicale et rapide de l'empyème chronique du sinus maxillaire. Arch. laryng. *6*, 275 (1897).
Mikulicz, J.: Zur operativen Behandlung des Empyems der Highmorehöhle. Arch. Klinik. Chir. *34*, 636 (1887).
Niederdellmann, H., Frenkel, G., Dörre, E.: Anwendungsmöglichkeiten dichter Aluminiumoxidkeramik zur Rekonstruktion im Kiefer- und Gesichtsbereich. Fortschr. Kiefer- u. Gesichtschir. *21*, 51 (1976).
Obwegeser, H., Tschamer, H.: Bericht über unsere Erfahrungen bei der Behandlung von nicht frischen Mund-Kieferhöhlen-Verbindungen nach Zahnextraktion. Dtsch. Zahn-Mund-Kieferheilk. *26*, 4 (1957).
Pape, H.-D., Herzog,, M.: Neue Aspekte zur Behandlung der dentogenen Sinusitis maxillaris. Österr. Z. Stomat. *3*, 86 (1979).
Pape, H.-D., Herzog, M.: Therapiewandel der odontogenen Sinusitis maxillaris. Ber. Bonn. Univ. Zahnkl. 11 (1982).
Pfeifer, G.: Über Ursachen von neuralgiformen Schmerzen nach Kieferhöhlenoperationen und Möglichkeiten der chirurgischen Behandlung. Dtsch. Zahn-, Mund- u. Kieferheilk. *60*, 201 (1973).
Rehrmann, A.: Eine Methode zur Schließung von Kieferhöhlenperforationen. Dtsch. zahnärztl. Wschr. *39*, 1136 (1936).
Rethi, L.: Eine Radikaloperation der Kieferhöhle von der Nase her zur Behandlung harnäckiger Empyeme. Wien. Med. Wschr. *52*, 2436 (1901).
Rink, B.: Klinische und röntgenologische Befunde nach operativem Verschluß von Mund-Antrum-Verbindungen in Kombination mit der Radikaloperation der Kieferhöhle. Dtsch. Stomat. *22*, 251 (1972).
Schütte, K.: Die Ergebnisse der Radikaloperation der Kieferhöhle an der Univ.-Klinik für HNO in Erlangen. Med. Diss., Erlangen, 1935.
Schwenzer, N.: Die odontogenen Erkrankungen der Kieferhöhle. Arch. Otorhinolaryngol. *235*, 307 (1982).
Sturmann, D.: Erfahrungen mit meiner intranasalen Freilegung der Oberkieferhöhle. Arch. Laryng. Rhinol. *23*, 143 (1910).
Unterberger, S.: Konservative Kieferhöhlenoperation und Zähne. Z. Laryng. Rhinol. *22*, 466 (1932).
Weidenbecher, M., Waller, G., Lehmann, W.: Ein Kunststoffnetz zur Rekonstruktion von Knochenwänden am pneumatisierten Schädel. H. N. O. (Berl.) *24*, 351 (1976).
Wigand, M. E., Steiner, W.: Endonasale Kieferhöhlenoperation mit endoskopischer Kontrolle. Laryng. Rhinol. *56*, 421 (1977).

Anschrift des Verfassers: Prof. Dr. Dr. H.-D. Pape, Abteilung für Mund- und Kieferchirurgie, Universitäts-Zahn- und -Kieferklinik, Joseph-Stelzmann-Straße 9, D-5000 Köln 41, Bundesrepublik Deutschland.

Therapeutische Prinzipien der rhinogenen Sinusitis maxillaris

E. Richter und *F. Heger*

Hals-, Nasen-, Ohren-Abteilung
(Vorstand: Doz. Dr. E. Richter)
des Allgemeinen Öffentlichen Krankenhauses, Linz

Mit 4 Abbildungen

Zusammenfassung

Durch die Einführung spezieller Optiken und des Operationsmikroskopes in die Nasen- und Nebenhöhlenchirurgie hat sich ein wesentlich selektiveres und schonenderes Vorgehen in diesem Bereich entwickelt. Die Sanierung einer erkrankten oder beteiligten Kieferhöhle ist prinzipiell sowohl transoral als auch durch endonasale Fenster möglich. Die Frequenz der Rezidive unterscheidet sich nach diesen Methoden nicht signifikant. Eine Tendenz zum Rezidiv scheint unnabhängig vom transoralen und endonasalen Zugang und von der Radikalität der Schleimhautentfernung in der Kieferhöhle dann vorzuliegen, wenn die Grunderkrankung ein Problem der gesamten Schleimhaut des oberen Respirationstraktes ist. Wobei sich bei Komplikationen von Rezidivpolyposis die schonende endonasale Entfernung anbietet, von der man sich jedoch keine Ausheilung einer allergischen oder vasomotorischen Rhinopathie erwarten kann. Die endonasale Operation hat den Vorteil, einen endoskopischen oder mikroskopischen Tumorausschluß in der Nase und Nebenhöhle mit der Sanierung einer Kieferhöhle durch einen schonenden Eingriff und Zugang zu ermöglichen. Das postoperative Schmerzsyndrom, das der Patient oft unangenehmer empfindet als die ursprüngliche Symptomatik, wurde nur nach transoralen Kieferhöhlenoperationen beobachtet. Es ist deshalb, wenn es möglich ist, der endonasalen Fensterung der Vorzug zu geben.

Summary

Principles of Treatment in Maxillary Sinusitis. Since the introduction of special optics and the operating microscope the selectivity of nasal and paranasal sinus surgery has increased and interventions have become less invasive. Basically the maxillary sinus can be cleared by all commonly used approaches. A comparison of the rates of recurrence of sinus disease after these procedures does not show any significant differences. Independent of the surgical approach chosen, there appears to be a tendency of recurrence, if the underlying etiology is a disease of the upper respiratory mucosa. Endonasal fenestration has the advantage of combining endoscopic exclusion of a tumor in the nose or paranasal sinus with curative treatment of maxillary sinusitis in most cases. The postoperative pain syndrome has only been observed after external surgery of the maxillary sinus. Whenever possible, endonasal fenestration should, therefore, be preferred to external surgery.

Schlüsselwörter: Behandlung, Sinusitis maxillaris, endonasale Fensterung.
Keywords: Treatment, maxillary sinusitis, endonasal fenestration.

Einleitung

Das Ziel der Behandlung der Sinusitis maxillaris ist die Sanierung der Kieferhöhle. Die richtige Behandlung sollte deshalb auch die Beseitigung der Ursache der Erkrankung beinhalten, um ein Rezidiv zu vermeiden. Daraus ergibt sich, daß verschiedene konservative und/oder operative Behandlungen herangezogen werden können und die Entscheidung für eine bestimmte Methode von der Ursache der Erkrankung abhängen wird. Zum weiteren Studium der konservativen (Albegger, 1977; Breuninger, 1977) und operativen (Draf, 1982; Messerklinger, 1977) Möglichkeiten der Behandlung der Nasennebenhöhlen möchten wir auf Übersichtsarbeiten verweisen. In der vorliegenden Arbeit werden an Hand der Fälle der HNO-Abteilung im AKH Linz von 1980 bis einschließlich 1984 Neuerungen und Vor- und Nachteile verschiedener Methoden der operativen Behandlung diskutiert.

Ergebnisse und Diskussion

Durch besondere anatomische Gegebenheiten, nämlich einer knöchernen Höhle mit Schleimhautauskleidung und einem Ostium im mittleren Nasengang ist die Drainage und Belüftung von normalen benachbarten Strukturen und gesunder Schleimhaut im Bereich des Ostiums abhängig (Abb. 1). Durch Veränderungen im

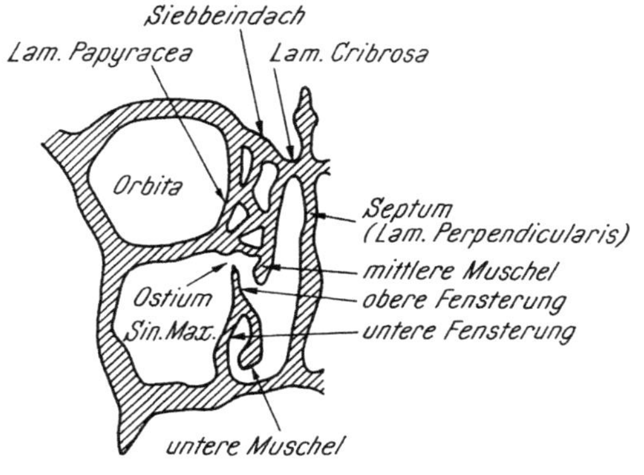

Abb. 1. Anatomische Beziehungen der Kieferhöhle

Bereich des Infundibulums kann es zu Behinderungen des Sekretabflusses und der Belüftung der abhängigen Nebenhöhle und als Folge zur sekundären Krankheitsbeteiligung einer Kieferhöhle kommen. In den meisten Fällen kommt es wahrscheinlich spontan zur Abschwellung, Öffnung des Ostiums und Belüftung der Kieferhöhle und somit Ausheilung. Ist es bei der Nebenhöhlenbeteiligung zu irreversiblen Schleimhautveränderungen gekommen und/oder die Abflußbehinderung bestehen geblieben, so kann die betroffene Kieferhöhle nicht ausheilen.

Die häufigsten Erstsymptome maligner Nasen- und Nebenhöhlentumore (Tab. 1) begleiten nicht selten banale Kieferhöhlenerkrankungen. Es handelt sich dabei nicht um Früh-, sondern Erstsymptome der Neubildungen.

Tabelle 1. *Symptome von Nasen- und Nasennebenhöhlentumoren*

1. Behinderte Nasenatmung
2. Blutige/eitrige Nasensekretion
3. Parästhesien/Schmerzen
4. Weichteilschwellung
5. Geruchsstörung
6. Augensymptome
7. Zahnsymptome

Bezogen auf die Gesamtzahl der behandelten Nasennebenhöhlenerkrankungen ist die Zahl derer bei denen in diesem Zusammenhang ein Malignom diagnostiziert wurde gering, so daß diese Möglichkeit außer acht gelassen wird. Wahrscheinlich erfolgt deshalb eine solche Diagnose oft spät und nach verschiedenen Vorbehandlungen. Wir haben deshalb ein spezielles Vorgehen bei Kieferhöhlenaffektionen ausgearbeitet, das den „Tumorausschluß" beinhaltet (Abb. 2). Ergab sich bei der sorgfältigen Abklärung der asymptomatischen

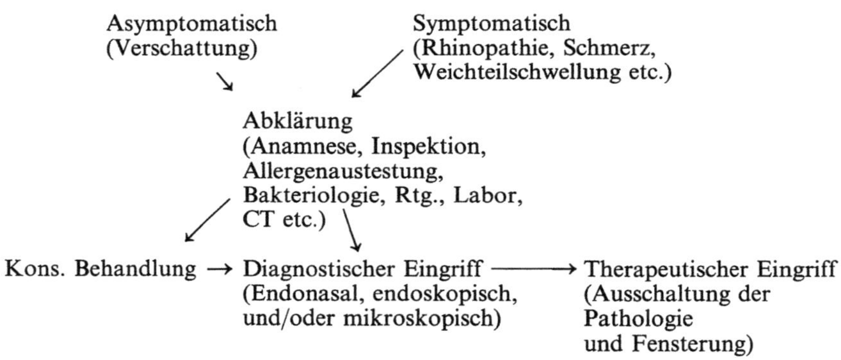

Abb. 2. Vorgehen bei Kieferhöhlenaffektionen

Verschattung oder Nasen- oder Nebenhöhlensymptomatik ein Hinweis auf eine Neubildung, so wurde ein diagnostischer Eingriff durchgeführt. Ansonsten wurde abhängig vom Ergebnis der Abklärung eine entsprechende konservative Behandlung durchgeführt. Bei der Nasen- und Nasennebenhöhlenendoskopie (evtl. PE, Bakteriologie, Tierversuch) konnten wir in den letzten vier Jahren je einmal das Vorliegen eines Nasenkarzinoms, eines malignen Melanoms und einer Wegener'schen Granulomatose bei nahezu asymptomatischer Verschattung einer Kieferhöhle histologisch sichern und entsprechend behandeln. Durch dieses schematische Vorgehen hat die Anzahl der endonasalen Endoskopien und mikroskopischen Eingriffe an der HNO-Abteilung im AKH Linz im Beobachtungszeitraum zugenommen, während die Eingriffe durch den Mundvorhof abgenommen haben (Abb. 3). Beim Zugang durch die Nase war in den meisten

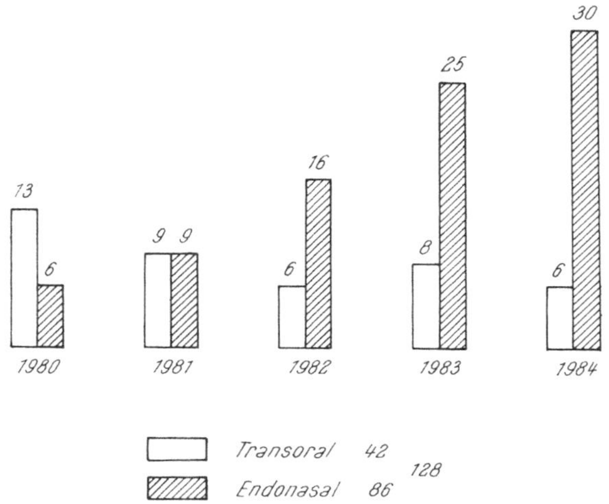

Abb. 3. Kieferhöhlenoperationen 1980—1984

Fällen der Tumorausschluß und die Sanierung der Kieferhöhle im Rahmen desselben Eingriffes möglich. Das obere oder untere Fenster, das zur Inspektion angelegt wurde, dient dann zugleich der Drainage und Belüftung der Kieferhöhle. Irreversibel erkrankte Schleimhaut und Biopsien können unter endoskopischer Sicht entnommen werden. Für postoperative Spülungen hat sich die Einlage eines Ballondrains in die Kieferhöhle bewährt (Abb. 4). In etwa 20% unserer Fälle war die Übersicht endonasal nicht ausreichend oder es bestanden Komplikationen, die ein transorales Vorgehen ratsam erscheinen ließen. Es hat sich dafür ein osteoplastisches Vorgehen bewährt, bei dem der Knochendeckel für die Vorderwand erhalten wurde. Eine routinemäßige radikale Schleimhautentfernung wurde an unserer Abteilung seit Jahren nicht mehr durchgeführt, sondern ein solches Vorgehen blieb auf Fälle mit Komplikationen wie eine Osteomyelitis beschränkt.

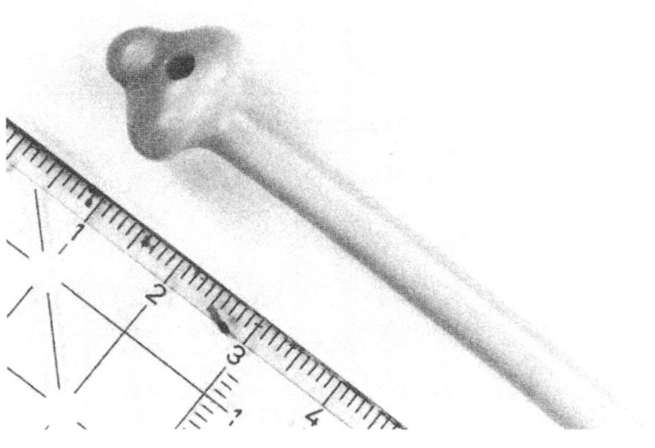

Abb. 4. Kieferhöhlenballondrain

Tabelle 2. *Diagnosen bei Kieferhöhlenoperationen*

Eitrige und/oder polypöse Sinusitis	58
Zystisch oder polypöse Sinusitis	12
Aspergillom	10
Muco/Pyozele	4
Spiegelbildung Sek.	5

Die Diagnosen, betreffend Veränderunngen in der Kieferhöhle, sind wenig aussagekräftig, da es sich dabei meistens nicht um Erkrankungen, sondern nur um deren Symptomatik handelt (Tab. 2).

Es haben sich retrospektive zwei Gruppen von Affektionen ergeben, die man als typisch für die Kieferhöhlen anführen könnte: Die einseitig isolierte Symptomatik in Form von Muco/Pyocele, Aspergillose, eitrig/polypöse Entzündung, Zyste und Erguß häufig mit einer lokalen Ursache wie einer Septumdeformation, einem Nasenpolyp, Schleimhautveränderungen im Infundibulum, „dentogen", posttraumatisch, postoperativ oder einem Tumor gegenüber Veränderungen mehrerer Nebenhöhlen in Form von eitrig und/oder polypöser sinusitis bei Schleimhauterkrankungen des oberen Respirationstraktes wie allergischen und vasomotorischen Rhinopathien. In dieser zweiten Gruppe kommt es häufiger zu Rezidiven und erscheint es klar, daß die Rezidive unabhängig von der Radikalität der Schleimhautentfernung sind, weil sich die erkrankte Schleimhaut nicht auf die Kieferhöhle beschränkt. Die Frequenz von Rezidiven hat sich nach endonasalen Fensterungen und transoralen Eingriffen nicht signifikant unterschieden (Tab. 3). Bei den Rezidiven handelte es sich um allergische und vasomotorische Rhinopathien, also Fälle bei denen die Indikation zur Operation aus diagnostischen Gründen oder wegen einer Komplikation gestellt worden war. Nur in einem Fall lag ein narbiger Verschluß einer Fensterung vor. Wegen der guten Erfahrungen mit dem unteren Fenster, weil „normale" Ostien der Kiefer- und anderer Nebenhöhlen im mittleren Nasengang wenn möglich geschont werden sollten und schließlich die Manipulation in einer Kieferhöhle über den mittleren Nasengang schwieriger ist, wurde von

Tabelle 3. *Kieferhöhlenoperationen 1980—1984*

89 Pat./128 Eingriffe		
Transoral		eins.: 20 Pat. (2 Rez.)
		bds. 11 Pat. (1 Rez.)
Endonasal	mittl. Nasengang	eins.: 10 Pat. (1 Rez.)
		bds.: —
	unterer Nasengang	eins.: 20 Pat.
		bds.: 28 Pat. (2 Rez.)

uns das untere Fenster vorgezogen. Ursachen für eine Kieferhöhlenaffektion im Bereich des Infundibulums wurden unabhängig von der Fensterung endonasal endoskopisch oder mikroskopisch beseitigt. Nur in zehn Fällen erfolgten Zugang und Fensterung im mittleren Nasengang unter Verzicht auf ein unteres Fenster, wobei es zu einem Rezidiv gekommen ist. Postoperative Komplikationen, wie Tränengangsstenosen, Blutungen oder Schmerzsyndrome, wurden nach den endonasalen Fensterungen nicht beobachtet (Heger und Richter, 1985).

Literatur

Albegger, K. W.: Banale Entzündungen der Nase und der Nasennebenhöhlen. In: Hals-Nasen-Ohrenheilkunde in Praxis und Klinik, 2. Aufl. (Berendes, J., Link, R., Zöllner, F., Hrsg.), Bd. 1, 11.0—11.32. Stuttgart: G. Thieme. 1977.

Breuninger, H.: Konservative Behandlung der Nase und ihrer Nebenhöhlen. In: Hals-Nasen-Ohrenheilkunde in Praxis und Klinik, 2. Aufl. (Berendes, J., Link, R., Zöllner, F., Hrsg.), Bd. 1, 12.1—12.28. Stuttgart: G. Thieme. 1977.

Draf, W.: Die chirurgische Behandlung entzündlicher Erkrankungen der Nasennebenhöhlen. Arch. Ohren-, Nasen-, Kehlkopfheilk. *235*, 133—305 (1982).

Heger, F., Richter, E.: Unsere Erfahrungen mit der endonasalen Kieferhöhlenfensterung. In: Aktuelles in der Otorhinolaryngologie 1985 (Majer, E. H., Zrunek, M., Hrsg.), S. 49—51. 1985.

Messerklinger, W.: Endoskopie der Nase und der Nebenhöhlen. In: Hals-Nasen-Ohrenheilkunde in Praxis und Klinik, 2. Aufl. (Berendes, J., Link, R., Zöllner, F., Hrsg.), Bd. 1, 3.1—3.16. Stuttgart: G. Thieme. 1977.

Anschrift der Verfasser: Prim. Doz. Dr. E. Richter, Hals-, Nasen-, Ohren-Abteilung, Allgemeines Öffentliches Krankenhaus, Krankenhausstraße 9, A-4020 Linz.

Zur chirurgischen Therapie entzündlicher Kieferhöhlenerkrankungen

E. Waldhart, G. Röthler und *B. Norer*
Abteilung für Kieferchirurgie
(Leiter: Prof. Dr. E. Waldhart)
der Universitätsklinik für Zahn-, Mund- und Kieferheilkunde, Innsbruck
(Vorstand: Prof. Dr. K. Gausch)

Zusammenfassung

Die Erkenntnis, daß die Kieferhöhlenradikaloperation nach Caldwell (1893) und Luc (1897) in einem beträchtlichen Prozentsatz Dauerbeschwerden zur Folge hat, führte zu einem Umdenken in der Therapie entzündlicher Kieferhöhlenerkrankungen zugunsten einer konservativeren Behandlung. Verfeinerte Operationstechniken tragen zusätzlich zur Vermeidung postoperativer Beschwerden bei.

Das seit acht Jahren an der Abteilung für Kieferchirurgie in Innsbruck angewandte Konzept mit einer intensiven präoperativen Spültherapie, der Vermeidung einer Freilegung und Irritation des N. infraorbitalis, der weitgehenden Erhaltung der Kieferhöhlenschleimhaut, der Fensterung der Kieferhöhle zum unteren Nasengang mit Einlegen eines Spüldrains, dem osteoplastischen Verschluß des Fensters in der fazialen Kieferhöhlenwand und einer postoperativen Spülbehandlung, wird erläutert und diskutiert.

Summary

Surgical Management Maxillary Sinusitis. The radical operation of the maxillary sinus as described by Caldwell (1893) and Luc (1897) results in persistent pain in a large number of cases.

This prompted a revision of treatment concepts for maxillary sinusitis in favor of a more conservative approach. In addition, more sophisticated operative techniques have reduced the incidence of postoperative complaints. The treatment concept used at the department of maxillo-facial surgery in Innsbruck for the past 8 years is described and discussed. It consists of intensive preoperative irrigation; avoidance of infraorbital nerve exposure; preservation of the sinus mucosa; fenestration to the inferior nasal meatus with insertion of an irrigation drain; osteaoplastic closure of the opening in the facial wall; and postoperative irrigation.

Schlüsselwörter: Entzündungen der Kieferhöhle, funktionelle Kieferhöhlenoperation, oroantrale Fistel.

Keywords: Maxillary sinusitis, functional therapy of maxillary sinus, oroantral fistula.

Einleitung

Παντα ρ῾εῖ (Panta rhei) — alles fließt — sagten schon die alten Griechen, und die Medizin bildet da keine Ausnahme.

Neue Erkenntnisse und neue technische Entwicklungen führen immer wieder zu Änderungen in der Diagnostik und Therapie, zu Fortschritten und Verbesserungen.

In der Behandlung der chronischen Sinusitis maxillaris galt die Radikaloperation nach Caldwell (1893) und Luc (1897) jahrzehntelang als Standardoperation. Auch beim Verschluß einer nicht frischen oroantralen Fistel wurde fast routinemäßig die Kieferhöhlenschleimhaut radikal entfernt.

Kontrolluntersuchungen ergaben, daß nach der Radikaloperation in einem beträchtlichen Prozentsatz Dauerbeschwerden bestanden, die zum Teil sogar stärker waren, als die ursprünglichen Schmerzen, derentwegen die Radikaloperation vorgenommen wurde (Pfeifer, 1973; Rolffs et al., 1979; Petzel et al., 1980). Obwegeser und Tschamer wiesen schon 1957 darauf hin, daß die radikale Entfernung der Kieferhöhlenschleimhaut weitgehend eingeschränkt werden soll und daß chronische Entzündungen der Kieferhöhlenschleimhaut bei oroantraler Fistel nach dem Fistelverschluß in den meisten Fällen abheilen.

In den folgenden Jahren wurden von verschiedenen Autoren Therapiekonzepte für die Behandlung der chronischen Sinusitis angegeben, wobei neben der Einschränkung der Indikation zur Radikaloperation zugunsten einer konservativeren Behandlung auch subtilere und schonendere Operationstechniken entwickelt wurden (Pfeifer, 1973; Lindorf, 1974, 1979, 1980; Baumann und Pajarola, 1975; Pape und Herzog, 1978; Rolffs et al., 1979; Akuamoa-Boateng und Fabinger, 1980; Petzel et al., 1980; Watzek et al., 1981).

Norer et al. berichteten 1984 über die Ergebnisse einer klinischen, röntgenologischen und endoskopischen Nachuntersuchung von Patienten, die wegen einer foetiden Sinusitis maxillaris als Folge einer oroantralen Perforation in der Zeit von 1978 bis 1981 an der Abteilung für Kieferchirurgie in Innsbruck nach einem funktionellen Therapiekonzept behandelt und operiert wurden. Da wir mit diesem Therapiekonzept sehr gute Erfahrungen gemacht haben, soll es hier ausführlich dargestellt und diskutiert werden.

Therapiekonzept

Bei purulenter Sinusitis maxillaris mit breiter oroantraler Verbindung nach Zahnextraktion wird die Kieferhöhle über die Fistel mit einer gebogenen stumpfen Kanüle ein- bis zweimal täglich mit angewärmter physiologischer Kochsalzlösung und Baneocin * gespült, bis die eitrige Sekretion sistiert. Besteht keine Mund-Antrum-Fistel, wird im Zuge einer Sinuskopie von der Fossa canina ein Silikonschlauch in die Kieferhöhle eingelegt und im Bereiche der vestibulären Weichteile mit einer Naht fixiert. Bei der Sinuskopie besteht neben der Sicherung der Diagnose auch die Möglichkeit, Mucocelen, kleine Wurzelreste und Fremdkörper zu entfernen (Müller-Schelken, 1977). Der dünne und weiche Silikonschlauch stört den Patienten kaum und Spülungen können ohne Schmerzen ambulant durchgeführt werden.

Wenn keine oroantrale Verbindung besteht, gelingt es in vielen Fällen allein durch eine intensive Spülbehandlung, eine Sinusitis maxillaris zur Abheilung zu bringen oder zumindest soweit zu bessern, daß der Patient beschwerdefrei wird.

---

* Bacitracin, Neomycinsulfat, Firma Biochemie, Wien.

Ist die chirurgische Revision der Kieferhöhle nötig, so wird bei einer Sinusitis ohne Mund-Antrum-Verbindung der Schleimhautschnitt horizontal im Vestibulum geführt. Bei Mund-Atrum-Verbindungen wird in typischer Weise die Fistel am Kieferkamm umschnitten und ein trapezförmiger, vestibulärer Mukoperiostlappen gebildet. Die Fensterung der fazialen Kieferhöhlenwand erfolgt mit einem dünnen Rosen- oder Fissurenbohrer durch eine nach kranial offene U-förmige Osteotomie. Der U-förmige Knochendeckel wird dann mit einem Raspatorium nach kranial aufgeklappt und die Kieferhöhle eröffnet. Der Knochendeckel soll nur so groß wie nötig, aber auf keinen Fall so groß wie möglich gemacht werden (Pfeifer, 1973). Auf die Darstellung des N. infraorbitalis wird bewußt verzichtet und darauf geachtet, daß unter dem Foramen infraorbitale eine feste Knochenbrücke bestehen bleibt (Pfeifer, 1973). Ist die Kieferhöhlenschleimhaut stark ödematös verdickt, wird die Kieferhöhle mit einem in 3prozentigem H_2O_2 getränkten Textilstreifen für mehrere Minuten fest austamponiert. Dies führt zur Abschwellung der Schleimhaut.

Von der entzündlich veränderten Schleimhaut wird nur eine Probeexzision für eine histopathologische Untersuchung entnommen bzw. beschränkt sich die Entfernung auf polypöse Areale im Fistelbereich. Die übrige Kieferhöhlenschleimhaut wird, sofern kein Verdacht auf ein Malignom besteht, erhalten.

Von der Kieferhöhle wird ein mindestens 1 cm^2 großes Fenster zum unteren Nasengang angelegt. Falls der Knochen sehr dünn ist, wird er mit einer durch die Nase eingeführten gebogenen Klemme durchbrochen, bei dickem Knochen wird das Fenster mit einem dünnen Rosenbohrer und die Nasenschleimhaut mit Diathermie umschnitten.

Nach exakter Blutstillung wird ein Silikon- oder Gummischläuchchen von der Kieferhöhle über die Nase herausgeleitet und der kranial gestielte Knochendeckel in der fazialen Kieferhöhlenwand rückverlagert. Falls der Knochendeckel an der Basis abbricht, was immer wieder passiert, oder die Gefahr besteht, daß er in die Kieferhöhle hineingedrückt wird, was bei sehr dünner fazialer Kieferhöhlenwand vorkommt, wird er mit zwei bis drei Nähten aus resorbierbarem Material fixiert. Dazu werden kleine Löcher in den Knochendeckel und die angrenzende Kieferhöhlenwand gebohrt.

Bei bestehender Mund-Antrum-Fistel wird diese nach Rehrmann (1936) mit einem vestibulären Schleimhaut-Periostlappen verschlossen.

Postoperativ wird die Kieferhöhle vom zweiten bis sechsten Tag über den eingelegten Silikonschlauch mit physiologischer Kochsalzlösung gespült. Am siebten postoperativen Tag erfolgt die Entfernung des Drains und der Nähte.

Diskussion

Während nach einer Radikaloperation der Kieferhöhle röntgenologisch eine homogene Verschattung bestehen bleibt, sind funktionell operierte Kieferhöhlen mit Erhaltung der Schleimhaut postoperativ im Röntgenbild in den meisten Fällen transparent wie eine gesunde Kieferhöhle.

Die zurückbelassene Kieferhöhlenschleimhaut kann regenerieren und ihre Funktion der Sekretion und Sekretförderung zur Selbstreinigung der Kieferhöhle wieder erfüllen. Vernarbungen mit Differenzdruck-Kopfschmerz (Lindorf, 1979, 1980) werden dadurch verhindert. Die sekundäre Auskleidung einer radikal operierten Kieferhöhle durch Schleimhauttransplantate oder Dura bringt dzt. noch keine befriedigenden Ergebnisse (Lindorf, 1980; Götzfried und Kaduk, 1983).

Durch die Vermeidung der Freilegung des N. infraorbitalis und die Erhaltung einer breiten Knochenbrücke unter dem Foramen infraorbitale können Narbenzüge und dadurch resultierende Neuralgien von Seiten des N. infraorbitalis vermieden werden.

Das große Fenster zum unteren Nasengang gewährleistet eine gute Sekretentleerung aus der Kieferhöhle.

Die Tamponade der Kieferhöhle mit einem in 3prozentigem H_2O_2 getränkten Streifen führt in kurzer Zeit zum Abschwellen der ödematös veränderten Kieferhöhlenschleimhaut und zur Desinfektion.

Der osteoplastische Verschluß des Fensters in der fazialen Kieferhöhlenwand verhindert narbige Einziehungen der Wangenweichteile, damit eine Verkleinerung des Kieferhöhlenlumens und auch die Verlegung des Fensters zum unteren Nasengang.

Durch die postoperativen Spülungen der Kieferhöhle werden Blut und Koagula entfernt und gelingt es, die Kieferhöhle rein zu halten. Der Silikonschlauch ist problemlos und ohne Schmerzen zu entfernen, was bei einer Tamponade der Kieferhöhle mit einem Textilstreifen nicht immer möglich ist.

Bei Beachtung dieser Punkte kann die Zahl der Patienten mit postoperativen Beschwerden nach operativen Eingriffen im Bereich der Kieferhöhle deutlich reduziert werden, was unsere Nachuntersuchungsergebnisse bestätigen.

Literatur

Akuamoa-Boateng, E., Fabinger, A.: Ergebnisse der rekonstruktiven Kieferhöhlenoperation nach Caldwell-Luc. Dtsch. zahnärztl. Z. *35*, 134—136 (1980).

Baumann, M., Pajarola, G.: Experiences on the sequela of maxillary sinusitis following closure of the causative oro-antral fistula. J. max.-fac. Surg. *3*, 164 (1975).

Caldwell, G. W.: Deseases of the accessory sinuses of the nose and an improved method of treatment for suppuration of the maxillary antrum. N.Y. med. J. *58*, 526 (1893).

Götzfried, H. F., Kaduk, B.: Das Minischwein als Versuchstier bei autologen Mukosatransplantaten in der Kieferhöhle. Dtsch. Z. Mund-Kiefer-Gesichts-Chir. *7*, 40—43 (1983).

Lindorf, H. H.: Knochendeckelverschluß nach oraler Kieferhöhleneröffnung. Dtsch. zahnärztl. Z. *29*, 587—590 (1974).

Lindorf, H. H.: Postoperative Beschwerden nach Caldwell-Luc-Radikaloperation und Möglichkeiten der chirurgischen Therapie. Dtsch. zahnärztl. Z. *34*, 219—221 (1979).

Lindorf, H. H.: Wiederauskleidung der nach Caldwell-Luc voroperierten Kieferhöhle mit Spaltschleimhaut oder Duratransplantaten. Dtsch. Z. Mund-Kiefer-Gesichts-Chir. *4*, 151—154 (1980).

Luc, H.: Une nouvelle méthode opératoire pour la cure radicale et rapide de l'empyème chronique du sinus maxillaire. Arch. laryng. *6*, 275 (1897).

Müller-Schelken, Hp.: Zur Bedeutung der Kieferhöhlenendoskopie für die zahnärztliche Praxis. Quintessenz Ref. 5575, H. 3, 57—63 (1977).

Norer, B., Röthler, G., Grunert, I.: Untersuchungsergebnisse sekundär versorgter oroantraler Perforationen mittels Rehrmann-Plastik. In: Fortschritte der Mund-, Kiefer- und Gesichtschirurgie, Bd. 29, S. 105—107. Stuttgart: G. Thieme. 1984.

Obwegeser, H., Tschamer, H.: Bericht über unsere Erfahrungen bei der Behandlung von nicht frischen tiefen Mund-Kieferhöhlenverbindungen nach Zahnextraktionen. Dtsch. Zahn-, Mund- und Kieferheilkunde *26*, H. 1 und 2 (1957).

Pape, H.-D., Herzog, M.: Neue Aspekte zur Behandlung der dentogenen Sinusitis maxillaris. Österr. Z. Stomatol. *76*, 86—92 (1973).

Petzel, J.-R., Minderjahn, A., Kreidler, J.: Das Syndrom der operierten Kieferhöhle. Dtsch. Z. Mund-Kiefer-Gesichts-Chir. *4*, 144—150 (1980).
Pfeifer, G.: Über Ursachen von neuralgiformen Schmerzen nach Kieferhöhlenoperationen und Möglichkeiten der chirurgischen Behandlung. Dtsch. Zahn-, Mund- und Kieferheilkunde *60*, 201—213 (1973).
Rehrmann, A.: Eine Methode zur Schließung von Kieferhöhlenperforationen. Dtsch. Zahnärztl. Wschr. *36*, 1136—1138 (1936).
Rolffs, J., Schmelzle, R., Schwenzer, N., Neumann, V.: Zur chirurgischen Therapie der odontogenen Sinusitis maxillaris — Ein Bericht über 397 Fälle. Dtsch. zahnärztl. Z. *34*, 30—34 (1979).
Watzek, G., Müller, H. P., Stanek, G.: Zur Operationsindikation bei Sinusitis maxillaris. Österr. Z. Stomatol. *78*, 314—320 (1981).

Anschrift der Verfasser: Prof. Dr. E. Waldhart, Abteilung für Kieferchirurgie, Universitätsklinik für Zahn-, Mund- und Kieferheilkunde, Anichstraße 35, A-6020 Innsbruck.

Die odontogene Sinusitis maxillaris — Diagnostik und Therapie im Wandel

D. Schlegel und *T. Bunnag*
Klinik und Poliklinik für Kieferchirurgie, München
(Direktor: Prof. Dr. Dr. D. Schlegel),
Bundesrepublik Deutschland

Mit 3 Abbildungen

Zusammenfassung

Spätergebnisse bei 264 Patienten nach Antrumoperation werden diskutiert, eine weitgehend schleimhautschonende Operationstechnik propagiert. So sollte es möglich sein, den Prozentsatz postoperativer Beschwerden unter die jetzt gefundene Grenzmarke von 25% abzusenken.

Summary

Odontogenous Sinusitis maxillaris—Recent Developments in Diagnosis and Treatment. Late results of antral surgery in 264 patients are discussed. The operative approach should be as conservative as possible, avoiding removal of and trauma to the residual normal antral lining.

This should help to reduce the incidence of postoperative complaints by 25%.

Schlüsselwörter: Ultraschall-Diagnostik, CAT, Funktionelle Chirurgie.
Keywords: Sonography, CAT, functional surgical approach.

Einleitung

Ein Drittel aller Kieferhöhlenentzündungen geht vom Zahnsystem aus. Neue diagnostische Verfahren wie Antroskopie, Ultraschall und CAT erleichtern die Diagnostik. Da sich nach Antrum-Operationen gehäuft postoperative Beschwerden finden, ist die chirurgische Therapie im Umbruch. Spätergebnisse scheinen Vorzüge einer anatomisch-rekonstruktiven und funktionell orientierten Behandlung zu bestätigen.

Material und Methode

In den Jahren 1976—1981 wurden durch verschiedene Behandler in der Universitäts-Kieferklinik München insgesamt 264 Patienten operativ wegen einer Kieferhöhlenentzündung versorgt.

Die Diagnose erfolgte auf Grund der klinischen Symptomatik, bild-gebender

Verfahren verschiedener Art, mittels Ultraschall oder invasiv durch Antrumpunktion, -spülung oder Antroskopie.

Stets wurde die Kieferhöhle von vestibulär mittels Wegnahme von Teilen der fazialen Antrumwand eröffnet, der Defekt nie osteoplastisch gedeckt, stets der Infraorbitalnerv geschont und ein Fenster zum unteren Nasengang angelegt. In einem Teil der Fälle räumte man die Antrum-Schleimhaut im Sinne des klassischen Caldwell-Luc radikal aus, in einem anderen Teil wurde die Schleimhaut weitgehend erhalten.

Ätiologisch lag 106mal eine Mund-Antrum-Verbindung post extractionem vor, die in 49.8% den 1. Molaren, in 30.2% den 2. Molaren, in 10.4% den 2. und nur in 2% den 1. Prämolaren betraf.

86mal fanden wir eine fortgeleitete odontogene Infektion, die 37mal vom 1., 15mal vom 2. Molaren und nur 16mal von einem der vier Prämolaren ausging. Die Eckzähne verursachten 5mal eine Antruminfektion.

36 Patienten wiesen Mukozelen bei der klinischen Symptomatik einer Sinusitis auf.

Die Antrumschleimhaut wurde fast in allen Fällen histologisch im Pathologischen Institut der Universität München (Direktor: Prof. Dr. M. Eder) untersucht.

Um einen Eindruck von den Spätergebnissen zu gewinnen, baten wir alle 264 Patienten um Auskunft über objektive Befunde und subjektive Beschwerden. Der Rücklauf war mit 83 Antworten (31.5%) gering.

Ergebnisse

Diagnostisch hat sich im Routinebetrieb die klinische Symptomatik als sicheres Kriterium erwiesen, wobei im akuten Zustand die neuralgiformen Beschwerden, verstärkt durch Wärme und beim Bücken, ein seiten-begrenztes Druckgefühl, die Rötung der unteren und mittleren Nasenmuschel und eine Rachen-Schleimstraße wichtige Hinweise sind. Eine okzipito-mentale Schädelaufnahme bestätigt den klinischen Verdacht ebenso wie die eventuelle Probepunktion mit anschließender Spülbehandlung bei positivem Befund. Irrationale Röntgenängste mancher Patienten lassen uns auf den Bildgewinn verzichten. Sie haben uns darüber hinaus veranlaßt zu prüfen, ob eine Ultraschalluntersuchung dem Röntgenbild gleichwertige Aussagen erlaubt. Verwendet wurde das Gerät SINUSON 810 der Firma Johnson/Schweden. Typisch für einen krankhaften Antrumbefund soll ein sogenanntes Doppelecho sein, während der Ultraschall bei gesunder Kieferhöhle an der Grenze zwischen Knochen und Schleimhaut voll reflektiert wird, die „Echozacke" also fehlt. Keidel (1947) und Mann (1975) haben aus HNO-Sicht zuletzt 1975 über das Verfahren berichtet. Wir konnten nicht erkennen, daß im Sonogramm diejenige Aussagekraft erreicht wird, die im Normalfall den Verzicht auf ein Röntgenbild ermöglicht. Daher setzen wir die Methode nur bei Graviden, Strahlenphobie und im Rahmen sich engmaschig wiederholender Antrum-Nachuntersuchungen ein. Während zur Lokalisation von herdförmigen Befunden die Antrum-Tomographie mittels polyzyklischer Verwischung sich schon lange bewährt hat, nutzt man die mittels CAT zu erzielende konturenscharfe Schichtung der Kieferhöhle erst in letzter Zeit zunehmend. Meist dürfte diese aufwendige Technik aber dem Tumorausschluß vorbehalten bleiben. Kontrastmittelfüllungen der Kieferhöhle sind damit weitgehend überholt.

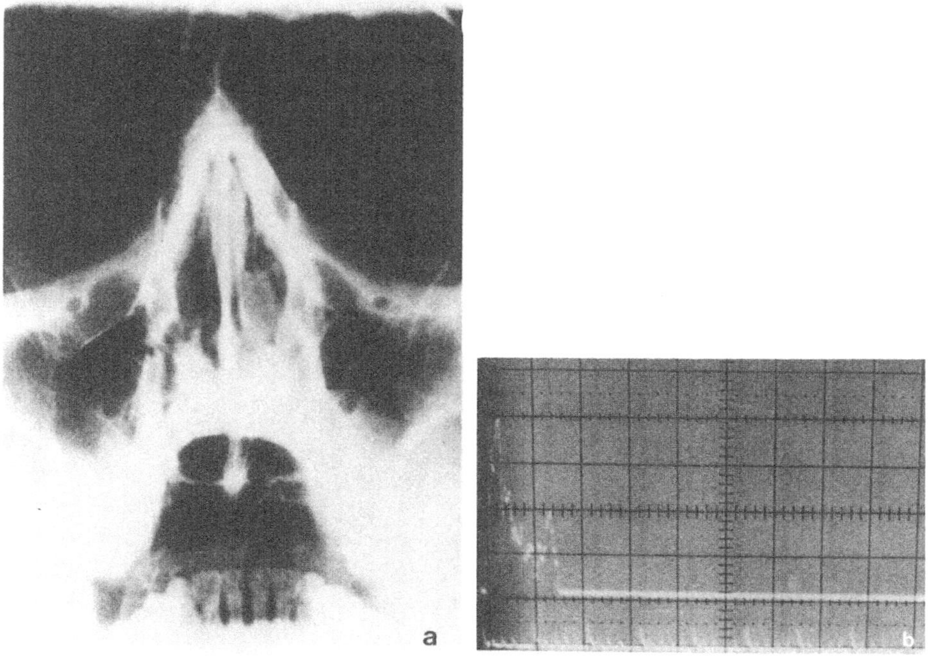

Abb. 1 a und b. Gegenüberstellung einer befundfreien okzipito-mentalen Kieferhöhlendarstellung und eines entsprechenden Sonogrammes. Der Ultraschall reflektiert wohl an der Grenze von Knochen und Schleimhaut. Ein Zweit-Echo fehlt

Altersverteilung und Seitenbefall der erkrankten Kieferhöhlen geben die Tab. 1 und 2 wieder.

Tabelle 1

Alter in Jahren	—10	—20	—30	—40	—50	—60	—70	—80	—90	Summe
Zahl der operierten Patienten	1	7	66	68	58	34	21	8	1	264

Tabelle 2. *Seitenverteilung der Antrum-Erkrankungen*

Total	Linke Seite	Rechte Seite	Beide Seiten
264	143	101	20
100%	54.2%	38.3%	7.6%

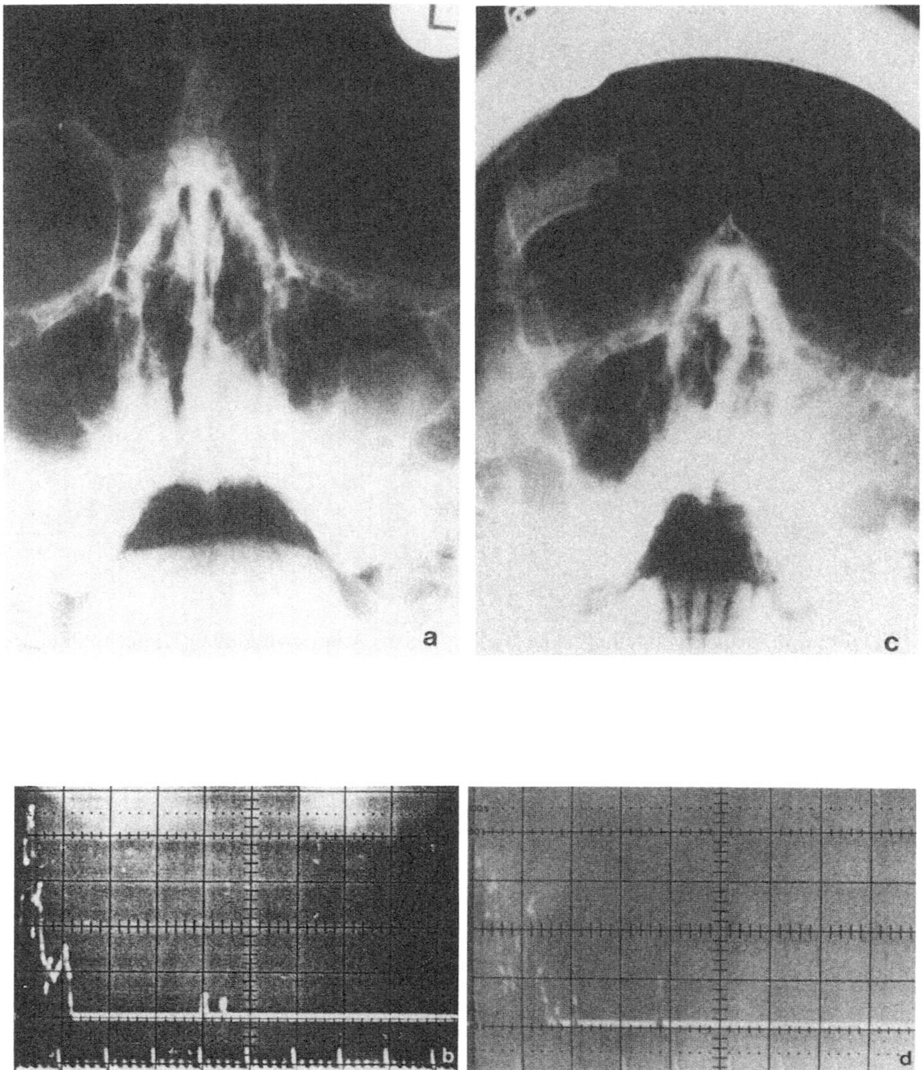

Abb. 2a—d. Die NNH-Aufnahmen zeigen einmal eine basale Mukozele links mit dem dazugehörigen Ultraschall-Zweit-Echo. Im zweiten Fall ist die Kieferhöhle röntgenologisch infolge einer Sinusitis maxillaris chronica voll „verschattet". Das Ultraschallbild entspricht mit der sekundären Echozacke der Mukozele, erlaubt also keine Differenzierung der pathologischen Befunde

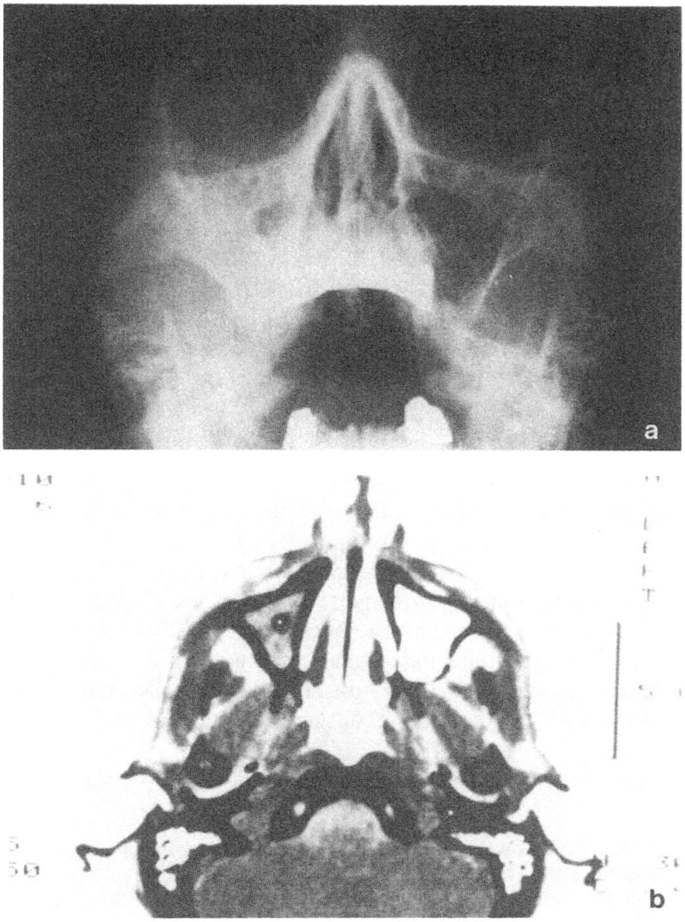

Abb. 3 a und b. Die röntgenologische komplette Radioopazität der rechten Kieferhöhle klärt ursächlich das CAT ab: ein seit 30 Jahren im Antrum versprengter Wurzelrest stellt sich dar

Ob man hier die Theorie von Herrmann (1962) heranziehen soll, wonach sich rechtsseits wegen der stärkeren Kaubelastung eine dickere Knochenschicht zwischen Apices und Antrumboden finde, sei dahingestellt.

Die gewählte Operationsart zeigt Tab. 3:

Tabelle 3

Radikale Schleimhautentfernung	Partielle Schleimhautentfernung	Antroskopische Schleimhautentfernung
135 51.1%	126 47.7%	3 1.1%

Dabei nimmt die Zahl der radikalen Caldwell-Luc-Operationen von 83.9% im Jahre 1976 auf 52.8% im Jahre 1981 ab — eine Tendenz, die sich seither auf Grund unserer Erfahrungen nahezu voll durchsetzte.

Histologisch wurde 165mal eine chronische polypöse Sinusitis nachgewiesen, wobei man 6mal eine hyperergische Genese vermutete. Das übrige Untersuchungsgut ließ sich als chronisch katarrhalische Sinusitis oder Mukozelen klassifizieren.

Bei den 83 Rückläufen fanden wir nur 32 Fälle völlig ohne Beschwerden.

Dabei ist anzunehmen, daß die größte Anzahl beschwerdefreier Patienten bei den Nicht-Antwortenden zu finden ist, eine Hypothese, die hier unbeachtet bleibt. Unter den 51 teils mehrfach Beschwerdeführenden gaben 17 unklare Klagen wie Wetterfühligkeit, Druck- oder allgemeinen Kopfschmerz an, über neuralgiforme Schmerzen klagten 10, Parästhesien geringer Art und Sekretion wurden 28mal bzw. 5mal angegeben.

Konklusion

Wenn von 264 Operierten fast 25%, nämlich 51 über postoperative Beschwerden klagen, zwingt das zu sorgfältiger Ausschöpfung aller konservativ medikamentösen Therapien vor der Operation. Der operative Eingriff sollte bei nur selektiver Schleimhaut-Entfernung und bei Schaffung eines ausreichend großen Nasenfensters zum unteren Nasengang erfolgen. Ob die durch Lindorf (1983) eine Renaissance erfahrende osteoplastische Methode die Situation weiter verbessert, bleibt abzuwarten. Diagnostisch bestimmen nach wie vor der klinische Befund und die verfeinerte Röntgentechnik (CAT) unser Vorgehen. Die Ultraschall-Untersuchung kann nicht die Sicherheit der Röntgenaussage erreichen.

Literatur

Herrmann, P.: Die Rolle des Zahnsystems bei Heilungsstörungen nach der radikalen Kieferhöhlenoperation. Dtsch. Zahnärztl. Z. *17*, 305 (1962).

Keidel, W. D.: Die Rolle des Ultraschalles in der klinischen Diagnostik. Ärztliche Forschung *1*, 349 (1947).

Lindorf, H.: Chirurgie der odontogen erkrankten Kieferhöhle. München-Wien: Hanser. 1983.

Mann, W.: Die Ultraschalldiagnostik der Nasennebenhöhlen und ihre Anwendung in der Freiburger HNO-Klinik. Arch. Otorhinolaryngol. *211*, 145 (1975).

Anschrift der Verfasser: Prof. Dr. Dr. D. Schlegel, Dr. T. Bunnag, Klinik für Kieferchirurgie, Universität München, Lindwurmstraße 2 A, D-8000 München 2, Bundesrepublik Deutschland.

Die osteoplastische Kieferhöhlenoperation. Technik und Erfahrungen mit der Knochendeckelmethode

H. H. Lindorf
Klinik Hallerwiese, Nürnberg, Bundesrepublik Deutschland

Mit 6 Abbildungen

Zusammenfassung

Bei der osteoplastischen Kieferhöhlenoperation wird für den Operationszugang ein Knochenstück (Knochendeckel) samt anhaftender Schleimhaut mit einer sehr dünnen Säge und schrägen Schnittkanten so aus der fazialen Kieferhöhlenwand herausgeschnitten, daß es als freies Replantat mit großer Paßgenauigkeit in die Öffnung wieder replaziert werden kann. Die Kontinuität der Wand wird dabei im Sinne einer primären Defektplastik wieder hergestellt. Sie ist so vollkommen, daß auch eine spätere Reoperation nach gleicher Methode keine Probleme aufwirft. Der Operationszugang vereinfacht nicht nur die gezielte Behandlung umschriebener Schleimhautveränderung, sondern auch das präzise Anlegen des für das Ausheilen entzündlicher Kieferhöhlenschleimhaut meist erforderlichen Drainagefensters. Die Deckung der basalen Knochenwundfläche dieses Fensters mit einem Mukoperiostlappen wird durch eine Ballontamponade einfacher und sicherer, welche die Belüftung und Drainage der Kieferhöhle während der Heilphase gewährleistet. Über die angewandte Technik und systematische Nachuntersuchungen wird berichtet.

Summary

Osteoplastic Surgery of the Maxillary Sinus — Techniques Used and Experiences Gained with the Bone Lid Method. In osteoplastic maxillary sinus surgery (bone lid method) a bone fragment (bone lid) is excised from the facial wall of the maxillary sinus for access and the opening is closed again with the same fragment used as a free replant. The bone lid and the mucosa attached to it undergo perfect restitution. This procedure simplifies treatment of circumscribed changes in the mucosa and facilitates accurate drainage fenestration essential for the healing of inflamed sinus mucosa. Coverage of the basal bony lesion initially present at the site of the window by a muco-periosteal flap is simplified. For stabilization an inflatable balloon is used. This stops bleeding reliably in the area of the inferior turbinate and around the window and simultaneously assures ventilation and drainage of the maxillary sinus during the healing process. Surgical techniques and systematic follow-up investigations are discussed.

Schlüsselwörter: Sinus maxillaris, Kieferhöhlenoperation, Knochendeckelmethode, Nachuntersuchungen.

Keywords: Maxillary sinus, osteoplastic surgery, bone lid method, follow-up.

Einleitung

Bei den klassischen Methoden werden der zur Herstellung des Operationszuganges in der fazialen Knochenwand entfernte Knochen und die ihm anhaftende Schleimhaut geopfert. Der entstandene Knochendefekt bleibt unverschlossen. Das kann zur Invasion von Wangenweichteilen in die Kieferhöhle und dadurch zur Einengung ihres Lumens führen. Dabei können Reizerscheinungen am Nervus infraorbitalis durch narbige Gewebeschrumpfungen im Bereich seiner Austrittsstelle ausgelöst werden, die bis zum Beschwerdebild neuralgiformer Schmerzen führen (Pfeifer, 1973). Im extremen Fall kann der Wangenweichteilprolaps die für das Ausheilen entzündeter Schleimhaut meist erforderliche Drainageöffnung zur Nase wieder verschließen und so ein Rezidiv auslösen. Die sicherste Gegenmaßnahme ist die sofortige Wiederdeckung des Knochendefektes. Bei primärer Eröffnung ist es naheliegend, das dabei anfallende Defektknochenstück so zu gestalten, daß es als freies Replantat für die Defektdeckung wieder verwendet werden kann.

Primäre Wiedereinheilung des Knochendeckels

Für den ungestörten Ablauf einer Primärheilung ist die periostale und endostale Gefäßverbindung eine wichtige Voraussetzung. Von entscheidendem Einfluß ist daher die Weite der Anlagerungsspalten. Nach Schenk (1975) werden Defekte, deren Ausmaß 1 mm übersteigt, nicht mehr primär knöchern ausgefüllt. Nach unseren Erfahrungen sollte der Spalt nicht weiter sein als 0,2 mm. Wir erzielen solche Spalten mit einer Osteotomiekreissäge *, welche Sägeblätter von nur 0,1 mm Dicke verwendet (Lindorf, 1974).

Der Gefäßanschluß erfolgt bevorzugt im Bereich der Spongiosa. Die Sägeschnitte sind also so zu wählen, daß breite Spongiosakontaktflächen entstehen. Die Schnitte werden deshalb an die Stellen gelegt, an denen die faziale Kieferhöhlenwand die meiste Spongiosa aufweist. Das ist im Bereich der Crista piriformis und der Crista zygomatico alveolaris der Fall. Die Kontaktfläche wird zusätzlich noch vergrößert, indem die vertikalen Sägeschnitte so schräg wie möglich ausgeführt werden. Die schrägen Schnitte bieten dem Deckel außerdem eine ausreichende Auflagefläche, so daß er nicht — wie bei senkrechten Schnitten — durch die Öffnung hindurchfallen kann. Mit dem dünnen Kreissägeblatt läßt sich der Knochendeckel mit so großer Paßgenauigkeit schneiden, daß er ohne zusätzliche Fixierung replantiert werden kann. Das aus den Schnittflächen austretende Blut und das sich bildende Fibrin füllen den Spalt soweit aus, daß der Deckel wieder seine ursprüngliche Lage einnimmt, und daß die Strukturen der Schnittflächen kaum gegeneinander verschoben sind. Der enge Spalt begünstigt den schnellen Gefäßanschluß, so daß die präoperativ hergestellte, sich allmählich abbauende Antibiose im Replantat vom Lagergewebe her rechtzeitig wieder ergänzt wird. Das Ergebnis ist die primäre Wiedereinheilung des Knochendeckels einschließlich der ihm anhaftenden Schleimhaut. Sie ist so vollkommen, daß auch eine spätere Reoperation nach gleicher Methode keine Probleme aufwirft.

---

* Hersteller: Ad. Krauth, Hamburg, Bundesrepublik Deutschland.

Tierexperimentelle Untersuchungen der Wiedereinheilung

In systematischen Tierversuchen wurden an 36 Schweinekieferhöhlen Gefäßanschluß, Einheilung und Inkorporation des Replantates über Zeiträume bis zu zwei Jahren röntgenologisch, mikroangiographisch und mit polychromer Sequenzmarkierung verfolgt (Lindorf, 1983). Wie exakt der Knochendeckel sich in den Lagerknochen einpaßt, zeigt das Nativpräparat (Abb. 1) nach 10 Tagen Verweildauer. Nach 30 Tagen ist der Spalt mit lamellärem Knochen gefüllt (Abb. 2). Nach 3 Monaten ist er nur noch an der queren Verlaufsrichtung der Knochenlamellen zu erkennen und nach 12 Monaten nur noch zu vermuten. In keinem Präparat fand

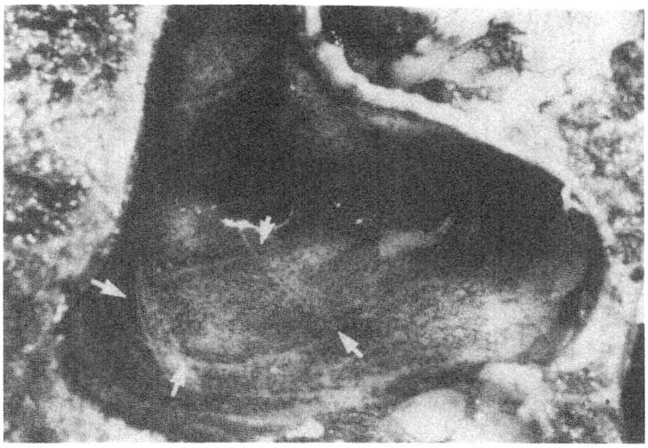

Abb. 1. Blick auf die Innenseite der fazialen Kieferhöhlenwand. Gefäßfüllung mit Tusche. 10 Tage post operationem. Schleimhautgefäße des Deckels vaskularisiert. Maßstab ca. 1 : 1,5

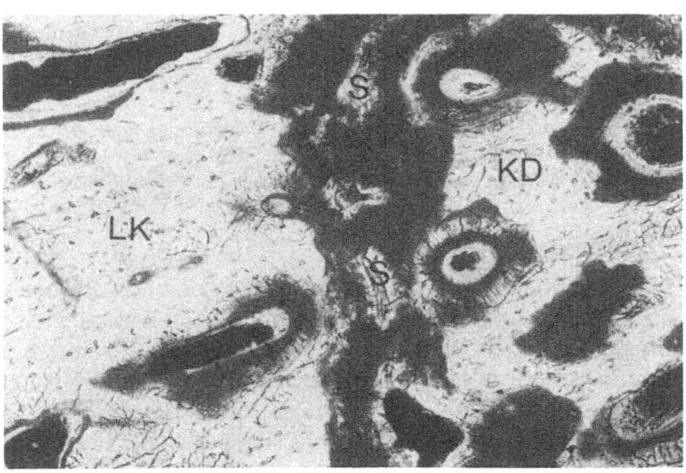

Abb. 2. Querschnitt durch den Anlagerungsspalt 30 Tage post operationem. Spalt von kreuzenden Osteonen ausgefüllt. *S* Spalt, *KD* Knochendeckel, *LK* Lagerknochen. Mikrophotogramm; Stückfärbung bas. Fuchsin; unentkalkter Knochenschliff ca. 20 µm; Vergrößerung ca. × 75

sich im Anlagerungsspalt Knorpelkallus. Auch Knochenresorptionen wurden nicht beobachtet. Unsere Untersuchungen sprechen für eine sowohl vom Lagerknochen wie vom Replantat ausgehende primäre Knochenheilung mit Vitalerhaltung des Replantates. Der Knochendeckel überlebt mit der ihm anhaftenden Schleimhaut die Rückverlagerung und wird nicht vom Lagerknochen aus schleichend ersetzt.

Herstellung und Wiederverschluß des Operationszuganges

Nach röntgenologischer Lokalisation der Zahnwurzeln im Bereich der Fossa canina wird die Eröffnung des Sinus maxillaris in der mukogingivalen Grenze mit einem Schleimhautschnitt bis auf den Knochen begonnen. Das Periost wird einschließlich dem Foramen infraorbitale lateral nach außen oben besonders medial davon auf die Basis des Prozessus frontalis maxillae mit Hilfe eines Raspatoriums und eines Tupfers vom Knochen abgeschoben. Es folgt das Ausschneiden des Fensters in der fazialen Wand (Abb. 3). Zunächst wird der

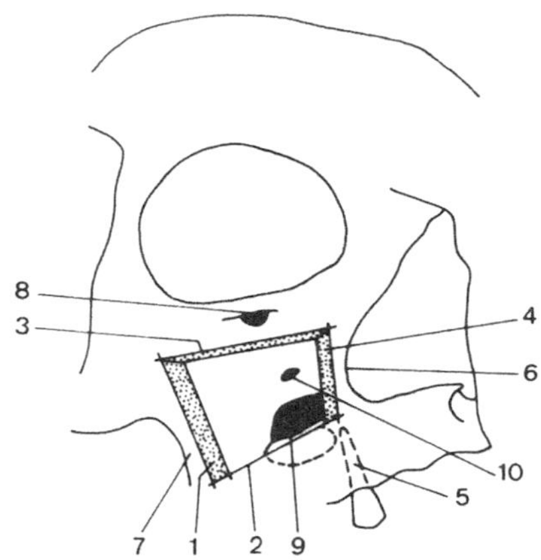

Abb. 3. Ausschneiden des Knochendeckels, Prinzip. *1* vertikaler lateraler Schrägschnitt, *2* unterer Schnitt parallel zu den Wurzelspitzen, *3* oberer Schnitt parallel zur Okklusionsebene, *4* medialer Schnitt, *5* Eckzahn, *6* Apertura piriformis, *7* Crista zygomatico alveolaris, *8* Nervus infraorbitalis, *9* Drainagefenster, *10*, Ostium naturale

vertikale, laterale Schrägschnitt längs der Crista zygomatico alveolaris gemacht. Dieser Schnitt sollte so schräg zur Knochenoberfläche wie möglich ausgeführt werden. Dann wird parallel zur Linie der Wurzelspitzen der untere horizontale (kaudale) Schnitt 2 angelegt, der mit Rücksicht auf die Wurzelspitzen ebenfalls schräg ausgeführt wird. Er geht bis zur Verlängerung der Eckzahnwurzel. Es folgt der obere (kraniale) horizontale Schnitt 3 mit einem Sicherheitsabstand von etwa 3 mm vom Foramen infraorbitale parallel zur Okklusionsebene. Der auf der Knochenoberfläche gemessene Abstand des medialen Schnittes 4 von der Apertura piriformis beträgt 2 bis 4 mm. Wichtig ist, daß auch dieser Schnitt, wie der laterale Schnitt, so schräg wie möglich ausgeführt wird. Beim Neigungswinkel der Sägeblattspindel von mindestens 60° gegen die faziale Wand tangiert dann die

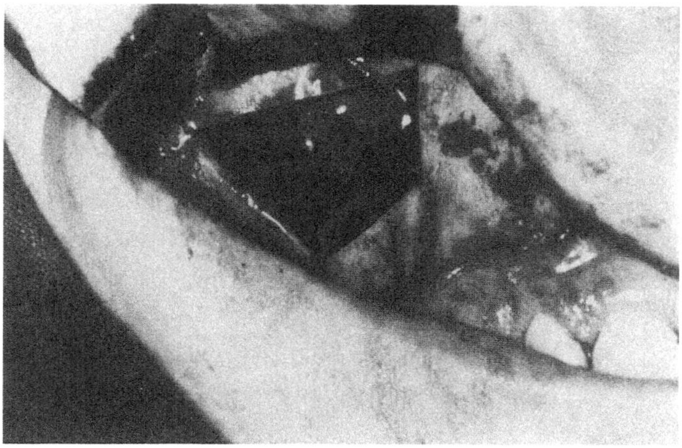

Abb. 4. Blick in die eröffnete Kieferhöhle mit guter Übersicht und großer Manipulationsfreiheit

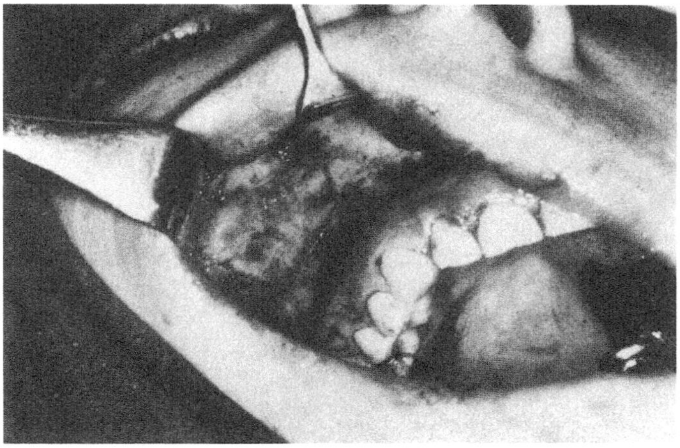

Abb. 5. Der Knochendeckel unmittelbar nach seiner Replantation; kaum sichtbare Spalt- und Stufenbildung

Unterseite des Schnittes ohne Überhang die mediale Kieferhöhlenwand. Die spezielle Operation innerhalb der Kieferhöhle bereitet wegen des großen Operationszuganges keine Schwierigkeiten (Abb. 4). Je nach pathologisch-anatomischer Situation wird der krankhafte Prozeß entfernt und, wenn immer möglich, die Schleimhaut belassen. Es gibt Fälle mit divergierender Crista zygomatico alveolaris, in denen sich die Schnitte 1 und 3 erst hoch im Jochbeinmassiv spitzwinkelig treffen. Die Kreuzungsstelle liegt außerhalb der Kieferhöhle. Es ist dann zweckmäßig, diese Spitze durch einen fünften Sägeschnitt zu vermeiden.

Die Replantation des Deckels geschieht durch einfaches Wiedereinlegen. Fast immer fixiert er sich durch seine gute Paßform von selbst (Abb. 5). Zum

Operationsabschluß wird als Druckverband ein von Ohrläppchen zu Ohrläppchen über die Oberlippe laufendes Pflaster angebracht, welches durch die postoperative Weichteilschwellung den Deckel in sein Lager drückt. Auch bei eitrig polypöser Schleimhautveränderung heilt der Knochendeckel, sofern die Kieferhöhlendrainage gesichert ist, problemlos ein.

Sicherung der Kieferhöhlendrainage

Wenn die natürliche Drainage über das Ostium naturale nicht ausreichend erscheint, ist ein zusätzliches Drainagefenster zum unteren Nasengang anzulegen (Draf, 1982). Die basale Knochenwundfläche dieses Fensters wird mit einem aus

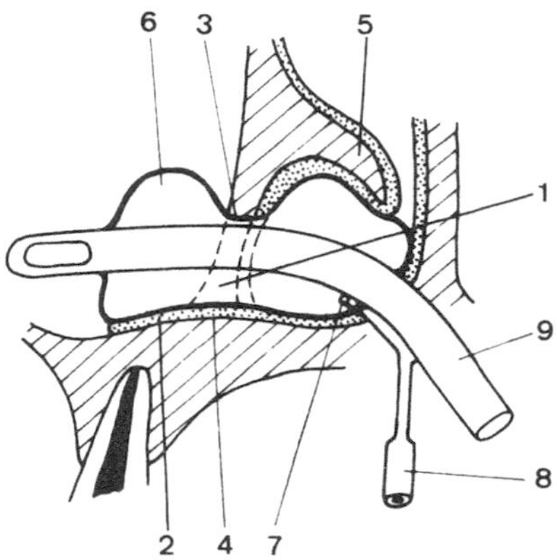

Abb. 6. Aufpumpbarer Ballon zur Fixierung des Nasomukoperiostlappens. *1* Knochenfenster, *2* Nasomukoperiostlappen, *3* Fensterlaibung, *4* Fensterschwelle, *5* untere Nasenmuschel, *6* dehnbare Blase, *7* Schlauchleitung zum Füllen, *8* Ventil, *9* Drainageleitung

der Schleimhaut des unteren Nasenganges gebildeten Mukoperiostlappen (Boenninghaus-Lappen), der den durch aufschießende Granulation möglichen Wiederverschluß verhindert, gedeckt. Voraussetzung für den Erfolg ist die sichere Positionierung dieses Lappens während der Anheilphase. Die bisher übliche Fixierung durch eine Streifentamponade ist problematisch. Wir verwenden deshalb eine Ballontamponade. Das ist praktisch ein großer, aufpumpbarer Blasenkatheter (Abb. 6). Er tamponiert außerdem Blutungen aus der unteren Nasenmuschel. Die durch die Blase hindurchführende Schlauchleitung 9 sichert die Drainage und Belüftung der Kieferhöhle während der Heilphase. Die Wiederentfernung des Ballons nach vier Tagen ist einfach, weil ein Verkleben der Wundfläche nicht stattfindet.

Klinische Nachuntersuchungen

Von rund 700 nach der Knochendeckelmethode an der Erlanger Universitätskieferklinik therapierten Kieferhöhlen konnten 70 vom gleichen Team operierte klinisch, endoskopisch und radiologisch nachuntersucht werden (Lindorf, 1981; Farmand, 1979).

In allen Fällen war der Knochendeckel komplikationslos wieder eingeheilt. Ein Fall mit Neubildung eines Hämangiofibroms und zwei Fälle mit polypöser Sinusitis wurden nach der gleichen Methode erfolgreich reoperiert. Durch die erste Operation konnten also 96% der histologisch nachgewiesen chronisch bis subakuten Sinusitiden geheilt werden.

Neuralgiforme Beschwerden im Bereich der Nervus infraorbitalis wurden in keinem Fall festgestellt. Das Empfindungsvermögen gegenüber Berührungsreizen in vom Nervus infraorbitalis versorgten Haut- und Schleimhautbereich war nach sechs Monaten noch in 3% gestört, nach gleicher Zeit war kein Zahnsensibilitätsverlust feststellbar. Bei den radiologischen Nachuntersuchungen hatten die erfolgreich therapierten Kieferhöhlen ebenso wie die drei nach gleicher Methode reoperierten wieder normale Größe, normale Transparenz und keine randständige oder zirkuläre Verschattung. 63 Kieferhöhlen konnten antroskopiert werden. Alle beschwerdefreien Patienten hatten einen sowohl röntgenologisch wie auch endoskopisch unauffälligen Befund. Die gezielt therapierten, jedoch weitgehend belassene Schleimhaut war regeneriert.

Die Knochendeckelmethode hat sich auf ähnliche Weise auch bei der Stirnhöhlenoperation bewährt (Lindorf, 1984).

Literatur

Draf. W.: Die chirurgische Behandlung entzündlicher Erkrankungen der Nasennebenhöhlen (Indikation, Operationsverfahren, Gefahren, Fehler, Komplikationen, Revisionschirurgie). Arch. Otorhinolaryngol. *235*, 133—305 (1982). (Kongreßband.)

Farmand, M.: Klinische, röntgenologische und endoskopische Nachuntersuchungen nach osteoplastischer Kieferhöhlenoperation. Dissertation, Erlangen, 1979.

Lindorf, H. H.: Knochendeckelverschluß nach oraler Kieferhöhleneröffnung. Dtsch. zahnärztl. Z. *29*, 587—590 (1974).

Lindorf, H. H., Ganssen, A.: Thermographische Kontrolle des Heilungsverlaufs nach osteoplastischer Kieferhöhlenoperation. Österr. Z. Stomatol. *78*, 364 (1981).

Lindorf, H. H.: Chirurgie der odontogen erkrankten Kieferhöhle. München-Wien: Hanser. 1983.

Lindorf, H. H.: Frei replantierter Knochendeckel bei der osteoplastischen Stirnhöhlenoperation. Dtsch. Z. Mund-Kiefer-Gesichts-Chir. *8*, 374—379 (1984).

Pfeifer, G.: Über Ursachen von neuralgiformen Schmerzen nach Kieferhöhlenoperationen und Möglichkeiten der chirurgischen Behandlung. Dtsch. Zahn-, Mund- u. Kieferheilk. *60*, 201 (1973).

Schenk, R. K.: Histologie der primären Knochenheilung. In: Fortschritte der Kiefer- und Gesichtschirurgie, Bd. 19, S. 8. Stuttgart: G. Thieme. 1975.

Anschrift des Verfassers: Prof. Dr. Dr. H. H. Lindorf, Klinik Hallerwiese, Hallerwiese 8, D-8500 Nürnberg, Bundesrepublik Deutschland.

Ergebnisse vergleichender Untersuchungen zwischen der radikalen Kieferhöhlenoperation nach Caldwell-Luc zu der osteoplastischen Kieferhöhlenoperation nach Lindorf

G. Schargus, J. Reuther und *K. Haushofer*
Klinik und Poliklinik für Kieferchirurgie
(Direktor: Prof. Dr. Dr. J. Reuther)
der Universität Würzburg, Bundesrepublik Deutschland

Zusammenfassung

In dieser Arbeit werden die Beschwerden der in den Jahren 1979 bis 1981 in der Klinik und Poliklinik für Kieferchirurgie der Universität Würzburg an den Kieferhöhlen Operierten nach drei Schweregraden aufgelistet. Vergleichend stehen sich erstens die nach Caldwell-Luc und zweitens die nach konservativer Schleimhautexzision mit osteoplastischer Kieferhöhlendeckelung behandelten Patienten gegenüber. Wie in anderen Kliniken hat sich bei uns die zweite Methode mit fast 95% Beschwerdefreiheit der Patienten bewährt.

Summary

The Caldwell-Luc Operation Versus the Osteoplastic Lindorf Procedure—A Comparative Evaluation. Complaints reported by patients who underwent maxillary sinus surgery at the Würzburg maxillofacial surgery service are graded in 3 groups by their severity for a comparison of the Caldwell-Luc operation with conservative excision of the mucosa and osteoplastic closure of the maxillary sinus wall. Like others we found the second method to be superior with almost 95% of patients asymptomatic.

Schlüsselwörter: Kieferchirurgie, Langzeitschmerz, Kieferhöhlenoperation.
Keywords: Maxillofacial surgery; protracted pain; maxillary sinus surgery.

Einleitung

Es ist eigentlich erstaunlich, daß fast 100 Jahre vergingen ehe die ersten systematischen Untersuchungen über das sogenannte Langzeitschmerzsyndrom nach Caldwell-Luc-Operationen veröffentlicht wurden.

Obwohl bereits Flemming et al. 1967 hierüber berichteten, kann Pfeifers Arbeit „Über Ursachen von neuralgiformen Schmerzen nach Kieferhöhlenoperationen und Möglichkeiten der chirurgischen Behandlung“ als die klassische Abhandlung dieses Themas gelten.

Seitdem sind mehrere Arbeiten aus verschiedenen Kliniken erschienen, in denen das jeweilige Krankengut gesichtet und der Langzeitschmerz statistisch erfaßt wurde. Außerdem wandte man sich den Sensibilitätsstörungen der Lippen und gelegentlich der Zähne des Versorgungsgebietes des jeweiligen N. infraorbitalis zu.

Daß sich nervale Komplikationen fast vermeiden lassen, wenn man den nasoantralen Zugang zur Eröffnung des Sinus maxillaris wählt, hat Schüles Statistik (1985) deutlich gezeigt. Der schwierige Zugangsweg und der Zwang zur endoskopischen Schleimhautrevision hat die meisten Operateure von dieser Methode abgehalten.

Die Abello (1958) mit einem kranial gestielten Knochenperiostlappen gelungene Wiederherstellung der fazialen Kieferhöhlenwand, ließ den von Pfeifer (1973) als häufigste Causa des Langzeitschmerzes beschriebenen Narbenzug am N. infraorbitalis vermeiden. Da es schwierig ist die Periostbedeckung des Deckels zu erhalten und seine obere Begrenzung sauber zu frakturieren, hat sich diese Methode nicht durchgesetzt. Pfeifer (1973) schlug dann bei neuralgieanfälligen Patienten vor, den Knochendeckel nach der Operation wieder einzugliedern. Er entfernte die Kieferhöhlenschleimhaut nicht mehr radikal, sondern nur noch die polypös verdickten Hyperplasien. Lindorf begann dann 1973 systematisch alle Kieferhöhlen durch Entfernung eines Knochendeckels zu eröffnen und diesen frei zu replantieren. Er untersuchte die Einheilung des Knochens tierexperimentell und konnte histologisch den Nachweis der kompletten Einheilung des ossalen Deckels erbringen. Eine für diesen Eingriff von ihm entwickelte, über ein Handstück getriebene Kreissäge ermöglichte Schrägschnitte, die eine exakte Reposition des Knochendeckels in sein altes Lager bei nur 0,1 mm Sägeschnittdicke erlaubten.

Seit 1981 wird an unserer Klinik ebenfalls die primäre Knochendeckelung bei der Kieferhöhlenoperation durchgeführt und nur die konservative Entfernung makroskopisch polypös veränderter Schleimhaut vorgenommen. In einer retrospektiven Studie haben wir nach der klassischen Methode von Caldwell-Luc operierte oder mit einer Knochenplastik versehene Patienten nachuntersucht und die Heilungsergebnisse, sowie deren Beschwerden erkundet.

Methodik

Von den 243 in den Jahren 1979 bis 1983 operierten Patienten konnten 162 wiedereinbestellt werden. Dabei handelte es sich um 123 nach alter Caldwell-Lucscher Methode und um 39 mit Knochendeckelung versorgte Patienten. Die Osteotomie wurde anfänglich mit feinen Fissurenbohrern oder Lindemann-Fräsen durchgeführt. Jetzt benutzen wir eine von Heinl entwickelte Stichsäge, die mit sehr dünnen Sägeblättern arbeiten kann. Da hiermit keine paßgenaue Reposition des entfernten Knochens wie nach Lindorfs Originalmethode möglich ist, haben wir diese Deckel mit Kunststoffäden oder dünnen Drähten fixiert. Die Kieferhöhle wurde, wie von Schüle gefordert, durch ein möglichst kleines Fenster eröffnet. Ein nasoantrales Fenster wurde in genügender Größe angelegt und ein nasaler Mukoperiostlappen in die Kieferhöhle eingeschlagen.

Anfänglich hielten wir das Fenster durch eine kurze Tamponade offen; jetzt wird ein Ballonkatheter eingelegt und im Sinus aufgeblasen.

Schwierig war die Differenzierung der postoperativen Beschwerden oder der pathologischen klinischen Befunde, die manchmal vom Patienten gar nicht mehr perzipiert wurden und die wir in einem hierfür geschaffenen Fragebogen durch die Nachuntersuchung erfaßten.

Wir haben folgende Einteilung getroffen:

1. Leichte, kaum störende Beschwerden und kaum bemerkte pathologisch-klinische Befunde.

2. Mittlere, deutlich störende Beschwerden und deutliche pathologisch-klinische Befunde.

3. Starke, die Lebensqualität beeinträchtigende Beschwerden mit auffälligen pathologisch-klinischen Befunden.

Als leichte Beschwerden verstehen wir subjektiv als nicht störend empfundene und keiner Behandlung bedürfende klinische Veränderungen, wie Wetterfühligkeit sowie gelegentlicher leichter Druck, ein geringes Ziehen oder Kribbeln in der betroffenen Wangenregion oder teilweise ein pelziges Gefühl in der Oberlippengegend. Hierzu zählt auch eine leichte Druckdolenz des Nervenaustrittspunktes von V/II sowie eine geringe Klopfempfindlichkeit in diesem Bereich.

Mittlere Beschwerden werden subjektiv als störend aber noch tolerabel empfunden und gelegentlich mit therapeutischen Maßnahmen, wie Dampfbädern oder Infrarotbestrahlungen, bekämpft. Eine Therapie mit Schmerzmitteln findet jedoch nicht statt! Es bestehen auffällige klinische Befunde, die eine weitere Kontrolle sinnvoll erscheinen lassen. Hierzu zählen: starke Wetterfühligkeit, spontan auftretender unangenehmer Druck oder gelegentliches länger dauerndes Ziehen im Bereich der fazialen Kieferhöhlenwand sowie zeitweilige infraorbitale Schwellungen. Außerdem gehören hierzu die deutliche Druckdolenz des Nervenaustrittspunktes V/II und die Klopfempfindlichkeit der Kieferhöhlenwand. Auf der Nasennebenhöhlenaufnahme ist die Kieferhöhle opak.

Stark erschienen uns Beschwerden, wenn sie subjektiv kaum auszuhalten sind und regelmäßig Medikamente eingenommen werden, wozu in erster Linie Analgetika zählen. Klinisch stellen sich Symptome wie bei einer rezidivierenden Sinusitis maxillaris ein. Es treten mittlere bis starke Schmerzen auf, ein häufiges, wenn nicht ständiges Druckgefühl in der betreffenden Wange mit starker Druckdolenz des Nervenaustrittspunktes V/II und einer beträchtlichen Klopfempfindlichkeit der fossa canina. Hierunter haben wir auch Patienten erfaßt, die an dem sogenannten „Infraorbitalissyndrom" litten, einem neuralgieartigen oder neuralgiformen Schmerzgeschehen im Bereich der Fossa canina.

Ergebnisse

Es wurden die beschwerdefreien Patienten ohne pathologische Befunde den drei Beschwerdestufen gegenübergestellt und diese als Gruppe 0 eingestuft (Tab. 1).

Tabelle 1

Gruppe (N = 162 = 100%)	Caldwell-Luc-Op. (N = 123 = 76%)	Osteoplastische KH-Op. (N = 39 = 24%)
0	58,5% (72)	84,6% (33)
1	11,5% (14)	10,3% (4)
2	7,5% (9)	0,0% (0)
3	22,5% (28)	5,1% (2)

Der Gruppe 3 sind auch fünf Fälle mit Infraorbitalissyndrom zuzurechnen.

Diskussion

Da sich alle aufgetretenen Beschwerden zwischen Parästhesien, einer Anästhesia dolorosa und der symptomatischen Neuralgie bewegen, haben wir reine Sensibilitätsstörungen nicht gesondert aufgeführt.

Nach Schüles Auflistung (1985) der Literatur liegen die Langzeitschmerzsyndrome nach Caldwell-Luc-Operationen in vierzehn verschiedenen Kliniken zwischen 10,5 und 45%. Diese starke Diskrepanz kommt unseres Erachtens durch die unterschiedliche Beurteilung der gefundenen Beschwerden zustande. Die Beschwerdefreiheit der mit einer Osteoplastik versorgten operierten Kieferhöhlen ließ sich besser vergleichen. Sie liegen bei 90—95%, Herzog und Pape (1985), Schüle. Auch unser kleines Kollektiv liegt innerhalb dieser Werte. Die Methode der osteoplastischen Deckelung der Kieferhöhle nach konservativer Schleimhautentfernung ist auch für uns zur Methode der Wahl geworden.

Literatur

Abello, P.: Modificaciones technicas en la chirurgia del seno maxilar. Acta oto-rino-laring. Ibero Amer. *11*, 341 (1960).

Flemming, H., Hommerich, K. W., Osterland, U.: Katamnestische Untersuchungen nach Kieferhöhlen-Siebbeinoperationen. Z. laryng. Rhinol. *46*, 271 (1967).

Herzog, M., Pape, H.-D.: Behandlung und Vermeidung neuralgiformer Schmerzen nach fazialer Fensterung der Kieferhöhle. In: Fortschritte der Mund-, Kiefer- und Gesichtschirurgie, Bd. 30, S. 186. Stuttgart: G. Thieme. 1985.

Lindorf, H. H.: Chirurgie der odontogen erkrankten Kieferhöhle. München-Wien: Hanser. 1983.

Pfeifer, G.: Über Ursachen von neuralgieformen Schmerzen nach Kieferhöhlenoperationen und Möglichkeiten der chirurgischen Behandlung. Dtsch. Zahn-, Mund- u. Kieferheilk. *60*, 201 (1973).

Schüle, H.: Klinisch-experimentelle Untersuchungen zur Vermeidung des Langzeitschmerzsyndroms nach Kieferhöhlenoperationen. In: Fortschritte der Mund-, Kiefer- und Gesichtschirurgie, Bd. 30, S. 183. Stuttgart: G. Thieme. 1985.

Anschrift der Verfasser: Prof. Dr. Dr. G. Schargus, Klinik und Poliklinik für Kieferchirurgie, Universität Würzburg, Pleicherwall 2, D-8700 Würzburg, Bundesrepublik Deutschland.

Chirurgische Therapie der chronischen Sinusitis maxillaris: Langzeitergebnisse bei osteoklastischer bzw. osteoplastischer Trepanation der fazialen Kieferhöhlenwand

R. Engleder[1], *H. Platz*[1] und *A. Platz*[2]
[1] Abteilung für Mund-, Kiefer- und Gesichtschirurgie
(Vorstand: Prof. Dr. R. Fries)
des Allgemeinen öffentlichen Krankenhauses der Stadt Linz
[2] Röntgenologisches Institut
(Vorstand: Prim. Dr. R. Stadler)
des Allgemeinen öffentlichen Krankenhauses der Stadt Linz

Mit 1 Abbildung

Zusammenfassung

Da die chirurgische Therapie der Sinusitis maxillaris chronica unserer Meinung nach noch immer notwendig erscheint, wurde bei 92 Patienten eine funktionelle Revision der Kieferhöhle mit Knochendeckel durchgeführt. 58 Patienten konnten klinisch und röntgenologisch nachuntersucht werden. Die Ergebnisse wurden einer Arbeit von Bukal und Mitarbeitern (1980) gegenübergestellt und verglichen: Der Prozentsatz der Patienten mit klinischen Nachbeschwerden konnte von 44,6 auf 25,9% gesenkt werden. Unter den postoperativen Langzeitbeschwerden kommt der Wetterfühligkeit eine besondere zahlenmäßige Bedeutung zu. Aufgrund dieser Ergebnisse und Erfahrungen werden wir fortfahren, den weichteilgestielten Knochendeckel bei der operativen Sanierung der chronischen Sinusitis maxillaris zu verwenden.

Summary

Surgery for Chronic Sinusitis maxillaris—Long-Term Results of Osteoclastic or Osteoplastic Facial Sinus Wall Trepanation. As surgery for chronic maxillary sinusitis is still inevitable, a modified Caldwell-Luc procedure was performed in 92 cases: The bone defect in the canine fossa was closed with a soft-tissue pedicled bone flap. 58 patients were followed up clinically and radiologically. Results were compared with the data reported by Platz et al. Postoperative clinical symptoms were reduced from 44.6 to 25.9% by the osteoplastic procedure.

Schlüsselwörter: Chronische Sinusitis maxillaris, osteoplastische Kieferhöhlenoperation.

Keywords: Chronic maxillary sinusitis, osteoplastic sinus surgery.

Einleitung

Die Methode der Kieferhöhlenoperation mit Zugang vom Mundvorhof und die Anlage eines Fensters zum unteren Nasengang wurde von Caldwell (1893) in den

USA und von Luc (1897) in Frankreich angegeben. Obwohl sich diese Operation seither weltweit als Standardverfahren zur Behandlung besonders der chronischen Sinusitis maxillaris bewährt hat, wurde das Vorgehen nach Caldwell-Luc in letzter Zeit vehementer Kritik ausgesetzt. So sind in den letzten Jahren verschiedentlich wieder endonasale Verfahren befürwortet worden, die an die Technik von Lothrop (1897) und Claue (1904) anknüpfen. Rehrmann (1977) empfahl die radikale Caldwell-Luc-Operation gänzlich zu verlassen. Der Grund für das Abgehen von der Caldwell-Luc-Operation war ein auffallend hoher Prozentsatz an postoperativen Beschwerden. In der Literatur schwanken die Prozentzahlen erheblich: Büchs und Lautenbach (1968) fanden in nur 6,3% postoperative Beschwerden, Rink (1972) in 76,4%, um die beiden Extreme zu nennen.

1980 wurden von Bukal und Platz 312 Patienten an unserer Abteilung nachuntersucht, bei denen eine osteoklastische Caldwell-Luc-Operation durchgeführt wurde, wobei ein auffallend hoher Prozentsatz, nämlich 44,6% an postoperativen Beschwerden festgestellt wurde. Eine Verbesserung der Ergebnisse der chirurgischen Behandlung der chronischen, odontogenen Kieferhöhlenentzündung war somit anzustreben.

Die operative Behandlung der Kieferhöhle wird — wohl eingeschränkt durch die Möglichkeiten der diagnostischen und therapeutischen Antroskopie — auch weiterhin, besonders bei chronischen dentogenen Sinusitiden ihren Indikationsbereich behalten.

Nach unserer Meinung und Literaturberichten (Herberhold 1982) reicht in diesen Fällen die Fensterung des unteren Nasenganges allein nicht aus.

Als nachteilig wird bei der klassischen Caldwell-Luc-Operation unter anderem angesehen, daß bei der osteoklastischen Trepanation der fazialen Kieferhöhlenwand eine große, permanente Öffnung angelegt wird, durch die Fett- und Bindegewebe der Wangenweichteile in die Kieferhöhle einsinken. Sie können durch Verwachsungen mit den von der Schleimhaut entblößten Kieferhöhlenwänden und dem Fenster im unteren Nasengang narbige Septen und Kammern bilden, sowie einen Narbenzug auf den N. infraorbitalis ausüben.

Der naheliegende Ausweg, ein osteoplastisches Verfahren zur Vermeidung eines bleibenden Fensters wurde bisher mehrfach propagiert (Abello, 1958; Feldmann, 1978; Lindorf, 1974). Abello bildete aus dem Periost des Mundvorhofs und dem Knochen der fazialen Kieferhöhlenwand durch eine U-förmige Schnittführung einen periostgestielten Deckel, der nach Ausräumung der Kieferhöhle wieder vor die Öffnung geklappt wurde. Über positive Ergebnisse wurde von Betow (1969) berichtet. Abello verließ jedoch 1967 sein Verfahren wieder. Es hatte sich herausgestellt, daß es traumatisierender ist, die Wangenweichteile vom Periost abzulösen, als das Periost vom Knochen.

Operatives Vorgehen

Ohne Kenntnis der Arbeit von Akuamoa-Boateng et al. (1979, 1980) stellen wir nach typischer Schleimhautperiostschnittführung für die Caldwell-Luc-Operation die faziale Kieferhöhlenwand auf den Bereich der Osteotomie beschränkt subperiostal dar. Der Knochendeckel wird in der Fossa canina durch Fräsen von drei U-förmig aneinanderstoßenden Schnitten und durch Brechen der vierten kranialen Seite gebildet (Abb. 1).

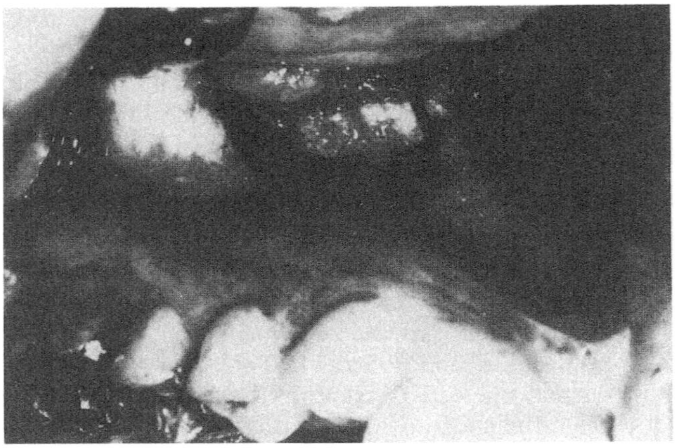

Abb. 1. Operationssitus nach Präparation des weichteilgestielten Knochendeckels

Unter endoskopischer Kontrolle wird nekrotisierte, polypös veränderte Kieferhöhlenschleimhaut (vor allem am Kieferhöhlenboden) mit einem scharfen Löffel abgetragen. Unveränderte Schleimhaut, sowie ödematös aufgelockerte, mäßig entzündliche verändere Schleimhaut bleibt in situ.

Nach dem Anlegen eines Fensters im unteren Nasengang wird die Kieferhöhle mit 200% Jodoformstreifen austamponiert. Der Knochenweichteillappen wird zurückgeklappt und mit resorbierbarem Nahtmaterial fixiert, die Mundvorhofschleimhautwunde dicht verschlossen.

Der entscheidende Vorteil der osteoplastischen Kieferhöhlenoperation ist der knöcherne Wiederverschluß des Defektes. Damit haben wir erwartet, daß die Invasion von Wangenweichteilen und die Einengung des Kieferhöhlenlumens durch Narbenzüge verhindert werden kann, sowie postoperative Störungen im Bereich des N. infraorbitalis vermieden werden können.

Material

Um diese osteoplastische Kieferhöhlenoperationsmethode beurteilen zu können, erfolgten in der Zeit vom 1. Oktober 1980 bis 1. Oktober 1984 92 Operationen der Kieferhöhle mit „Knochendeckel". Es konnten 58 Patienten (63%) klinisch und röntgenologisch nachuntersucht werden. Das Durchschnittsalter betrug 39 Jahre, der durchschnittliche Beobachtungszeitraum 18,3 Monate, maximal 37 Monate, mindestens jedoch 6 Monate.

Die Indikation der Kieferhöhlenoperation war in allen Fällen durch das Vorliegen einer chronischen Sinusitis maxillaris gegeben, wobei der überwiegende Anteil, nämlich 51 Fälle (87,9%) dentogen bedingt war.

Die Ursachen für die chronische Sinusitis maxillaris war sowohl bei den osteoplastisch bzw. osteoklastisch operierten Kieferhöhlen etwa homogen verteilt (Tab. 1), so daß die Nachuntersuchungen vergleichbar erscheinen. Auffällig ist

Tabelle 1. *Ätiologie der chronischen Sinusitis maxillaris im untersuchten Krankengut*

Indikation	Osteoklastische KH-Op.		Osteoplastische KH-Op.	
	312 Pat.	%	58 Pat.	%
MA-Perforation	125	40,1	24	41,4
Apikale Periodontitis	97	31,1	20	34,5
Zyste	62	19,9	2	3,4
Aspergillose	1	0,3	5	8,6
„Polyp"	—	—	3	5,2
Rhinogen	21	6,7	3	5,2
Trauma	3	1,0	1	1,7
Tumor	3	1,0	—	—

lediglich eine Zunahme der Pilzinfektion der Kieferhöhle, außerdem fanden sich bei drei Patienten solitäre Polypen, welche als Zufallsbefund bei Fokussuche diagnostiziert wurden.

Ergebnisse

Die klinische Nachuntersuchung ergab eine deutliche Verminderung der postoperativen Beschwerden nach osteoplastisch — im Vergleich zu den osteoklastisch operierten Kieferhöhlen (Tab. 2).

Tabelle 2. *Gegenüberstellung der Ergebnisse der klinischen Nachuntersuchung*

Postoperative Beschwerden	Osteoklastische KH-Op.		Osteoplastische KH-Op.	
	Pat.	%	Pat.	%
Klinisch beschwerdefrei	173	55,4	43	74,1
Klinisch nicht beschwerdefrei	139	44,6	15	26,9

Aus Gründen der Vergleichbarkeit wurden sowohl die osteoklastisch operierten Patienten (1980) als auch die osteoplastisch operierten, bei denen durch die Operation eine Minderung der präoperativen Beschwerden festgestellt werden konnte, der Patientengruppe mit „postoperativen Beschwerden" zugeordnet.

Somit konnte durch die osteoplastische Kieferhöhlenoperation eine Verminderung der posteoperativen Beschwerden von 44,6 auf 25,9% erreicht werden (Tab. 2). Im Einzelnen zeigt sich, daß die Wetterfühligkeit 24,1% durch die osteoplastische Kieferhöhlenoperation gegenüber dem osteoklastischen Vorgehen (37,4%) kaum vermindert werden konnte.

Der Prozentsatz der Hypaesthesie des N. infraorbitalis konnte von 20,9 auf 5,2% reduziert werden, ebenso der Druckschmerz in der Fossa canina von 14,3 auf 5,2%. Eine operationsbedingte Neuralgie wurde mit beiden Methoden nicht festgestellt (Tab. 3).

Tabelle 3. *Arten der Beschwerden bei der klinischen Nachuntersuchung in einer Gegenüberstellung*

Art der postoperativen Beschwerden	312 osteoklastische KH-Op. (1980)		58 osteoplastische KH-Op. (1984)	
	Pat.	%	Pat.	%
Hypaesthesie				
Nervus infraorbitalis	29	20,9	3	5,2
Druckschmerz Fossa canina	20	14,3	3	5,2
Wetterfühligkeit	52	37,4	14	24,1
Zeitweiliger Sekretfluß	22	15,8	4	6,9

Bei 4 Patienten trat postoperativ auch nach mehr als sechs Monaten gehäufter Sekretabfluß auf der operierter Seite auf:

Bei 1 Patienten wurde zu einer dentogenen chronischen Sinusitis maxillaris eine Nasenseptumdeviation festgestellt, bei einem anderen wurde eine Allergie für den zeitweiligen Sekretabfluß verantwortlich gemacht. Den verbleibenden 2 Patienten wurde zur Kontrolle eine Endoskopie der Kieferhöhle vorgeschlagen, die jedoch einmal abgelehnt wurde. Bei einer durchgeführten Sinuskopie durch das Neoostium zeigten sich normale Schleimhautverhältnisse, Septen konnten nicht beobachtet werden.

Das Röntgenbild gibt als Momentaufnahme nur den augenblicklichen Zustand im Verlauf einer Erkrankunng wider. Der rasche Wandel des klinischen und

Tabelle 4. *Gegenüberstellung der röntgenologischen Nachuntersuchung bei 299 osteoklastisch operierten Patienten und 58 osteoplastisch operierten Patienten*

Röntgenbefunde	Osteoklastische KH-Op.	Osteoplastische KH-Op.
	N (%)	N (%)
Röntgenologisch vollständig pneumatisiert	106 (35,4)	35 (60,3)
Restkieferhöhle bzw. Wandsklerose	171 (57,2)	17 (29,3)
Keine Kieferhöhle	14 (4,7)	2 (3,5)
Wandständige weichteildichte Verschattung	8 (2,7)	4 (6,9)

röntgenologischen Bildes ist allgemein bekannt. Jaumann und Steiner (1979) konnten in Übereinstimmung mit Jeannert und Terrier (1978) nachweisen, daß insgesamt die Diskrepanz zwischen Röntgen- und Endoskopiebefund nur noch 8 bzw. 16% beträgt, wenn sofort oder innerhalb weniger Tage der Röntgenaufnahme die Endoskopie folgt. Somit erscheint eine röntgenologische Nachkontrolle ausreichend, obwohl die Überlegenheit der Endoskopie außer Zweifel steht.

Bei allen nachuntersuchten Patienten wurden Nasennebenhöhlenröntgen angefertigt. Im Vergleich zu osteoklastisch operierten Kieferhöhlen konnte durch das osteoplastische Vorgehen der Prozentsatz der vollständig pneumatisierten Kieferhöhle von 35,4% auf 60,3% erhöht werden. Eine Restkieferhöhle bzw. Wandsklerose mußte beim osteoklastischen Vorgehen in 57,2% festgestellt werden, bei osteoplastisch operierten Kieferhöhlen in 29,3% (Tab. 4). Es bestand keine Korrelation des klinischen Befundes zum Röntgenbefund.

Diskussion

In den letzten 20 Jahren parallel mit der zunehmenden Registrierung der durch die Caldwell-Luc-Operation bedingten Nachteile wurde versucht, diese Probleme zu lösen.

Für die Ausarbeitung verschiedenster Modifikationen der Caldwell-Luc-Operationen waren folgende Ziele ausschlaggebend:

1. Veränderung von postoperativen Schmerzsyndromen bei gleichzeitiger Erhaltung der guten Übersicht bei Zugang über die Fossa canina.
2. Verhinderung von Entzündungsrezidiven.

Dabei sind zu unterscheiden:

1. Die primäre Fensterplastik mit Lyo Dura (Pfeifer, 1973).
2. Osteoplastische Kieferhöhlenoperation mit freiem Knochendeckel (Feldmann, 1978; Lindorf, 1974).
3. Periostgestielte Knochendeckelplastik (Abello, 1958).
4. Hautweichteil-periostgestielter Knochenlappen (Akuamoa-Boateng et al., 1979). Die Methode von Akuamoa-Boateng unterscheidet sich von den früheren Publikationen durch die Sicherung der Ernährung des Knochendeckels, da er an Mucosa, Submucosa, Muskulatur und Periost gestielt ist. Durch diese osteoplastische Kieferhöhlenoperation war es möglich, den Prozentsatz der Patienten mit klinischen Nachbeschwerden von 44,6 auf 26% zu senken. Eine Hypaesthesie des Nervus infraorbitalis konnte von 20,9 auf 5,2% reduziert werden, operationsbedingte Neuralgien wurden nicht festgestellt. Unter den postoperativen Langzeitbeschwerden kommt der Wetterfühligkeit eine besondere zahlenmäßige Bedeutung zu.

Zur Verhinderung von Entzündungsrezidiven ist es notwendig, eine möglichst gute Übersicht über das Operationsgebiet zu erzielen. Durch den Zugang über die Fossa canina und unter endoskopischer Kontrolle, können erheblich veränderte Schleimhautareale gut beurteilt und abgetragen werden.

Aufgrund dieser Ergebnisse und Erfahrung werden wir weiterhin die osteoplastische Kieferhöhleneröffnung bei der operativen Sanierung der chronischen Sinusitis maxillaris dem osteoklastischen Vorgehen vorziehen.

Literatur

Abelló, P.: Permanencia del la contra-abertura nasal con las técnicas funcion de cirurgiá maxilar. Acta oto-rino-laring. Ib.-amer. *18*, 66 (1967).
Abelló, P.: Contribution à la chirurgie fonctionnelle du sinus maxillaire. Rev. laryng. *79*, 747 (1958).
Akuamoa-Boateng, E., Fabinger, A.: Ergebnisse der rekonstruktiven Kieferhöhlenoperation nach Caldwell-Luc. Dtsch. zahnärztl. Z. *35*, 134 (1980).
Akuamoa-Boateng, E., Niederdellmann, H., Fabinger, A.: Reconstruction of the facial fenestration in the Caldwell-Luc maxillary sinus operation. Rhinolog. *17*, 237 (1979).
Betow, K.: Erfahrungen mit unserer Modifikation der Abellóschen Kieferhöhlen-Radikaloperation. Monatsschr. Ohrenheilkd. *13*, 72 (1969).
Büchs, H., Lautenbach, E.: Spätergebnisse operierter Kieferhöhlen. Dtsch. zahnärztl. Z. *23*, 48 (1968).
Bukal, J., Platz, H., Platz, A.: Zur chirurgischen Therapie der Sinusitis maxillaris. Österr. Z. Stomatol. *78*, 277 (1981).
Caldwell, G. W.: Diseases of the accessory sinuses of the nose, and an improved method of treatment for suppuration of the maxillary antrum. N.Y. State J. Med. *58*, 526 (1983).
Claoué, R.: Traitement des Suppurations chroniques du Sinus maxillaire, par la résection large de la partie inférieure de la paroi nasale du sinus. Résultats, Société française de laryngologie, octobre 1903. Ann. Mal. Oreil Larynx *30*, 221 (1904).
Feldmann, H.: Osteoplastische Kieferhöhlenoperation. Laryng. Rhinolog. *57*, 373 (1978).
Herberhold, C.: Physiologie und Pathophysiologie der Nasennebenhöhlen. Arch. Otorhinolaryngol. *235*, 1 (1982).
Jaumann, M. P., Steiner, W.: Wandel in der Indikation zur diagnostisch-therapeutischen Endoskopie der Kieferhöhle. Vortrag, Südwestdeutsche HNO-Tagung, Freiburg, 1979.
Jeannert, R., Terrier, G.: Discordances radio-endoscopiques en pathologie sinusale maxillaire. Aktuel. Otorhinolaryngol. *1*, 57 (1978).
Lindorf, H. H.: Knochen-Schleimhautdeckel-Verschluß nach oraler Kieferhöhleneröffnung. Dtsch. zahnärztl. Z. *29*, 587 (1974).
Lothrop, H. A.: Empyema of the antrum of Highmore. A new operation for the cure of obstinate cases. Boston Med. Surg. J. *136*, 455 (1897).
Luc, H.: Une nouvelle méthode opératoire pour la cure radicale et rapide de l'empyème chronique du sinus maxillaire. Arch. int. Laryngol. Otol. Rhinol. Bronchooesophagoscopie *273*, 10 (1897).
Pfeifer, G.: Über Ursachen von neuralgieformen Schmerzen nach Kieferhöhlenoperationen und Möglichkeiten der chirurgischen Behandlung. Dtsch. Zahn-Mund-Kieferheilkd. *60*, 201 (1973).
Rehrmann, A.: Diskussionsbemerkung, 27. Jahrestagung, Dtsch. Ges. Mund-, Kiefer- und Gesichtschir., Freiburg, 1977.
Rink, B.: Klinische und röntgenologische Befunde nach operativem Verschluß von Mund-Antrumverbindungen in Kombination mit der Radikaloperation der Kieferhöhle. Dtsch. Stomat. *22*, 251 (1972).

Anschrift der Verfasser: Dr. R. Engleder, Abteilung für Mund-, Kiefer- und Gesichtschirurgie, Allgemeines öffentliches Krankenhaus der Stadt Linz, Krankenhausstraße 9, A-4020 Linz.

Ergebnisse nach der chirurgischen Therapie der chronischen Sinusitis maxillaris

H. Platz[1], *J. Bukal*[2] und *A. Platz*[3]

[1] Abteilung für Mund-, Kiefer- und Gesichtschirurgie
(Vorstand: Prof. Dr. R. Fries),
und [3] Zentrales Röntgeninstitut
(Vorstand: Dr. R. Stadler)
des Allgemeinen öffentlichen Krankenhauses der Stadt Linz,
[2] Zahnambulatorium der Oberösterreichischen Gebietskrankenkasse

Mit 1 Abbildung

Zusammenfassung

Ein Krankengut von 312 Patienten mit chronischer Sinusitis maxillaris wurde klinisch und röntgenologisch nachuntersucht. Die Ergebnisse der in allen Fällen durchgeführten modifizierten Caldwell-Luc-Operation können wie folgt zusammengefaßt werden:

1. Ein Entzündungsrezidiv konnte in keinem einzigen Fall nachgewiesen werden.

2. Postoperative klinische Beschwerden wurden in 44,6% vorgefunden.

3. Im direkten Vergleich konnte kein Zusammenhang zwischen dem Ausmaß der excochleierten Kieferhöhlenschleimhaut und der Häufigkeit von klinischen Nachbeschwerden nachgewiesen werden.

4. Weniger Nachbeschwerden traten bei röntgenologischer Restitutio ad integrum auf (30,2%).

5. Eine röntgenologische Restitutio ad integrum ist nach partieller Schleimhautexcochleation wesentlich häufiger zu beobachten als bei totaler Schleimhautexcochleation (62,7 vs. 25,0%).

Summary

Results of Surgery for Chronic Maxillary Sinusitis. A total of 312 patients suffering from chronic maxillary sinusitis was followed up clinically and radiologically. A modified Caldwell-Luc operation was performed throughout with the results below:

1. There was no evidence of recurrent sinusitis.

2. Postoperative clinical symptoms were found to be present in 44.6% of cases.

3. There was no definite relationship between the extent of mucosal scraping and the frequency of clinical symptoms.

4. Postoperative clinical symptoms were less frequent in patients showing radiologically confirmed complete restitution (30.2%).

5. Radiological restitution was more often seen after partial versus complete removal of the mucosa (62.7 versus 25.0%).

Schlüsselwörter: Chronische Sinusitis maxillaris, modifizierte Caldwell-Luc-Operation.
Keywords: Chronic maxillary sinusitis, modified Caldwell-Luc operation.

Einleitung

Die Therapie der dentogenen Sinusitis maxillaris ist vorwiegend eine chirurgische. Im Detail richtet sich das Vorgehen nach dem vorhandenen Entzündungsstadium. Mit konservativen Behandlungsmaßnahmen, d. h. pernasalen oder transalveolären Spülungen der Kieferhöhle mit antibiotischen Lösungen, soll eine akute Sinusitis zunächst in ein subakutes bis chronisches Stadium übergeführt werden, um die chirurgische Therapie ohne wesentliches Risiko und verläßlich durchführen zu können.

Zur Therapie der chronischen Sinusitis maxillaris wurden schon 1893 und 1897 von Caldwell bzw. Luc Operationstechniken angegeben, deren Kombination auch heute noch eine weit verbreitete Standardmethode darstellt.

An der Abteilung für Mund-, Kiefer- und Gesichtschirurgie des Allgemeinen öffentlichen Krankenhauses der Stadt Linz ist eine geringfügige Modifikation der Caldwell-Luc-Technik die Therapie der Wahl bei chronischer Sinusitis maxillaris. Bei dieser werden nicht, wie originaliter angegeben, grundsätzlich die gesamte Kieferhöhlenschleimhaut, sondern lediglich die entzündlich veränderten, insbesondere die polypösen Schleimhautanteile entfernt. Bei massiver Entzündung wird allerdings die Excochleation der gesamten Kiegerhöhlenschleimhaut erforderlich, so daß das Vorgehen dann einer klassischen Caldwell-Luc-Operation entspricht.

Obwohl schon Obwegeser und Tschamer (1957), Killey und Kay (1967), sowie in jüngerer Zeit Baumann und Pajarola (1975) und Pape und Herzog (1979) über günstige Ergebnisse mit eher konservativen Behandlungsmaßnahmen berichteten, wird — wegen ihrer hohen Verläßlichkeit — in der überwiegenden Mehrzahl der Kliniken für Mund-, Kiefer- und Gesichtschirurgie die genannte chirurgische Methode bevorzugt. Die hier vorliegende Arbeit stellt eigene Nachuntersuchungsergebnisse dieser modifizierten Caldwell-Luc-Operationen vor, wie sie schon 1981 von Bukal et al. publiziert wurden.

Ein wesentliches Ziel dieser Nachuntersuchung war unter anderem, den Einfluß des Ausmaßes der Schleimhautexcochleation (partiell oder total) auf die klinischen und röntgenologischen Ergebnisse festzustellen.

Krankengut

Im Behandlungszeitraum 1. Januar 1972 bis 31. Mai 1979 wurden an der Abteilung für Mund-, Kiefer- und Gesichtschirurgie des Allgemeinen öffentlichen Krankenhauses der Stadt Linz insgesamt 557 Patienten nach der modifizierten Caldwell-Luc-Methode operiert. Davon konnten bis zum 31. Januar 1980 312 Patienten = 56% klinisch und röntgenologisch nachuntersucht werden; die Beobachtungsdauer betrug mindestens 14 Monate. Von diesen 312 Patienten waren 53,4% Männer und 46,6% Frauen.

Am häufigsten trat die chronische Sinusitis im fünften Dezennium auf. Beim Häufigkeitsgipfel stimmen diese Angaben mit Büchs und Lautenbach (1968) überein, während letztere jedoch Frauen um ein Drittel weniger betroffen fanden.

Die Indikation zur Operation der Kieferhöhle war in allen Fällen durch das Vorliegen einer chronischen Sinusitis maxillaris gegeben, wobei der überwiegende Anteil, nämlich 285 Fälle = 91,3%, dentogen bedingt war (Tab. 1). Neben 21 Fällen = 6,7% von rhinogenen Sinusitiden fanden sich in unserem Krankengut

Tabelle 1. *Ätiologie der chronischen Sinusitis maxillaris im untersuchten Krankengut*

Dentogen	285	91,3%	
Mund-Antrum-Perforation	125		43,8%
Apikale Parodontitis	97		34,0%
Dentogene Zyste	62		21,8%
Fremdkörper	1		0,4%
Rhinogen	21	6,7%	
Trauma	3	1,0%	
Tumor	3	1,0%	
Σ	312	100,0%	100,0%

auch chronische Sinusitiden, und zwar in jeweils drei Fällen = 1,0%, die ein Trauma bzw. einen benignen Tumor zur Ursache hatten.

Bei den Traumata handelte es sich jeweils um Jochbeinfrakturen mit sekundärinfiziertem Haematosinus und bei den Tumoren um ein Oberkieferosteom, eine Epulis granulomatosa und ein Osteofibrom.

Im präoperativen Röntgenbefund fand sich am häufigsten die total verschattete Kieferhöhle, und zwar mit 137 Fällen = 43,9% (Tab. 2).

Tabelle 2. *Präoperativer Befund der Nasennebenhöhlenröntgen*

	N	%
Totale Verschattung	137	43,9
Subtotale Verschattung	107	34,3
Basale Verschattung	31	9,9
Zyste	37	11,9
Σ	312	100,0

Um die Funktion der Kieferhöhle möglichst zu erhalten, wird wie einleitend erwähnt, nur die makroskopisch entzündlich veränderte Kieferhöhlenschleimhaut excochliert. Eine entsprechende Unterteilung des Krankengutes zeigt in 221 Fällen = 70,8% eine totale und nur in 91 Fällen = 29,2% eine partielle Schleimhautexcochleation.

Ergebnisse der klinischen Nachuntersuchung und Diskussion

Die klinische Nachuntersuchung ergab in einem auffallend hohen Prozentsatz, nämlich 44,6%, postoperative Beschwerden (Tab. 3). Hier finden sich in der Literatur fast durchwegs Ergebnisse mit einem niedrigeren Prozentsatz an Beschwerden, wobei aber zu beachten ist, daß hier teilweise auch Patienten mit deutlicher postoperativer Besserung zu den beschwerdefreien gerechnet wurden

(Szlezak, 1960/61; Hermann, 1962; Büchs und Lautenbach, 1968; Herberhold, 1973; Geiger und Eckert, 1975; Pape und Herzog, 1979). Rink (1972) gibt einen noch höheren Prozentsatz von 72,6% an postoperativen Beschwerden an. Entgegen unseren Erwartungen war im direkten Vergleich kein nennenswerter Unterschied zwischen Patienten mit totaler (45,7%) bzw. partieller Schleimhautexcochleation (41,8%) nachzuweisen (Tab. 3).

Tabelle 3. *Ergebnisse der klinischen Nachuntersuchung von 312 Patienten*

		Gesamt	Totale Excochl.	Partielle Excochl.
Klinisch beschwerdefrei	N	173	120	53
	%	55,4	54,3	58,2
Klinisch nicht beschwerdefrei	N	139	101	38
	%	44,6	45,7	41,8

Einschränkend muß allerdings auf die stark unterschiedlichen Fallzahlen bei totaler und partieller Schleimhautexcochleation hingewiesen werden, die einen direkten Vergleich der prozentuellen Anteile problematisch erscheinen lassen. In Tab. 4 sind die Arten der klinischen Beschwerden nach ihrer Häufigkeit geordnet dargestellt. Am häufigsten wurde von den Patienten eine Wetterfühligkeit, und zwar in 37,4%, angegeben.

Tabelle 4. *Arten der Beschwerden bei der klinischen Nachuntersuchung*

		Gesamt	Totale Excochl.	Partielle Excochl.
Wetterfühligkeit	N	52	35	17
	%	37,4	34,6	44,7
Hypästhesie Nervus infraorbitalis	N	29	17	12
	%	20,9	16,8	31,6
Schlechter Prothesensitz	N	26	23	3
	%	18,7	22,8	7,9
Zeitweilig Sekretausfluß	N	22	15	7
	%	15,8	14,9	18,4
Druckschmerz Fossa canina	N	20	14	6
	%	14,3	13,9	15,8
Häufiger Schnupfen	N	16	13	3
	%	11,5	12,9	7,9
Zeitweilig Wangenschwellung	N	6	3	3
	%	4,3	2,9	7,9
Spontanschmerz	N	4	4	0
	%	2,9	3,9	0

In 20,9% war eine Hypästhesie im Versorgungsgebiet des Nervus infraorbitalis feststellbar. In 18,7% fand sich ein schlechtes Prothesenlager, in 15,8% klagten die Patienten über zeitweiligen Sekretabfluß aus der Nase und in 14,3% über einen Druckschmerz in der Fossa canina. 11,5% gaben ein häufigeres Auftreten von Schnupfen an, 4,3% zeitweilig eine geringfügige Schwellung der Wangenweichteile, und 2,9% klagten über gelegentliches Auftreten von Spontanschmerzen im Operationsgebiet.

In Tab. 5 ist die Häufigkeit der klinischen Beschwerden in Abhängigkeit vom Intervall zwischen Operation und Nachuntersuchung dargestellt. Die Annahme, daß die Beschwerden gehäuft in den ersten beiden postoperativen Jahren auftreten und später abnehmen, kann an Hand dieser Nachuntersuchung nicht bestätigt werden. Nur bei der Hypästhesie der Nervus infraorbitalis findet sich eine gewisse Abnahme mit der postoperativen Zeit.

Tabelle 5. *Häufigkeit der klinischen Beschwerden in Abhängigkeit vom Intervall zwischen Operation und Nachuntersuchung*

Monate	Operierte und nachuntersuchte Patienten	Klinische Beschwerden gesamt		Wetter-fühligkeit		Hypästhesie Nervus infraorbitalis	
	N	N	%	N	%	N	%
12—24	60	30	50,0	8	13,3	8	13,3
24—36	63	37	58,7	11	17,5	8	12,7
36—48	54	34	63,0	15	27,7	3	5,6
48—60	52	22	42,3	7	13,5	2	3,8
60—72	32	13	40,6	4	12,5	2	6,3
72—84	20	20	100,0	2	10,0	5	25,0
84—96	24	15	62,5	4	16,7	1	4,2
96—108	7	4	57,1	1	14,3	0	0

Da ein postoperativ vermehrter Sekretausfluß, im nachuntersuchten Krankengut 15,8%, auf ein Entzündungsrezidiv hindeuten können, wurde bei 13 von 22 in Frage kommenden Patienten eine Sinuskopie durch das bestehende Nasenfenster durchgeführt. In 7 von 13 Fällen fand sich eine narbig veränderte Kieferhöhlenschleimhaut in einer verkleinerten Kieferhöhle. Bei den restlichen 6 Fällen ergab die Sinuskopie normale Verhältnisse. Somit konnte im untersuchten Krankengut von 312 Patienten kein einziger Fall eines Entzündungsrezidivs nachgewiesen werden.

Ergebnisse der röntgenologischen Nachuntersuchung und Diskussion

Die Ergebnisse der röntgenologischen Nachuntersuchung (Tab. 6) ergaben in 106 Fällen = 35,4% eine restitutio ad integrum, d. h. eine röntgenologisch vollständig pneumatisierte Kieferhöhle (Abb. 1 a). In der Literatur finden sich hier jedoch durchwegs niedrigere Prozentsätze an restitutio ad integrum (Dietzel und Niescher, 1963; Fuchs und Görisch, 1971; Rink, 1972; Geiger und Eckert, 1975; Pape und Herzog, 1979). Der häufigste Befund war in 171 Fällen = 57,2% eine knöcherne bis bindegewebige Wandsklerose unterschiedlichen Ausmaßes bzw. eine Restkieferhöhle verschiedener Größe (Abb. 1 b). In 14 Fällen = 4,7% fand sich keine röntgenologisch nachweisbare Kieferhöhle (Abb. 1 c) und in 8 Fällen = 2,7% zeigte sich eine wandständige, weichteildichte Verschattung der Restkieferhöhle (Abb. 1 d). Dieser letzte Befund wird vom Röntgenologen als Rezidivverdacht gedeutet, wobei aber auch ein wandständiges Narbengewebe diesen Befund ergeben kann. Interessanterweise konnte klinisch in keinem einzigen Fall der röntgenologische Rezidivverdacht verifiziert werden.

Tabelle 6. *Ergebnisse der röntgenologischen Nachuntersuchung von 299 Patienten*

		Gesamt	Totale Excochl.	Partielle Excochl.
Röntgenologisch vollständig pneumatisierte Kieferhöhle	N %	106 35,4	54 25,0	52 62,7
Wandsklerose bzw. Restkieferhöhle	N %	171 57,2	140 64,8	31 37,3
Keine röntgenologisch nachweisbare Kieferhöhle	N %	14 4,7	14 6,5	0 0
Wandständige, weichteildichte Verschattung Rezidivverdacht	N %	8 2,7	8 3,7	0 0

Im Gegensatz zur klinischen zeigt sich bei der röntgenologischen Nachuntersuchung ein deutlicher Vorteil der partiellen gegenüber der totalen Schleimhautexcochleation. Bei der partiellen Schleimhautexcochleation erfolgte eine restitutio ad integrum in 62,7%, bei der totalen in nur 25% (Tab. 6). Von Interesse schien schließlich noch, einen Zusammenhang zwischen postoperativen klinischen Beschwerden und postoperativen Röntgenbefunden herzustellen (Tab. 7). Dabei

Tabelle 7. *Zusammenhang von postoperativen Röntgenbefunden und postoperativen klinischen Beschwerden*

		Patienten mit klin. Nachbeschwerden	
		N	%
Röntgenologisch vollständig pneumatisierte Kieferhöhle	106	32	30,2
Wandsklerose bzw. Restkieferhöhle	171	89	52,0
Keine röntgenologisch nachweisbare Kieferhöhle	14	12	—
Wandständige, weichteildichte Verschattung, Rezidivverdacht	8	6	—

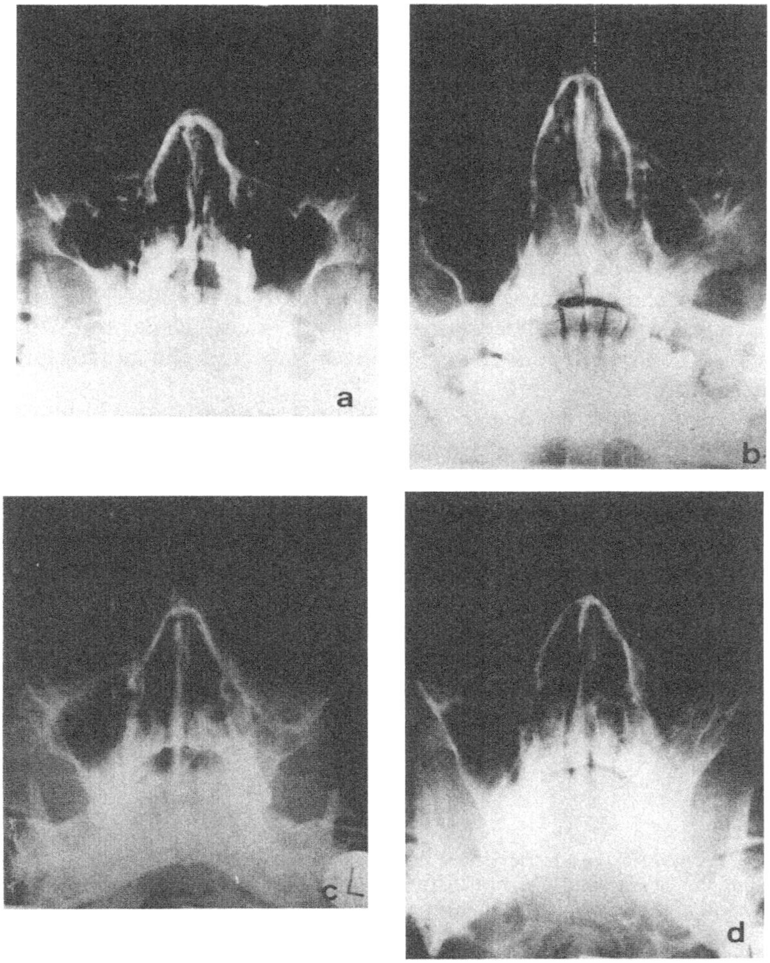

Abb. 1. Postoperative Röntgenbefunde. *a* Röntgenologisch vollständig pneumatisierte Kieferhöhle links, *b* Wandsklerose bzw. Restkieferhöhle links, *c* keine röntgenologisch nachweisbare Kieferhöhle links, *d* wandständige, weichteildichte Verschattung der linken Kieferhöhle; Rezidivverdacht

zeigte sich, daß bei der röntgenologisch vollständig pneumatisierten Kieferhöhle der Anteil der Patienten mit klinischen Nachbeschwerden erwartungsgemäß am kleinsten ist (30,2%).

Eine postoperativ funktionsfähige und vollständig pneumatisierte Kieferhöhle sollte daher das Ziel jeder operativen Therapie der chronischen Sinusitis maxillaris darstellen. Wie anhand Tab. 6 gezeigt werden konnte, ist dieses Ziel bei nur partieller Schleimhautexcochleation wesentlich häufiger zu erreichen als bei totaler Schleimhautexcochleation (62,7 versus 25%). Eine routinemäßige Entfernung der gesamten Kieferhöhlenschleimhaut, d. h. inklusive nicht entzündlich veränderter Schleimhautanteile, wie sie bei der klassischen Caldwell-Luc-Operation vorgenommen wird, sollte somit kontraindiziert sein.

Schlußfolgerungen

Die Ergebnisse der Nachuntersuchungen von modifizierten Caldwell-Luc-Operationen anhand eines 312 Patienten umfassenden Krankengutes gestatten einige wesentliche Schlußfolgerungen:

1. Die Therapie der chronischen dentogenen Sinusitis maxillaris in Form einer modifizierten Caldwell-Luc-Operation ist in höchstem Maße verläßlich. Im untersuchten Krankengut konnte kein einziger Fall eines Entzündungsrezidivs nachgewiesen werden.

2. Ein nicht unbeträchtlicher Nachteil der modifizierten Caldwell-Luc-Operation besteht jedoch in einem relativ hohen Anteil von klinischen Nachbeschwerden (44,6%), die sämtlich als Operationsfolgen anzusehen sind. Eine routinemäßige Entfernung der gesamten Kieferhöhlenschleimhaut, wie bei der klassischen Caldwell-Luc-Operation, sollte nach Möglichkeit vermieden werden, da bei dieser Operationstechnik die Chance eines Restitutio ad integrum der Kieferhöhle relativ gering ist (25%).

3. Überlegung zur Ursache, Entstehung und zu Möglichkeiten der Verringerung bzw. Vermeidung der Nachbeschwerden, insbesondere der am häufigsten beobachteten Wetterfühligkeit und Hypaesthesie des Nervus infraorbitalis, sind unbedingt erforderlich. Über diese und über entsprechende Ergebnisse wird von Engleder et al. (1985) berichtet.

Literatur

Baumann, M., Pajarola, G.: Experiences on the sequela of maxillary sinusitis following closure of the causative oro-antral fistula. J. max.-fac. Surg. *3*, 164 (1975).

Büchs, H., Lautenbach, E.: Spätergebnisse operierter Kieferhöhlen. Dtsch. zahnärztl. Z. *23*, 48 (1968).

Bukal, J., Platz, H., Platz, A.: Zur chirurgischen Therapie der Sinusitis maxillaris. Österr. Z. Stomat. *78*, 277 (1981).

Caldwell, G. W.: Diseases of the accessory sinuses of the nose, and an improved method of treatment for suppuration of the maxillary antrum. N. Y. State J. Med. *58*, 526 (1893).

Dietzel, K., Niescher, W.: Das Röntgenbild der operierten Kieferhöhle. Radiol. diagn. *4*, 523 (1963).

Engleder, R., Platz, H., Platz, A.: Chirurgische Therapie der chronischen Sinusitis maxillaris: Langzeitergebnisse bei osteoklastischer bzw. osteoplastischer Trepanation der fazialen Kieferhöhlenwand. In: Erkrankungen der Kieferhöhle (Watzek, G., Matejka, M., Hrsg.). Wien-New York: Springer. 1986.

Fuchs, H., Görisch, J.: Kieferhöhlenoperationen. Bericht aus dem Krankengut der Jahre 1964—1968. Z. ärztl. Fortbild. *65*, 19 (1971).

Geiger, S. A., Eckert, H.: Klinische und radiologische Untersuchungsergebnisse operierter Kieferhöhlen. Zahnärztl. Praxis *26*, 296 (1975).

Herberhold, C.: Endoscopy of the maxillary sinus. J. max.-fac. surg. *1*, 125 (1973).

Herrmann, P.: Über Ergebnisse von Radikaloperationen der Kieferhöhle. Zahnärztl. Welt/Reform *63*, 109, 143, 177 (1962).

Herrmann, P.: Die Rolle des Zahnsystems bei Heilungsstörungen nach der radikalen Kieferhöhlenoperation. Dtsch. zahnärztl. Z. *17*, 305 (1962).

Killey, H., Kay, L.: An Analysis of 250 cases of oroantral fistula treated by the buccal flap operation. Oral surg. *24*, 726 (1967).
Luc, H.: Une nouvelle méthode opératoire pour la cure radicale et rapide de l'empyème chronique du sinus maxillaire. Arch. int. Laryngol. Otol. Rhinol. Bronchooesophagoscopie *10*, 273 (1897).
Obwegeser, H. L., Tschamer, H.: Bericht über unsere Erfahrungen bei der Behandlung von nicht frischen Mund-Kieferhöhlenverbindungen nach Zahnextraktion. Dtsch. Zahn-, Mund- u. Kieferheilk. *26*, 4 (1957).
Pape, H.-D., Herzog, M.: Neue Aspekte zur Behandlung der dentogenen Sinusitis maxillaris. Österr. Z. Stomatol. *76*, 86 (1979).
Rink, B.: Klinische und röntgenologische Befunde nach operativem Verschluß von Mund-Antrumverbindungen in Kombination mit der Radikaloperation der Kieferhöhle. Dtsch. Stomat. *22*, 251 (1972).
Szlezak, L.: Die Behandlungsergebnisse bei Operationen eitriger Nebenhöhlenentzündungen. Refer. Zentr.-Bl. für HNO-Heilk. *69*, 249 (1960/61).

Anschrift der Verfasser: Doz. Dr. H. Platz, Abteilung für Mund-, Kiefer- und Gesichtschirurgie, Allgemeines öffentliches Krankenhaus der Stadt Linz, Krankenhausstraße 9, A-4020 Linz.

Ergebnis einer Nachuntersuchung operativer Eingriffe bei Sinusitis maxillaris

B. Norer und *W. Puelacher*
Abteilung für Kieferchirurgie
(Leiter: Prof. Dr. E. Waldhart)
der Universitätsklinik für Zahn-, Mund- und Kieferheilkunde, Innsbruck
(Vorstand: Prof. Dr. K. Gausch)

Zusammenfassung

Seit 1977 wird ein funktionelles, auf den jeweiligen Grad der Kieferhöhlenentzündung abgestimmtes Therapiekonzept an der Abteilung für Kieferchirurgie in Innsbruck angewandt. Um den Erfolg zu überprüfen, werden die Fälle mit dentogener Sinusitis maxillaris einer Nachuntersuchung unterzogen. Die Rezidivquote kann auf 2,5% gesenkt werden; Sensibilitätsstörungen treten postoperativ nur mehr in 12% der Fälle auf; eine Wetterfühligkeit geben 13% der Untersuchten an. Das Ergebnis zeigt, daß bei konsequentem Einhalten einer schleimhautschonenden und osteoplastischen Operationsmethode bei gleichzeitiger perioperativer Spültherapie die postoperativen Beschwerden minimiert und das Langzeitschmerzsyndrom fast vollständig vermieden werden kann.

Summary

Follow-Up Results After Surgery for Maxillary sinusitis. Since 1977 a functional management concept adapted to the grade of maxillary sinusitis has been used at the maxillofacial surgery service of Innsbruck. To assess its benefits all patients with dentogenous maxillary sinusitis were involved in a follow-up program. This showed the relapse rate to have dropped to 2.5%. Postoperative sensory losses were only seen in 12% of cases, and sensitivity to weather changes was reported by 13% of patients.

These results suggest that postoperative complaints can be minimized and persistent pain can be almost completely prevented, if surgery is done by osteoplastic trepanation without undue traumatization of the mucosal lining and if the sinus is irrigated perioperatively.

Schlüsselwörter: Dentogene Sinusitis maxillaris, funktionelle Kieferhöhlentherapie, Mund-Antrum-Verbindung.

Keywords: Dentogenous maxillary sinusitis, functional treatment for maxillary sinus disease, oroantral fistula.

Einleitung

Die von Caldwell (1893) und Luc (1897) angegebene Operationsmethode des Sinus maxillaris wurde zunehmend zugunsten eines vermehrt funktionellen Vorgehens

(Obwegeser und Tschamer, 1957; Baumann und Pajarola, 1975; Pape und Herzog, 1978; Watzek et al., 1981) verlassen. Die funktionelle Kieferhöhlenoperation hat zum Ziel, möglichst viel gesunde Schleimhaut zu erhalten, die Narbenbildung auf ein Minimum zu beschränken (Pfeifer, 1973) und durch Fensterung zur Nase die Ventilation des Antrums zu verbessern.

Rehrmann (1977) forderte auf der Jahrestagung der Deutschen Gesellschaft für Mund-, Kiefer- und Gesichtschirurgie sogar die Streichung der Radikaloperation aus dem kieferchirurgischen Operationskatalog und meinte wörtlich: „Die Kieferhöhlenoperation nach Caldwell und Luc ist heute obsolet."

Seit 1977 wird an der Abteilung für Kieferchirurgie in Innsbruck eine funktionelle Therapie bei Behandlung der Sinusitis maxillaris angewandt (Waldhart et al., 1985). Aufgabe der vorliegenden Arbeit ist die Nachuntersuchung der in den Jahren 1980 bis 1984 (fünf Jahre) an der Kieferchirurgie in Innsbruck nach oben genanntem Konzept operierten Patienten mit Sinusitis maxillaris.

Material und Methode

In den letzten fünf Jahren wurden insgesamt 491 Patienten an der Kieferhöhle operiert. Davon wiesen 136 Patienten eine dentogen bedingte Sinusitis maxillaris auf. Nicht einbezogen in diese Studie wurden Patienten mit auswärts voroperierter Kieferhöhle, frische Mund-Antrumfisteln, rhinogene Sinusitiden, sowie Entzündungen als Begleitsymptom nach Traumen und bei Tumoren.

Die Spültherapie über einen Drain via fossa canina oder durch eine Mund-Antrum-Perforation mit systematischer Antibiotikagabe führt zu einer weitgehenden Abheilung der akuten Entzündung der Kieferhöhlenschleimhaut. Ist eine explorative Freilegung der Kieferhöhle wegen Fremdkörper, persistierender Fistel zur Mundhöhle oder Zyste notwendig, wird intraoperativ ein kranial gestielter Knochenschleimhautdeckel der fazialen Kieferhöhlenwand unter Schonung des Nervus infraorbitalis gebildet (Akuamoa-Boateng und Fabinger, 1980). Die Tamponade der Kieferhöhle für einige Minuten mit einem mit 3prozentigem H_2O_2-getränkten Textilstreifen führt zu einer Abschwellung der ödematös verdickten Schleimhaut und wirkt zusätzlich bakterizid (Waldhart et al., 1985). Über einen Drain, der von der Nase durch ein Fenster zur Kieferhöhle eingelegt wird, erfolgt vom 2. bis zum 6. postoperativen Tag die Spülung mit physiologischer Kochsalzlösung.

81 Patienten folgten der Einladung zur klinischen, röntgenologischen und bei Rezidivverdacht endoskopischen Nachuntersuchung. Norer et al. (1984) haben nachgewiesen, daß bei präoperativer Spültherapie und schonender Kieferhöhlenexploration mit weitgehendem Erhalt der Schleimhaut eine 85prozentige Übereinstimmung der röntgenologischen und endoskopischen Befunde besteht. Randständige Verschattungen in der halbaxialen Gesichtsschädelröntgenaufnahme sind im antroskopischen Bild bland.

Bewertet wurden klinisch subjektive Symptome, wie Wetterfühligkeit, Druckschmerz in der Fossa canina und am Foramen infraorbitale, Sensibilitätsstörungen, weiters die Vitalität der Zähne im operierten Quadranten sowie die Abflachung des Vestibulums bei durchgeführtem Fistelverschluß. Außerdem wurde die röntgenologische Transluzenz im Vergleich zum Ausgangsbefund beurteilt.

Ergebnisse

Die Geschlechts- und Altersverteilung (Tab. 1) zeigt weitgehende Übereinstimmung mit den Angaben anderer Autoren (Rolffs et al., 1979; Büchs und Lautenbach, 1981; Bukal et al., 1981). Bei 71 Patienten ist die linke Seite, bei 64 Personen die rechte Kieferhöhle erkrankt, in einem Fall besteht eine beidseitige Entzündung. Auf eine Bevorzugung der linken Seite haben bereits Schuchardt et al. (1964) hingewiesen.

Tabelle 1. *Alters- und Geschlechtsverteilung*

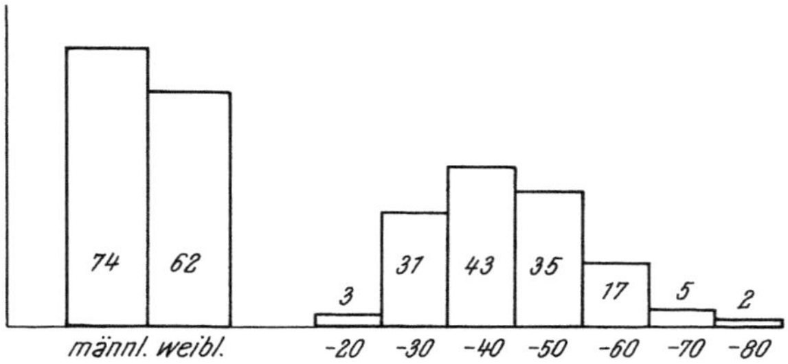

Ätiologisch stellt die Mund-Antrum-Fistel (76 Patienten) die häufigste Ursache der Sinusitis maxillaris dar. In 22 Fällen gehen die Kieferhöhlenaffektionen von einer apikalen oder marginalen Parodontitis aus. Fremdkörper, teilweise mit Pilzdrusen, finden sich 20mal (9 radices in antro, 5mal Abdruck- oder Wurzelfüllmaterial, in 6 Fällen zusätzlich ein Aspergillom). Für 15 Patienten kommt eine infizierte Zyste und in 4 Fällen eine Mukozele als Ursache in Frage.

Histologisch können 115 Sinusitiden verifiziert werden, in 22 Fällen kommt es zu einer Abheilung der Kieferhöhlenentzündung durch eine intensive Spültherapie (Tab. 2). Neben 25 Fällen einer Sinusitis maxillaris acuta wird bei 91 Präparaten das Exzisat als chronisch-entzündlich diagnostiziert. Actinomyces fumigatus wird sechsmal nachgewiesen. Bei zwei Patienten gibt der Pathologe Metaplasien des Schleimhautepithels an.

Der Verschluß der oroantralen Verbindungen erfolgt nach der von Rehrmann (1936) beschriebenen Methode. Bei der Nachuntersuchung findet sich in 5 Fällen

Tabelle 2. *Histologiebefunde*

Histologie:	
25	akut entzündlich
90	chronisch entzündlich
	10 polypöse Veränderungen
	6 Actinomyces fumigatus
	2 Metaplasien
22	Fälle ohne Histologie, da nur Spültherapie

eine deutliche Abflachung des Vestibulums, wobei in 4 Fällen eine breite Perforation und einmal ein Tuberausriß vorgelegen ist. Bei 13 Personen ist der Mundvorhof nur leicht abgeflacht.

Zur Nachuntersuchung kamen 81 Personen. Für die Auswertung der klinischen Befunde wurden die Patienten in vier Gruppen eingeteilt:

1. Konservative Spültherapie über Mund-Antrum-Fistel mit physiologischer Kochsalzlösung und teilweise mit Antibiotika; systemische Antibiotikagabe (22 Patienten, davon 11 nachuntersucht).
2. Endoskopie mit teilweise antroskopischer Fremdkörper- oder Mukozelenentfernung und anschließender Spültherapie (26 Patienten, 14 nachuntersucht).
3. Funktionelle Kieferhöhlenoperation mit Knochenfenster und postoperativer Spültherapie (74 Patienten, 48 nachuntersucht).
4. Zystenoperationen zur Kieferhöhle (7 Antrozystektomien, 8 Antrozystomien, 15 Personen, 9 nachuntersucht).

Tabelle 3. *Ergebnisse der klinischen Nachuntersuchung*

	Konservativ	Endoskopie	KH-OP	Zysten-OP
Beschwerdefrei	10	12	31	8
Wetterfühligkeit	1	1	5	1
Druckschmerz und Sensibilitätsstörung		1	10	
Rezidivierende Sinusitis			2	
	11	14	48	9

Tab. 3 gibt die Ergebnisse der klinischen Nachuntersuchung wieder. Absolut beschwerdefrei waren 61 Patienten, während 8 Personen eine zeitweise Wetterfühligkeit angaben. Diese konnte nicht ausschließlich auf die Behandlung zurückgeführt werden, da unsicher war, ob diese nicht schon vor der Kieferhöhlenerkrankung bestand. In weiteren 11 Fällen wurden dreimal Druckschmerz in der Fossa canina und am Foramen infraorbitale, 9 Personen mit Sensibilitätsstörung des Nervus infraorbitalis, Kälteempfindlichkeit bei der Nasenatmung, davon einmal eine Hypästhesie der Oberlippe sowie einmal eine postoperative Vitalitätsstörung eines Zahnes festgestellt. Zwei Patienten zeigten die typischen Zeichen einer rezidivierenden Sinusitis maxillaris mit Schleimabsonderung über die Nase und einem Druckgefühl im Oberkiefer bei Vorbeugen des Kopfes.

Während das rein konservative Vorgehen mit Spontanheilung nach intensiver Spültherapie einen 100prozentigen Erfolg aufwies, ergab sich bei den Kieferhöhlenoperationen unter Bildung eines Knochendeckels eine 75prozentige Ausheilungsrate (Tab. 3).

Vergleicht man die halbaxialen Gesichtsschädelaufnahmen hinsichtlich der Transluzenz der Kieferhöhlen, so zeigte sich hier ein ähnliches Bild (Tab. 4 und 5). Während bei der Gruppe der konservativen Spültherapie radiologisch keine Verschattung mehr nachweisbar war, fiel die homogene Verschattung bei jenen zwei Patienten auf, die bereits klinisch als Rezidive angesehen werden mußten. In 84% aller Röntgenkontrollen war die Kieferhöhle transparent. Zehn Fälle oder 12% waren zirkulär verschattet. Die zehn Befunde einer zirkulären Verschattung sind wohl auf Umbauvorgänge postoperativ submukös zurückzuführen. Minderjahn und Fixson (1978) haben auf diesen Umstand hingewiesen.

Die zwei nachuntersuchten Patienten, die klinisch und röntgenologisch Zeichen eines Rezidivs einer Sinusitis maxillaris aufwiesen, wurden sinuskopiert. Zum einen ließ sich ein Aspergillus fumigatus nachweisen, zum anderen war eine gefelderte Schleimhaut mit serösem Exsudat und einer deutlichen Schleimstraße zu den offenen Ostien erkennbar.

Tabelle 4. *Erstbefund der halbaxialen Gesichtsschädelröntgenaufnahmen*

	Konservativ	Endoskopie	KH-OP	Zysten-OP
Transparent	1	1		
Randständige Verschattung	3	1	10	
Basale V.		5	16	5
Homogene V.	7	7	22	4

Tabelle 5. *Kontrollbefunde der halbaxialen Gesichtsschädelröntgenaufnahmen*

	Konservativ	Endoskopie	KH-OP	Zysten-OP
Transparent	11	12	38	8
Randständige Verschattung		1	8	1
Basale V.		1		
Homogene V.			2	

Diskussion

Die hohe Quote von 84% transparenter Kieferhöhlen in der Nachuntersuchung ist auf die sparsame Exzision bei konservativem Vorgehen während der Operation zurückzuführen. Wegen der bei der Kontrolluntersuchung klinischen und röntgenologischen Symptomfreiheit sollte einer Spültherapie ohne Operation der Vorzug gegeben werden. Hier zeigt die Untersuchung eine 100prozentige Restitutio. Das funktionstüchtige Kieferhöhlenepithel kann die Aufgabe der aktiven Sekretförderung wieder übernehmen. Den Differenzdruckkopfschmerz, wie er nach Caldwell-

Luc operierten Patienten vorkommt (Lindorf, 1979, 1980), fanden wir nur bei beiden Rezidivfällen. Ebenso wurde ein atypischer Gesichtsschmerz im Ausbreitungsgebiet des Nervus infraorbitalis von den nachuntersuchten Personen nicht angegeben.

Neun Fälle von Sensibilitätsstörungen im Ausbreitungsgebiet des Nervus infraorbitalis und einer, der gar zur Hypästhesie der Oberlippe geführt hat, zeigen, daß auch ein rückverlagertes Knochenfenster nur so groß wie nötig, aber nicht so groß wie möglich, sein sollte (Pfeifer, 1973). Unsere Sensibilitätsstörungsquote von 12% ist somit deutlich niedriger, als sie von Grossehelleforth und Düker (1976) mit 30% angegeben wurde, wobei in ihrem Untersuchungsgut noch 67% aller Operationen radikale Eingriffe nach Caldwell und Luc waren. Unser Ergebnis deckt sich mit dem Bericht von Herzog und Pape (1984), der für konservatives Vorgehen bei Kieferhöhlenoperationen 12% bleibende Beschwerden angibt.

Eine Therapie, die nur Heilung kennt, wird es wohl nie geben. Die funktionelle Behandlung der Sinusitis maxillaris weist einen Weg, der dazu beiträgt, die „Stammkundschaft" einer Kieferchirurgischen und HNO-ärztlichen Ambulanz, die Patienten mit neuralgiformem, atypischen Gesichtsschmerz deutlich herabzusetzen.

Literatur

Akuamoa-Boateng, E., Fabinger, A.: Ergebnisse der rekonstruktiven Kieferhöhlenoperation nach Caldwell-Luc. Dtsch. zahnärztl. Z. *35*, 134—136 (1960).

Baumann, M., Pajarola, G.: Experiences on the sequela of maxillary sinusitis following closure of the causative oro-antral fistula. J. max.-Fac. Surg. *3*, 164—169 (1975).

Büchs, H., Lautenbach, E.: Spätergebnisse operierter Kieferhöhlen. Dtsch. zahnärztl. Z. *23*, 48—57 (1968).

Bukal, J., Platz, H., Platz, A.: Zur chirurgischen Therapie der Sinusitis maxillaris. Österr. Z. Stomatol. *78*, 277—286 (1981).

Caldwell, G. W.: Diseases of the accessory sinuses of the nose and an improved method of treatment for suppuration of the maxillary antrum. N.Y. med. J. *58*, 526 (1893).

Grossehelleforth, A., Düker, J.: Sensibilitätsstörungen nach Kieferhöhlenoperation. Fortschr. Kiefer-Gesichtschir. *21*, 82—83 (1976).

Herzog, M., Pape, H. D.: Behandlung und Vermeidung neuralgiformer Schmerzen nach facialer Fensterung der Kieferhöhle. Fortschr. Kiefer-Gesichtschir. *29*, 186—187 (1984).

Lindorf, H. H.: Postoperative Beschwerden nach Caldwell-Luc-Radikaloperation und Möglichkeiten der chirurgischen Therapie. Dtsch. zahnärztl. Z. *34*, 219—221 (1979).

Lindorf, H. H.: Wiederauskleidung der nach Caldwell-Luc voroperierten Kieferhöhle mit Spaltschleimhaut oder Duratransplantaten. Dtsch. Z. Mund-Kiefer-Gesichts-Chir. *4*, 151—154 (1980).

Luc, H.: Une nouvelle méthode opératoire pour la cure radicale et rapide de l'empyème chronique du sinus maxillaire. Arch. laryng. *6*, 275 (1897).

Minderjahn, A., Fixson, St.: Sinuskopische Befunde nach Kieferhöhlen-Radikaloperation. Dtsch. zahnärztl. Z. *33*, 827—828 (1978).

Norer, B., Röthler, G., Grunert, I.: Untersuchungsergebnisse sekundär versorgter oroantraler Perforationen mittels Rehrmann-Plastik. Fortschr. Kiefer-Gesichtschir. *29*, 105—107 (1984).

Obwegeser, H., Tschamer, H.: Bericht über unsere Erfahrung bei der Behandlung von nicht frischen tiefen Mund-Kieferhöhlenverbindungen nach Zahnextraktionen. Dtsch. Zahn-, Mund- und Kieferheilk. *26*, 4—16 (1957).

Pape, H. D., Herzog, M.: Neue Aspekte zur Behandlung der dentogenen Sinusitis maxillaris. Österr. Z. Stomatol. *76*, 86—92 (1979).

Rehrmann, A.: Eine Methode zur Schließung von Kieferhöhlenperforationen. Dtsch. zahnärztl. Wschr. *39*, 1136—1138 (1936).

Rehrmann, A.: Diskussionsbemerkung, 27. Jahrestagung Dtsch. Ges. Mund-, Kiefer- und Gesichtschirurgie, Freiburg, 1977.

Rolffs, J., Schmelzle, R., Schwenzer, N., Neumann, V.: Zur chirurgischen Therapie der odontogenen Sinusitis maxillaris — Ein Bericht über 397 Fälle. Dtsch. zahnärztl. Z. *34*, 30—34 (1979).

Schuchardt, K., Pfeifer, G., Lentrodt, J.: Beobachtungen bei der Behandlung von Fällen odontogener Kieferhöhlenentzündungen. Fortschr. Kiefer-Gesichtschir. *9*, 130—137 (1964).

Waldhart, E., Röthler, G., Norer, B.: Zur chirurgischen Therapie entzündlicher Kieferhöhlenerkrankungen. Persönliche Mitteilung (1985).

Watzek, G., Müller, Hp., Stanek, G.: Zur Operationsindikation bei Sinusitis maxillaris. Österr. Z. Stomatol. *78*, 314—320 (1981).

Anschrift der Verfasser: Dr. B. Norer, Abteilung für Kieferchirurgie, Universitätsklinik für Zahn-, Mund- und Kieferheilkunde, Anichstraße 35, A-6020 Innsbruck.

Behandlungsmöglichkeiten und Vorschläge zur Vermeidung chronischer Schmerzzustände nach operativen Eingriffen an der Kieferhöhle

Ch. Michel, J. Reuther, K. Haushofer und *Th. Müller*
Klinik und Poliklinik für Kieferchirurgie
(Direktor: Prof. Dr. Dr. J. Reuther)
der Bayerischen Julius-Maximilians-Universität, Würzburg, Bundesrepublik Deutschland

Mit 2 Abbildungen

Zusammenfassung

Als Ursache chronischer Schmerzzustände nach radikal chirurgischen Eingriffen an der Kieferhöhle werden heute ein Ersatz hochwertiger Kieferhöhlenschleimhaut durch minderwertiges Narbengewebe sowie eine Schädigung oder chronische Reizzustände des N. infraorbitalis angesehen.

Die Ergebnisse von 162 nachuntersuchten, im Zeitraum von 1979 bis Mitte 1983 an der Kieferhöhle operierten Patienten lassen den Schluß zu, daß durch die Knochendeckel-Methode nach Lindorf postoperative Schmerzzustände weitgehend vermieden werden können.

33 von 243 Patienten nach radikaler Kieferhöhlenoperation nach Caldwell-Luc mußten wegen chronischer Gesichtsschmerzen reoperiert werden, wobei der faziale Knochendefekt 17mal durch einen autologen Rippenspan und 16mal mit Cialit konserviertem Knorpel oder Lyodura versorgt wurde.

Läßt sich durch eine Reoperation keine Besserung der Schmerzsymptomatik erreichen, so führen wir nach der Theorie der erschöpften Nozisuppression Opiatinjektionen am Ganglion cervicale superius durch. 20 bisher erfolgreich behandelte Patienten bestätigen uns die Richtigkeit der vorgeschlagenen Methode.

Summary

Management and Prevention of Chronic Pain Syndrome After Maxillary Sinus Surgery. Chronic pain following racidal maxillary sinus surgery is thought to be due to the replacement of the original mucosal lining by scar tissue of inferior quality and to injury or chronic irritation of the infraorbital nerve.

Follow-up results of 162 patients who underwent maxillary sinus surgery between 1979 and mid-1983 suggest that the bone lid method described by Lindorf largely prevents postoperative pain.

Of the 243 patients subjected to the Caldwell-Luc procedure, 33 required reoperation for chronic facial pain. The facial bone defect was closed with autologous costal chips and with Cialit-preserved cartilage or lyophilized dura in 17 and 16 cases, respectively.

If reoperation fails to improve the pain syndrome, we inject opiates into the superior cervical ganglion on the assumption of exhausted nocisuppression. Sofar 20 patients have been successfully treated. This appears to confirm that the method proposed is beneficial.

Schlüsselwörter: Chronischer Gesichtsschmerz, Kieferhöhlenoperation.
Keywords: Chronic facial pain syndrome, maxillary sinus surgery.

Einleitung

Chronische Gesichtsschmerzen nach radikal chirurgischen Eingriffen an der Kieferhöhle sind, wie schon mehrfach dargestellt wurde, keine Seltenheit. In der Literaturzusammenstellung von Schüle (1985) liegt die Häufigkeit des Langzeitschmerz-Syndroms nach Kieferhöhlen-Operationen zwischen 10,5—45%.

Als Ursache chronischer Schmerzzustände nach radikaler nicht osteoplastischer Kieferhöhlen-OP werden heute übereinstimmend in der Literatur im wesentlichen drei Gründe angegeben (Akuamoa-Boateng, 1980; Herzog, 1985; Petzel, 1980; Pfeifer, 1973; Rolffs, 1979):

1. Intraoperative Schädigung des Nervus infraorbitalis, auch durch falsche oder ungeübte Assistenz.
2. Ein durch Narbenzug bedingter chronischer Reizzustand des Nervens als Folge des operativen Eingriffes.
3. Ein Ersatz, der durch Schleimdrüsen und Zilien hochspezialisierten Kieferhöhlenschleimhaut durch minderwertiges Narbengewebe und den dadurch bedingten konzentrischen Narbenzug (Ex Vacuo Schmerz, Lindorf, 1979).

Die Ergebnisse unserer eigenen retrospektiven Studie nach operativen Eingriffen an der Kieferhöhle haben ebenfalls gezeigt, daß wir mit der Bezeichnung „Psychalgie“ oder „atypischer Gesichtsschmerz“ den meisten unserer Patienten nicht gerecht werden, auch wenn für den Schmerzzustand keine eindeutige Ursache gefunden werden kann. Aus einer Nachuntersuchung von 162 in einem Zeitraum von 1979 bis Mitte 1983 operierten Patienten in unserer Klinik läßt sich ableiten, daß durch die osteoplastische Kieferhöhlen-Operation postoperative Schmerzzustände weitgehend vermieden werden können. Von 39 nach der Knochendeckel-Methode nach Lindorf operierten Patienten waren 34 absolut und 4 Patienten nahezu beschwerdefrei. Nur in einem Fall war wegen zu kleinem nasoantralen Fenster eine operative Revision erforderlich.

Einer nochmaligen chirurgischen Behandlung nach radikaler Kieferhöhlen-Operation mußten sich 33 von 243 Patienten unseres Krankengutes unterziehen.

Hierzu führten wir nach sorgfältiger Lösung der Narbenplatte die mikrochirurgische Neurolyse des N. infraorbitalis und falls nötig, die Verlagerung des Nerven im Knochenbett durch. Die wandständige narbige Schleimhaut der Kieferhöhle wurde belassen, vorspringende Septen abgetragen und ein sicherer Abfluß zum unteren Nasengang geschaffen.

Nach tierexperimentellen Studien mit Silastic- und Keramikimplantaten zur Deckung knöcherner Defekte der Kieferhöhlenwand beim Hausschwein und aufgrund insgesamt unbefriedigender klinischer Ergebnisse früherer Jahre haben wir die Verwendung dieser alloplastischen Materialien wieder verlassen. Lyodura sollte nach unserer Erfahrung nur noch zur Deckung kleiner und kleinster Defekte eingesetzt werden.

Abhängig von der jeweiligen Indikation verwenden wir zur Deckung größerer Defekte entweder ein Cialit-konserviertes Knorpelimplantat oder einen autologen Rippenspan.

Ist bei primär nicht osteoplastisch voroperierten Kieferhöhlen aufgrund rezidivierender Sinusitiden eine Reoperation notwendig, bevorzugen wir zur sekundären Deckung des Defektes der fazialen Kieferhöhlenwand das homologe Cialit-konservierte Knorpelimplantat. Hierdurch läßt sich in den meisten Fällen eine spätere Irritation des N. infraorbitalis durch narbige Verziehung sicher vermeiden.

Im Falle einer ausgepägten Schmerzsymptomatik im Sinne eines Infraorbitalis-Syndroms halten wir die Rekonstruktion der Kieferhöhlenwand mit autologem Rippenspan für gerechtfertigt, da nur durch eine sichere Einheilung des Transplantates eine dauerhafte Entlastung des N. infraorbitalis gewährleistet ist. Der in Größe und Form dem Defekt angepaßte Span wird am costochondralen Übergang der 7. oder 8. Rippe durch transversale Spaltung des Knochens ohne Unterbrechung der Kontinuität entnommen.

Ein Vergleich der Ergebnisse von 17 mit Rippenspan und 16 mit Ciliatknorpel oder Lyodura versorgten nachuntersuchten Patienten läßt den Schluß zu, daß sich auch nach aufwendigen Rekonstruktionen der fazialen Kieferhöhlenwand, wie sie z. B. das autologe Rippentransplantat darstellt, nur in etwa 50% eine absolute Beschwerdefreiheit erreichen läßt. Die gering besseren Ergebnisse in der Gruppe der mit Cialit-Knorpel versorgten Patienten lassen sich durch die weniger schwerwiegende präoperative Schmerzsymptomatik erklären.

25% der nachuntersuchten Patienten klagten weiterhin über anhaltend starke Schmerzen.

Bei der Therapie dieser Patienten gehen wir seit nunmehr zwei Jahren in Zusammenarbeit mit dem Institut für Anästhesiologie der Universität Würzburg einen neuen Weg, dem die Theorie der erschöpften Nozisuppression zugrunde liegt, wie im folgenden näher erläutert werden soll:

Ein Schmerzreiz führt im Gewebe zur Freisetzung algetisch wirkender Substanzen, wie Bradykinin, Histamin, Serotonin und Kaliumionen, die unter Anwesenheit von Prostaglandin E_2 die Schmerzrezeptoren afferenter Fasern erregen. Die Weiterleitung des Reizes erfolgt über markhaltige und marklose Fasern des peripheren Nervensystems. Der Reiz erfährt bis zur bewußten Schmerzwahrnehmung auf seinem Weg über das Rückenmark eine mehrfache Umschaltung.

Eine Modifikation des Impulses im Sinne einer Hemmung oder Verstärkung kann auf mehreren Ebenen stattfinden, unter anderem in dem für unser Therapie-Schema maßgeblichen Sympathikus-Grenzstrang.

Als schmerzverstärkender Neurotransmitter wird die Substanz P angenommen (Abb. 1).

Ein nozisuppressiver, also schmerzdämpfender Effekt wird den Transmittersubstanzen aus der Gruppe der Endorphine zugesprochen, die durch Bindung an Opiatrezeptoren nozizeptiver Afferenzen die Ausschüttung der Substanz P hemmen soll (Piepenbrock, 1984; Zieglgänsberger, 1981).

Unter der Vorstellung, daß alle aktivitätsanzeigenden Afferenzen durch Freisetzung von Endorphinen das nozisuppressive System in Gang halten, läßt sich der schmerzfreie Normalzustand als ein Gleichgewichtszustand von Nozizeption und Nozisuppression definieren (Sprotte, 1981).

Da unbewußte somatosensorische oder vegetative Afferenzen, das sind Afferenzen, die als Leitschiene sympathische Nerven benutzen, als adäquater Stimulus der Nozisuppression angesehen werden, führt jede Störung in diesem System zu einem Verbrauch von Endorphinen und somit zur Verschiebung des Gleichgewichtes in Richtung Nozizeption (Müller, 1985; Samandari, 1984).

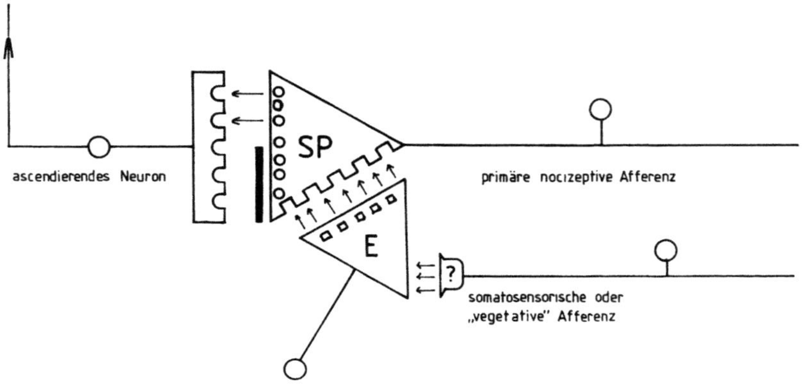

Abb. 1. Modell der synaptischen Verschaltung einer nozizeptiven Afferenz mit Endorphin-gehemmter Substanz P-Freisetzung (nach Jessel und Iversen, 1977). *SP* Substanz P, *E* Endorphin

Durch Zuführen endorphinerger Substanzen wie Opiate oder Opioide an den Ort der erschöpften Schmerzhemmung ist die Nozisuppression zumindest vorübergehend wieder intakt. Bis zur völligen Rekonvaleszenz ist eine unterschiedliche Anzahl von Opiatgaben erforderlich.

Unter Zugrundelegung dieser Theorie führen wir bei nicht beeinflußbaren chronischen Gesichtsschmerzen Opiat-Injektionen an das Ganglion cervicale superius (GCS) durch, da in diesem Grenzstrangabschnitt offenbar ein Teil der Schmerzschwellenregulation im Trigeminusbereich stattfindet (Abb. 2).

Dazu verwenden wir eine atraumatische Injektionskanüle nach Sprotte (1981), die mit einem Tiefenanschlag eine Eindringtiefe von gerade 1,0 cm gewährleistet. Nach Schleimhautoberflächen-Anästhesie werden unter Anhebung des Velums 0,03 mg Buprenorphin (Temgesic®), ein hochpotentes Opioid mit langer Wirkungsdauer in 1,9 ml Kochsalzlösung durch die seitliche Pharynxwand nach Aspiration an das Ganglion cervicale superius appliziert.

Bei knapp der Hälfte der Patienten läßt sich hierdurch eine sofortige Besserung erreichen, gelegentlich sind zur Regeneration des nozisuppressiven Systems aber auch zehn und mehr Injektionen erforderlich. Sind chronische Schmerzzustände ohne erklärbare Ursache durch diese Maßnahme nicht beeinflußbar, so gehen wir davon aus, daß Schmerzhemmung und Verarbeitung auf einer anderen Ebene gestört sind.

Obschon ein wissenschaftlicher Nachweis für die Richtigkeit der Theorie der von uns vorgeschlagenen Methode noch aussteht, konnten wir bei nunmehr über 20 Patienten mit chronischen Gesichtsschmerzen nach radikal chirurgischen Eingriffe an der Kieferhöhle ermutigende Ergebnisse erzielen.

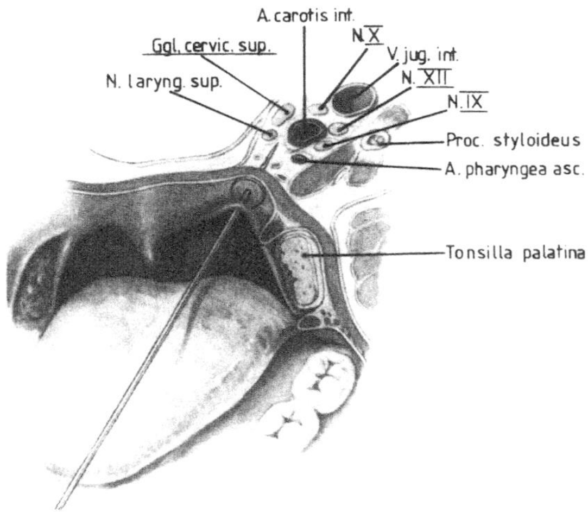

Abb. 2. Injektionstechnik an das Ganglion cervicale superius

Abb. 2. Injektionstechnik an das Ganglion cervicale superius

Abschließend möchten auch wir uns der von der Mehrzahl der vortragenden Autoren vertretenen Meinung anschließen, daß im Regelfalle, wie von Rehrmann bereits 1977 gefordert, die radikale Operation der Kieferhöhle aus dem kieferchirurgischen Repertoire gestrichen werden sollte.

Literatur

Akuamoa-Boateng, E.: Ergebnisse der rekonstruktiven Kieferhöhlenoperation nach Caldwell-Luc. Dtsch. zahnärztl. Z. *35*, 134—136 (1980).

Herzog, M.: Behandlung und Vermeidung neuralgieformer Schmerzen nach fazialer Fensterung der Kieferhöhle. In: Fortschritte der Kiefer- und Gesichtschirurgie, Bd. 30, S. 186. Stuttgart: G. Thieme. 1985.

Lindorf, H.: Chirurgie der odontogen erkrankten Kieferhöhle. München: Hanser. 1983.

Müller, Th.: Behandlung chronischer Schmerzzustände als Operationsfolge. In: Fortschritte der Kiefer- und Gesichtschirurgie, Bd. 30, S. 188. Stuttgart: G. Thieme. 1985.

Petzel, J.-R.: Das Syndrom der operierten Kieferhöhle. Dtsch. 2. Mund-Kiefer-Gesichtschirurgie *4*, 144—150 (1980).

Pfeifer, G.: Über Ursachen von neuralgiformen Schmerzen nach Kieferhöhlenoperationen und Möglichkeiten der chirurgischen Behandlung. Dtsch. Zahn-, Mund- u. Kieferheilkunde *60*, 201—213 (1973).

Piepenbrock, S.: Der Beitrag des Anästhesisten zur Schmerzbehandlung. Dtsch. Ärzteblatt *18*, 1450 (1984).

Rolffs, R.: Zur chirurgischen Therapie der odontogenen Sinusitis max. — Ein Bericht über 397 Fälle. Dtsch. zahnärztl. Z. *34*, 30—34 (1979).

Samandari, F.: Funktionelle Anatomie der Hirnnerven und des vegetativen Nervensystems. Berlin-New York: de Gruyter. 1984.
Schüle, H.: Klinisch-experimentelle Untersuchungen zur Vermeidung des Langzeitschmerzsyndromes nach Kieferhöhlenoperation. In: Fortschritte der Kiefer- und Gesichtschirurgie, Bd. 30, S. 183. Stuttgart: G. Thieme. 1985.
Sprotte, G.: Klinische Studie zum Differentialblock. Habil., Würzburg, 1981.
Zieglgänsberger, W.: Neurophysiologische Grundlagen der spinalen Opiatanalgesie. Anaesthesist *30*, 343—346 (1981).

Anschrift der Verfasser: Dr. Ch. Michel, Klinik und Poliklinik für Kieferchirurgie, Universität Würzburg, Pleicherwall 2, D-8700 Würzburg, Bundesrepublik Deutschland.

Vermeidung und Behandlung von Kieferhöhlenentzündungen bei dentoalveolären Eingriffen

G. Watzek und *M. Matejka*
Abteilung für Zahnärztliche Chirurgie
(Leiter: Prof. Dr. G. Watzek)
der Universitätsklinik für Zahn-, Mund- und Kieferheilkunde, Wien
(Vorstand: Prof. Dr. K. Keresztesi)

Mit 5 Abbildungen

Zusammenfassung

Eine Eröffnung der Kieferhöhle ist bei den meisten dentoalveolären Eingriffen im Oberkieferseitenzahnbereich unvermeidlich. Die Maßnahmen zur Vermeidung einer daraus resultierenden Sinusitis sind, von grundlegenden chirurgischen Regeln abgesehen, operationsspezifisch und werden in der Folge für Kieferhöhleneröffnungen nach Zahnextraktionen, Wurzelspitzenresektionen, Implantationen, Zystenoperationen und Osteotomien besprochen und diskutiert. Die Eingriffe im Kieferhöhlenbereich selbst werden dabei minimiert. Bei der Behandlung einer bereits manifesten Kieferhöhlenentzündung steht ebenfalls, im Gegensatz zu früheren Lehrmeinungen, neben der Sanierung des dentoalveolären Operationsgebietes, die Gewährleistung einer ausreichenden Ventilaton und Drainagemöglichkeit der Kieferhöhle im Vordergrund. Die sogenannte Radikaloperation ist nur mehr in Ausnahmefällen aktuell. Die Integrität gesunder Schleimhautanteile und der fazialen Knochenwand der betroffenen Kieferhöhle wird durch entsprechend modifizierte Operationstechniken und Einsatz der Kieferhöhlenendoskopie gewährleistet.

Summary

Prevention and Treatment of Maxillary Sinusitis After Dentoalveolar Interventions. In most dentoalveolar interventions involving the upper laterals the maxillary sinus is inevitably opened. Except for the general rules of surgery, the measures to prevent secondary sinusitis vary with the type of intervention. They will be discussed for dental extractions, apicectomy, implantation, cystectomy and osteotomy. Manipulations in the maxillary sinus area should be minimized. Once sinusitis has become manifest, adequate ventilation and drainage of the maxillary sinus in association with clearing of the dentoalvolar area affected rather than radical surgery as previously practiced are desirable. Radical surgery has become limited to exceptional cases. The integrity of normal mucosal areas and the facial sinus wall can be garanteed by modified surgical techniques and the use of maxillary sinuscopy.

Schlüsselwörter: Dentogene Sinusitis, Alveolarfortsatzchirurgie.
Keywords: Dentogenous sinusitis, dentoalveolar surgery.

Einleitung

Die Gefahr einer akuten oder chronischen Sinusitis maxillaris als Folgeerscheinung verschiedener dentoalveolärer Eingriffe im Oberkiefer wird sehr unterschiedlich eingeschätzt. Auch variiert die jeweils angenommene Dunkelziffer beträchtlich. Einer der Gründe dafür war in der Vergangenheit die Tatsache, daß die dem Patienten zumutbare Kieferhöhlendiagnostik zuwenig beweiskräftig war (Albegger, 1982). Erst die Perfektion der Kieferhöhlenendoskopie (Draf, 1978; Messerklinger, 1978) brachte unwiderlegbare Befunde und zeigte die mangelnde Aussagekraft ausschließlich röntgenologischer Untersuchungen auf (Illium, 1972; Herberhold, 1973; Draf, 1975). Prinzipiell kann jeder dentoalveoläre chirurgische Eingriff im Oberkiefer Ursache einer passageren oder persistierenden entzündlichen Affektion der Kieferhöhle sein. Das Spektrum der in Frage kommenden Operationen reicht von der einfachen Zahnextraktion oder operativen Entfernung retinierter Zähne über verschiedene zahnerhaltende operative Eingriffe, wie Wurzelspitzenresektionen oder partielle Wurzelresektionen, Implantate, operative Sanierung epithelialer Zysten, kleinere präprothetisch-chirurgische Eingriffe, bis hin zu den umschriebenen Osteotomien des Alveolarfortsatzes. Die geeigneten Maßnahmen zur Vermeidung einer postoperativen Kieferhöhlenentzündung sind — neben einer Beachtung einer bei einem chirurgischen Eingriff dieser Art selbstverständlichen Asepsis — operationsspezifisch. Die Behandlungsart einer bereits manifesten Sinusitis maxillaris richtet sich hingegen nach eventueller Sanierung der dentoalveolären operationsbedingten Ursache nur nach der dann vorliegenden Entzündungsart und -form und Erregerspektrum.

Allgemeine Maßnahmen zur Vermeidung postoperativer entzündlicher Kieferhöhlenaffektionen

Wichtigste Prophylaxe ist, wie bei allen operativen Eingriffen, die absolute Einhaltung der Regeln der Asepsis und Sterilität. Dieses an sich selbstverständliche Verlangen muß deshalb betont werden, da dies bei oralchirurgischen Eingriffen gelegentlich noch immer in Frage gestellt wird. Die Mißachtung oder Geringschätzung dieser Forderung kann gerade bei der hohen Virulenz mancher Keime dieser Region zu schwersten lokalen Entzündungserscheinungen oder zu generalisierten Erkrankungen führen (Schwipper und Gundlach, 1984; Roscic und Fries, 1985). Ebenso selbstverständlich ist das Verlangen, in der Kieferhöhle keine Zahnteile oder Fremdkörper zu belassen. Trotz der an sich hohen Selbstreinigungskapazität einer gesunden Kieferhöhlenschleimhaut, ist das Transportvermögen der Zilien nur auf kleinste Fremdkörperteilchen beschränkt und ist bei Schleimhautentzündungen überhaupt gefährdet (Albegger, 1977; Naumann, 1977). In der Kieferhöhle verbleibende Fremdkörper führen absehbar zu einer Entzündung der Schleimhaut und eventuell auch des benachbarten Knochen (Krekeler und Schilli, 1978). Bei der Planung der jeweiligen Schnittführung an der Mundschleimhaut sollte jeweils darauf geachtet werden, daß der spätere Nahtverschluß nicht über einen knöchernen Defekt, sondern auf einer knöchernen Unterlage zu liegen kommen sollte (Reichenbach et al., 1965). Diese Überlegung spielt nur dann keine Rolle, wenn der Knochendefekt mit Fremdmaterial (Pfeifer, 1973; Hackmann et al., 1976) oder mit einem butologen Knochendeckel wieder verschlossen werden kann. Letztere von Lindorf (1983) und in ähnlicher Weise bereits von Albello (1958) und dann von Engleder et al. (1984) initiierte Methode wird sinnvollerweise nur bei großen Fensterungen der fazialen Kieferhöhlenwand zur Anwendung gelangen.

Verhalten bei Zahnextraktionen und operativen Zahnentfernungen

Während die Eröffnung der Kieferhöhle zum Mund hin, wie schon von Wassmund (1939) betont, bei entsprechender anatomischer Ausgangssituation ein unvermeidbares Ereignis darstellt, sollte eine anschließende, durch die Mund-Antrum-Fistel bedingte Entzündung der Kieferhöhle vermieden werden. Die Gefahr einer Sinusitis bei bestehender Mund-Antrum-Verbindung steigt von Tag zu Tag. Nach drei Tagen ist in 50%, nach einer Woche in 80% der Fälle eine Entzündung der Kieferhöhlenschleimhaut anzunehmen (Wassmund, 1939; Hoffmann-Axthelm, 1962). Die Diagnose der Mund-Antrum-Fistel erfolgt entweder mit dem Nasenblasversuch oder besser mittels Knopfsonde. Beide Methoden können aber trotz bestehender Mund-Antrum-Fistel bei bestehender Polyposis, Zyste oder Tumor der Kieferhöhle zunächst negativ sein (Müller, 1981; Schroll, 1982). Nach der Diagnose die nächste Maßnahme ist allenfalls die Lokalisation und Entfernung in die Kieferhöhle luxierter Zähne, Zahnteile oder Fremdkörper (Abb. 1). Im Regelfall ist dies mittels Endoskop möglich, wodurch eine zusätzliche Eröffnung der Kieferhöhle vermieden oder je nach Größe des Fremdkörpers zumindest sehr klein gehalten werden kann (Müller-Schelken, 1979; Watzek und Thams, 1979).

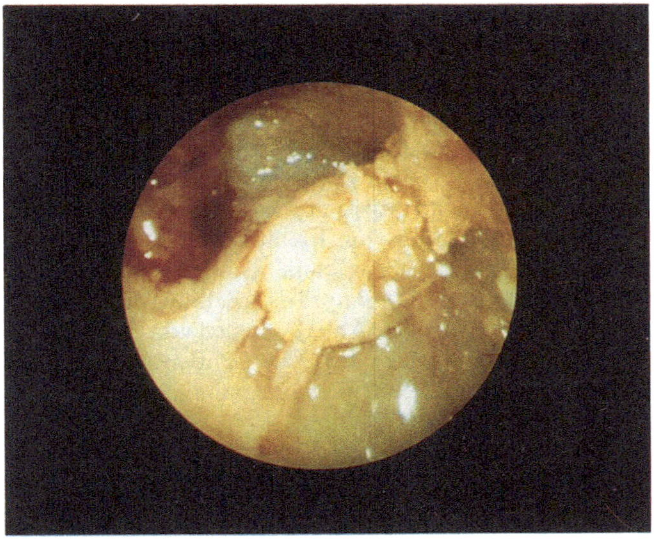

Abb. 1. In die Kieferhöhle verlagerter Molar (Endoskopaufnahme)

Gleichzeitig kann so die Kieferhöhle auf eine eventuell bereits vorliegende Schleimhautentzündung geprüft werden. Bei Entzündungsfreiheit wird dann so bald wie möglich die Mund-Antrum-Verbindung geschlossen. Kann der Verschluß vom Erstbehandler nicht selbst durchgeführt werden, so sollte bis zur endgültigen Versorgung die Fistel mit mittels antibiotischer Salbe getränkter Aufbißtupfer geschützt werden. Während bei verlagerten Zähnen ohne Gewebsdefizit ein sorgfältiger Wundverschluß genügt, ist nach Zahnextraktion stets die Bildung eines Weichteillappens mit Periostschlitzung an der Lappenbasis (Rehrmann, 1936; Wassmund, 1939) mit nachfolgender Deckung des Defektes im Alveolarbereich indiziert. Im eigenen Krankengut an 114 Fällen in der Zeit von 1982 bis 1984 wurde darüber hinaus, wenn möglich, die doppelte Defektdeckung mit bukkalem Weichteillappen und lokalem Umkehrlappen angestrebt (Krüger, 1985). Zur Erhaltung der Entzündungsfreiheit oder zur Behandlung bereits bestehender geringgradiger akuter Entzündungszeichen wird dieses operative Vorgehen vielfach mit einem pernasalen, in die Kieferhöhle eingelegten PVC-Katheter zur Ermöglichung einer regelmäßigen Antibiotikaspülung kombiniert (Norer et al., 1984). Besteht zu diesem Zeitpunkt jedoch bereits eine ausgeprägte akute oder chronische Sinusitis, wird zunächst von einer Defektdeckung Abstand genommen, eine antibakterielle Lokalbehandlung eingeleitet und in der Folge die angegebene Defektdeckung mit einer transantralen Fensterung oder zumindest mit einem pernasalen Spüldrain kombiniert (Pape und Herzog, 1979; Wahl und Lehner, 1984). Wie auch Spontanverschlüsse unter ausschließlich konservativer Spülbehandlung zeigen (Stoffel, 1984), ist eine entzündungsfreie Kieferhöhle Grundvoraussetzung für eine komplikationslose Wundheilung (Wassmund, 1939). Die Notwendigkeit umfassender Revisionen ist in diesem Zusammenhang hingegen nur in Ausnahmefällen nötig (Schmid-Maier und Failer, 1984).

Maßnahmen bei Wurzelspitzenresektion oder Wurzelamputation

Ebenso wie bei der Zahnentfernung ist auch bei Wurzelspitzenresektionen und -amputationen im Seitenzahnbereich die Kieferhöhleneröffnung vielfach unvermeidbar und bei konsequentem Vorgehen belanglos (Müller, 1983; Presle et al., 1984; Krüger, 1985). Neben den bereits in den allgemeinen Richtlinien vertretenen Forderungen nach Asepsis und hier besonders sorgfältig zu beachtender Vermeidung einer Instillation von Fremdkörpern — seien es Zahnteile oder Füllungsmaterial — in die Kieferhöhle, ist die wichtigste prophylaktische Maßnahme zur Hintanhaltung einer Sinusitis die präzise Füllung des Wurzelkanals, wie sie meist nur intraoperativ möglich ist (Abb. 2). In den von uns nachuntersuchten 125 Fällen der Wiener Klinik, war nur bei einem Patienten im Anschluß an diesen Eingriff eine vermutlich dentogene Sinusitis zu diagnostizieren.

Maßnahmen bei präprothetisch-chirurgischen Eingriffen und Implantationen

Bei präprothetisch-chirurgischen Eingriffen sind erfahrungsgemäß postoperative entzündliche Komplikationen seitens der Kieferhöhle selten. Allein bei der Begradigung der Crista zygmatico-alveolaris ist rein prinzipiell eine Gefährdung der bei diesem Eingriff eröffneten Kieferhöhle gegeben.

Wichtigste Maßnahmen zum Schutz der Kieferhöhle bei der Incorporation enossaler Implantate ist eine möglichst genaue Vermessung des Röntgenbildes nach Anfertigung entsprechender Meßschablonen, die während der Röntgenaufnahme in situ gebracht werden (Kirsch und Ackermann, 1983). Nur so — und nicht durch firmenmäßig vorgefertigte Vergrößerungsschablonen — ist eine Abschätzung der Alveolarfortsatzhöhe möglich. Ist eine Kieferhöhleneröffnung unvermeidlich, so

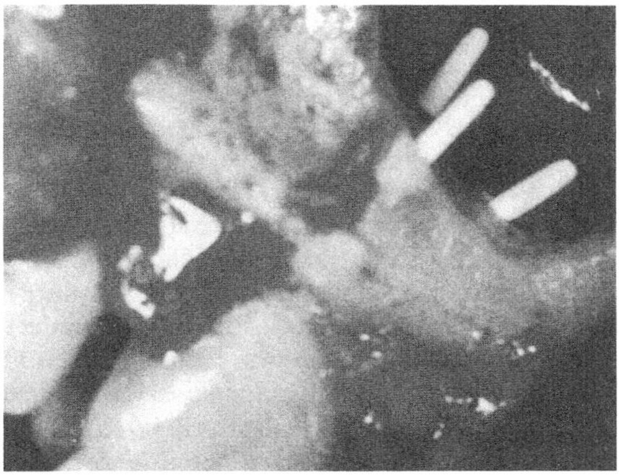

Abb. 2. Intraoperative endodontische Versorgung bei Wurzelspitzenresektion eines oberen Molaren

ist diese Tatsache allein keine Indikation für einen Abbruch des Implantationsversuches (Tetsch, 1984; Adell et al., 1985). Voraussetzung allerdings ist eine implantatkongruente Implantatbettgestaltung bei maximaler Knochenschonung durch niedrigste Bohrerdrehzahl und Kühlung, wenn möglich die Erhaltung der Kieferhöhlenschleimhaut, die Verwendung eines Implantattypes, der einen direkten Implantatknochenkontakt ohne Bindegewebszwischenschicht verspricht, die primäre Festigkeit des Implantates im Alveolarknochen, sowie eine mehrmonatige, funktionslose und gedeckte Einheilungszeit (Watzek et al., 1985). Berichte und Erfahrungen über massive Kieferhöhlenentzündungen nach enossalen Implantationen im Oberkiefer und die dann nötigen therapeutischen Maßnahmen zeigen meist Implantattypen mit erfahrungsgemäß bindegewebiger periimplantärer Narbe (Watzek und Matejka, 1983). Dieser locus minoris resitentiae stellt, unseren Überlegungen entsprechend, durch die ständige Reizung durch das mehr oder weniger bewegliche Implantat, ähnlich einem parodontalen Granulationsgewebe, eine ständige Gefahr für die Integrität der Kieferhöhlenschleimhaut dar. Dementsprechend ist jedes im geringsten lockere Implantat, bei welchem somit keine Osseointegration anzunehmen ist, sofort zu entfernen. Im Falle einer Mund-Antrum-Fistel ist der Defekt, wie bei den Zahnextraktionen bereits besprochen, zu versorgen. Knöchern eingeheilte Implantate stellen aber unseres Erachtens für sich allein in diesem Zustand kein erhöhtes Entzündungsrisiko für die Kieferhöhle dar (Abb. 3).

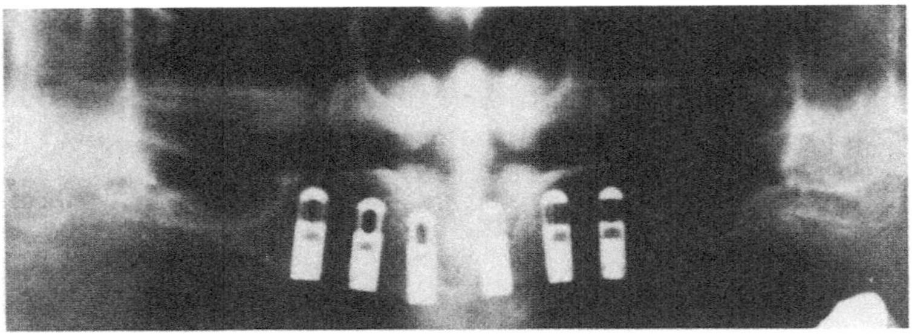

Abb. 3. Knöchern eingeheilte IMZ-Implantate im Nebenhöhlennahbereich

Maßnahmen bei Sanierung dentogener Zysten

Dentogene epitheliale Zysten im Oberkiefer erreichen nach Wachstumsfortschritt schnell die Kieferhöhlenwand, führen lokal zur Knochenresorption und engen zusehends das Kieferhöhlenvolumen ein (Abb. 4). Die Therapie der Wahl in diesem Stadium ist seit Wassmund (1927) die Zystostomie mit breiter Fensterung zur Kieferhöhle und somit die Umwandlung des ehemaligen Hohlraumes in eine Nebenbucht des Sinus maxillaris. Im Gegensatz dazu und auch zu Berichten aus der Züricher oder Innsbrucker Klinik aus jüngster Zeit (Röthler, 1981; Farmand, 1985) ist jedoch unseres Erachtens, analog zu den Empfehlungen von Klammt (1981) oder Gehrke et al. (1985), eine komplette Entfernung des Zystenbalges, also eine Zystektomie, bei sonst gleichem Operationsverfahren vorzuziehen. Nur bei sehr großen Zysten halten wir die Zystostomie für indiziert. Um postoperativ

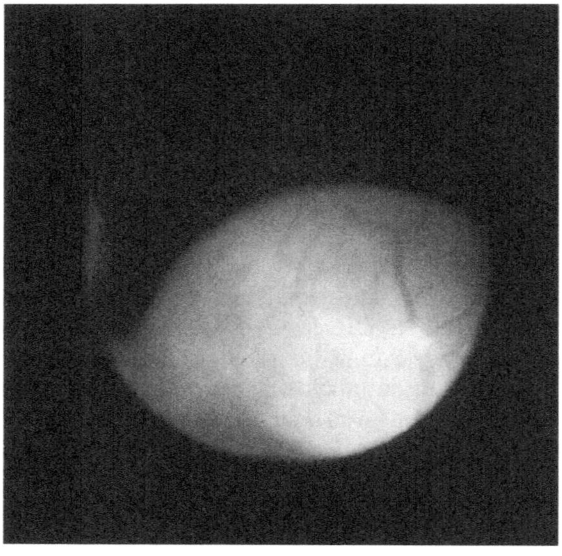

Abb. 4. Endoskopaufnahme einer das Kieferhöhlenvolumen einengenden Zyste

entzündliche Affektionen der Kieferhöhle zu vermeiden, muß für eine ausreichende Ventilation und Drainagemöglichkeit der neugebildeten Kieferhöhle gesorgt werden. Die Verbindung Zystenhohlraum-Kieferhöhle wird jedenfalls maximal erweitert. Bei Vorliegen einer Infektion und auch nach Durchführung einer Zystektomie, bei der eine große Wundfläche verbleibt, sollte der neugeschaffene Hohlraum zur Nase als Drainagemöglichkeit gefenstert werden, damit ein ungehinderter Sekretabfluß möglich ist.

Maßnahmen bei Alveolarfortsatzosteotomien

Sinngemäß haben hier die selben Überlegungen zu gelten wie für die Alveolarfortsatzfraktur, die erst nach Einriß der Mundschleimhaut und des Periosts des Oberkiefers klinische Bedeutung bekommt (Wassmund, 1939). Nach Spiessl und

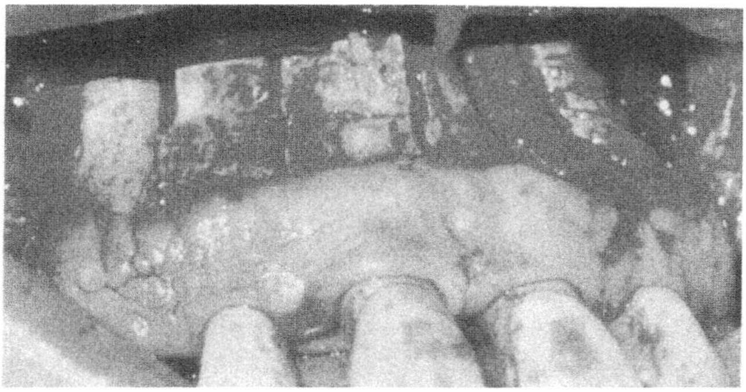

Abb. 5. Überlappend angelegte Schleimhautschnitte und Osteotomielinien bei Oberkieferosteotomie

Tschopp (1974) ist die intraoperative Eröffnung einer gesunden Kieferhöhle bedeutungslos. Hingegen kann eine schon präoperativ bestehende chronische Kieferhöhlenentzündung Anlaß für spätere Komplikationen sein. Zu beachten ist bei der operativen Planung die Schnittführung, damit nach Durchführung einer Osteotomie, z. B. nach Schuchardt (1955) oder Wunderer (1962), die Schleimhautnähte nicht über knöcherne Hohlräume zu liegen kommen (Reichenbach et al., 1965) (Abb. 5). Darüber hinaus sollten die im allgemeinen Teil genannten Vorkehrungen zur Vermeidung einer Sinusitis ausreichend sein, so daß insgesamt Folgeerscheinungen von Seiten der Kieferhöhle in diesen Fällen die Ausnahme darstellen (Reichenbach, 1960; Kapovits und Pfeifer, 1961).

Behandlung postoperativer Kieferhöhlenaffektionen

Im Vordergrund hat zunächst stets die Sanierung des die Entzündung verursachenden Operationsgebietes zu stehen. In der überwiegenden Zahl der Fälle ist dies die Entfernung einer undichten Wurzelkanalfüllung, die Deckung einer Mund-Antrum-Fistel, die Entfernung eines Fremdkörpers oder die Möglichkeit des

Sekretabflusses via Nasenfenster. Erweisen sich diese Maßnahmen alleine als nicht ausreichend, da der entzündliche Prozeß schon zu weit fortgeschritten ist, so muß die Sinusitis maxillaris an sich mit den herkömmlichen bekannten Methoden zur Ausheilung gebracht werden. Die Therapiewahl richtet sich dabei nach der Entzündungsart. Konservative Maßnahmen, wie eine lokale oder systemische Antibiotikaverabreichung, möglichst entsprechend einem Antibiogramm, lokale Spülungen, Inhalationen und die Applikation von Wärme sind in der akuten und subakuten Phase zielführend und versuchsweise auch bei chronischen Verlaufsformen in Betracht zu ziehen (Schüle und Daake, 1984). Die weitestmögliche Erhaltung der Kieferhöhlenschleimhaut sollte entsprechend dem heutigen Wissen über die Physiologie der Kieferhöhle (Messerklinger, 1970, 1971; Naumann, 1977; Albegger, 1982; Herberhold, 1982) immer im Vordergrund stehen. Lokale chronische Schleimhautveränderungen oder pathologisch-anatomisch bedingte Ventilationshindernisse werden demnach, falls nötig, unter endoskopischer Sicht saniert oder bei diesem Eingriff einer Probeexzision oder bakteriologischen Untersuchung zugeführt (Pape und Herzog, 1979; Wiegand, 1981; Schüle und Daake, 1984). Im Rahmen der Behandlung der ausgedehnten therapieresistenten chronischen Sinusitis muß eine operative Sanierung der Kieferhöhle bei ausschließlicher Entfernung des pathologisch veränderten Gewebes, bei Erhaltung gesunder Schleimhautanteile (Obwegeser und Tschamer, 1957; Killey und Kay, 1967; Baumann und Pajarola, 1975), Wiederherstellung der Integrität der fazialen Kieferhöhlenwand (Albello, 1958; Lindorf, 1983; Engleder et al., 1984) und Anlegung eines Nasenfensters, mit der Sanierung des dentoalveolären Operationsgebietes kombiniert werden. Die früher auch in diesem Zusammenhang durchgeführte Radikaloperation der Kieferhöhle nach Caldwell (1893) und Luc (1897) mit ihren vielfach publizierten postoperativen Nachteilen (Rink, 1972; Pfeifer, 1973; Bukal et al., 1981; Lambrecht und Schmidseder, 1981) wird dabei nur in Ausnahmefällen indiziert sein.

Literatur

Adell, R., Lekholm, U., Brånemark, P.-I.: Das chirurgische Vorgehen. In: Brånemark, P.-I., Zarb, G. A., Albrektsson, T.: Gewebeintegrierter Zahnersatz. Berlin: Quintessenz. 1985.

Albegger, K.: Banale Entzündungen der Nase und Nasennebenhöhlen. In: Hals-, Nasen- und Ohrenheilkunde in Praxis und Klinik, Bd. 1 (Berendes, J., Link, R., Zöllner, F., Hrsg.). Stuttgart: G. Thieme. 1977.

Albegger, K.: Die Sinusitis. Wien. Med. Wschr. *132*, 6 (1982).

Albello, P.: Contribution à la chirurgie fonctionnelle du sinus maxillaire. Rev. Laryng. *79*, 747 (1958).

Baumann, M., Pajarola, G.: Experiences on the sequela of maxillary sinusitis following closure of the causative oro-antral fistula. J. max.-fac. Surg. *3*, 164 (1975).

Bukal, J., Platz, H., Platz, A.: Zur chirurgischen Therapie der Sinusitis maxillaris. Österr. Z. Stomatol. *78*, 277 (1981).

Caldwell, G. W.: Diseases of the accessory sinuses of the nose and an improved method of treatment for suppuration of the maxillary antrum. N.Y. Med. J. *58*, 526 (1893).

Draf, W.: Die Endoskopie der Nasennebenhöhlen — Diagnostische und therapeutische Möglichkeiten. Laryng. Rhinol. *54*, 209 (1975).

Draf, W.: Endoskopie der Nasennebenhöhlen. Berlin-Heidelberg-New York: Springer. 1978.

Engleder, R., Platz, H., Bukal, J.: Periostgestielte osteoplastische Trepanation der fazialen Kieferhöhlenwand bei Operationen der chronischen Sinusitis maxillaris. Fortschr. Kiefer-Gesichtschir. *29*, 103 (1984).

Farmand, M.: Indikation und Ergebnisse der Marsupialisation großer Zysten. Dtsch. Zahnärztl. Z. *40*, 626 (1985).
Gehrke, G., Schmelzle, R., Schwenzer, N.: Hat sich die Operation der Kieferhöhle nach Wassmund bewährt? Dtsch. Zahnärztl. Z. *40*, 648 (1985).
Hackmann, G., Machtens, E., Büning, K.: Die Deckung des facialen Kieferhöhlenfensters mit lyophilisierter Dura. Dtsch. Zahnärztl. Z. *31*, 265 (1976).
Herberhold, C.: Endoscopy of the Maxillary Sinus. J. max.-fac. Surg. *1*, 125 (1973).
Herberhold, C.: Physiologie und Palliophysiologie der Nasennebenhöhlen. Arch. Oto-Rhino-Laryng. *1*, 235 (1982).
Hoffmann-Axthelm, W.: Zur Ätiologie der Kieferhöhlenentzündung. Dtsch. Zahnärztl. Z. *17*, 303 (1962).
Illium, P., Jeppesen, F.: Sinuscopy: Endoscopy of the maxillary sinus. Acta Otolaryng. *73*, 506 (1972).
Kapovits, M., Pfeifer, G.: Die chirurgische Behandlung des offenen Bisses nach Schuchardt. Dt. Zahn-, Mund- u. Kieferheilk. *36*, 268 (1961).
Killey, H., Kay, C.: An analysis of 250 cases of oro-antral fistula treated by the buccal flap operation. Oral Surg. *24*, 726 (1967).
Kirsch, A., Ackermann, K.-L.: Das IMZ-Manual. Stuttgart: A. Kirsch. 1983.
Klammt, J.: Zysten des Kiefers und der Weichteile. In: Zahn-Mund-Kieferheilkunde (Schwenzer, N., Grimm, G., Hrsg.), Bd. 2, S. 59. Stuttgart-New York: G. Thieme. 1981.
Krekeler, G., Schilli, W.: Organische Fremdkörper in der Kieferhöhle. Dtsch. Zahnärztl. Z. *33*, 876 (1978).
Krüger, E.: Lehrbuch der chirurgischen Zahn-, Mund- und Kieferheilkunde. Berlin: Quintessenz. 1985.
Lambrecht, J.-Th., Schmidseder, R.: Langzeitbeschwerden nach Radikaloperationen der Kieferhöhle. Zahnärztl. Welt. *90*, 48 (1981).
Lindorf, H. H.: Chirurgie der odontogen erkrankten Kieferhöhle. München-Wien: Hanser. 1983.
Luc, H.: Une nouvelle méthode opératoire pour la cure radicale et rapide de l'empyème chronique du sinus maxillaire. Arch. laryng. *6*, 275 (1897).
Messerklinger, W.: Die Sekretwege in der normalen menschlichen Nase. Mschr. Ohrenheilk. *104*, 326 (1970).
Messerklinger, W.: Über pathologische Veränderungen der Kieferhöhlenfontanelle. Arch. Ohr-, Nasen- u. Kehlk. *199*, 675 (1971).
Messerklinger, W.: Endoscopy of the nose. Baltimore-München: Urban & Schwarzenberg. 1978.
Müller, W.: Wurzelspitzenresektion. In: Zahn-Mund-Kieferheilkunde (Schwenzer, N., Grimm, G., Hrsg.), Bd. 2, S. 48. Stuttgart-New York: G. Thieme. 1981.
Müller-Schelken, H. P.: Endoskopie der Kieferhöhle. Zahnärztl. Praxis *30*, 435 (1979).
Naumann, H. H.: Kurze Pathophysiologie der Nase und ihrer Nebenhöhlen. In: Hals-Nasen-Ohrenheilkunde in Praxis und Klinik (Berendes, J., Link, R., Zöllner, F., Hrsg.), Bd. 1. Stuttgart: G. Thieme. 1977.
Norer, B., Röthler, G., Grunert, I.: Untersuchungsergebnisse sekundär versorgter oroantraler Perforationen mittels Rehrmann-Plastik. Fortschr. Kiefer-Gesichtschir. *29*, 105 (1984).
Obwegeser, H., Tschamer, H.: Bericht über unsere Erfahrungen bei der Behandlung von nicht frischen Mund-Kieferhöhlenverbindungen nach Zahnextraktion. Dtsch. Zahn-Mund-Kieferheilk. *26*, 4 (1957).
Pape, H.-D., Herzog, M.: Neue Aspekte zur Behandlung der dentogenen Sinusitis maxillaris. Österr. Z. Stomatol. *76*, 86 (1979).
Pfeifer, G.: Über Ursachen von neuralgiformen Schmerzen nach Kieferhöhlenoperationen. Dtsch. Zahn-, Mund- u. Kieferheilk. *60*, 201 (1973).
Presle-Lobnig, U., Ertl, L., Watzek, G.: Wurzelspitzenresektion der Molaren. Besonderheiten der Technik und Ergebnisse. Österr. Z. Stomatol. *81*, 13 (1984).
Rehrmann, A.: Eine Methode zur Schließung von Kieferhöhlenperforationen. Dtsch. Zahnärztl. Wschr. *39*, 1136 (1936).

Reichenbach, E.: Die chirurgische Behandlung des offenen Bisses. Fortschr. Kieferorthop. *21*, 393 (1960).
Reichenbach, E., Köle, H., Brückl, H.: Chirurgische Kieferorthopädie. Leipzig: J. A. Barth. 1965.
Rink, B.: Klinische und röntgenologische Befunde nach operativem Verschluß von Mund-Antrumverbindungen in Kombination mit der Radikaloperation der Kieferhöhle. Dtsch. Stomat. *22*, 251 (1972).
Roscic, Z., Fries, R.: Zur Therapie der incipienten Sinus-cavernosus-Thrombose. Österr. Z. Stomatol. *82*, 51 (1985).
Röthler, G.: Untersuchungsergebnisse nach Antrozystostomien. Österr. Z. Stomatol. *78*, 454 (1981).
Schüle, H., Daake, G.: Klinisch-experimentelle Untersuchungen zur Therapieplanung bei pyogenen Infektionen der Kieferhöhle. Fortschr. Kiefer-Gesichtschir. *29*, 97 (1984).
Schmid-Maier, E., Failer, M.: Ist eine Kieferhöhlenoperation zur Behandlung der fistelbedingten Sinusitis nötig? Fortschr. Kiefer-Gesichtschir. *29*, 102 (1984).
Schroll, K.: Zahnärztliche Chirurgie. München: Schattauer. 1982.
Schuchardt, K.: Formen des offenen Bisses und ihre operativen Behandlungsmöglichkeiten. Fortschr. Kiefer-Gesichtschir. *1*, 222 (1955).
Schwipper, V., Gundlach, K. K. H.: Ätiologie, Klinik und Therapie retromaxillärer und orbitaler Abszesse. Fortschr. Kiefer-Gesichtschir. *29*, 146 (1984).
Spiessl, B., Tschopp, H. M.: Chirurgie der Kiefer. In: Kopf- und Halschirurgie (Naumann, H. H., Hrsg.), Bd. 2, Teil 1. Stuttgart: G. Thieme. 1974.
Stoffel, J.: Therapie und Heilungsverlauf bei odontogener Sinusitis. Dtsch. Zahnärztl. Z. *39*, 475 (1984).
Tetsch, P.: Enossale Implantationen in der Zahnheilkunde. München-Wien: Hanser. 1984.
Wahl, G., Lehnert, S.: Mund-Antrum-Verbindung und Infektionen der Kieferhöhle. Fortschr. Kiefer-Gesichtschir. *29*, 100 (1984).
Wassmund, M.: Die röntgenologische Kontrastdarstellung mit Jodipin und die Behandlung großer Oberkieferzysten. Vjschr. Zahnheilk. *43*, 524 (1927).
Wassmund, M.: Lehrbuch der praktischen Chirurgie des Mundes und der Kiefer. Leipzig: H. Meusser. 1939.
Watzek, G., Thams, U.: Möglichkeiten der endoskopischen Diagnostik in der Kieferchirurgie. Zahnärztl. Praxis *30*, 7 (1979).
Watzek, G., Müller, H. P., Stanek, G.: Zur Operationsindikation bei Sinusitis maxillaris. Österr. Z. Stomatol. *78*, 314 (1981).
Watzek, G., Matejka, M.: Zur Läsion benachbarter Strukturen nach enossalen Implantationsversuchen. Österr. Z. Stomatol. *80*, 103 (1983).
Watzek, G., Matejka, M., Grundschober, F., Plenk, H.: Enossale Implantate. Theoretische und morphologische Grundlagen — klinische Konsequenzen. Österr. Z. Stomatol. *82*, 27 (1985).
Wiegand, M. E.: Transnasale, endoskopische Chirurgie der Nasennebenhöhlen bei chronischer Sinusitis. HNO *29*, 215, 263 (1981).
Wunderer, S.: Die Prognathieoperation mittels frontal gestieltem Maxillafragment. Österr. Z. Stomatol. *59*, 98 (1962).

Anschrift der Verfasser: Prof. Dr. G. Watzek, Abteilung für Zahnärztliche Chirurgie, Universitätsklinik für Zahn-, Mund- und Kieferheilkunde, Währinger Straße 25 a, A-1090 Wien.

Röntgenologische und endoskopische Nachuntersuchungen der Kieferhöhle nach Wurzelspitzenresektionen im Oberkieferseitenzahnbereich

L. Ertl, Ute Presle und *W. Lill*
Abteilung für zahnärztliche Chirurgie
(Leiter: Prof. Dr. G. Watzek)
der Universitätsklinik für Zahn-, Mund- und Kieferheilkunde, Wien
(Vorstand: Prof. Dr. K. Keresztesi)

Mit 2 Abbildungen

Zusammenfassung

Die Untersuchung erfaßte eine Nachkontrolle von Wurzelspitzenresektionen im Oberkieferseitenzahnbereich nach 6—42 Monaten an 125 Patienten. Dabei wurden besonders die Auswirkungen auf den Sinus maxillaris beurteilt. Bei 146 untersuchten Zähnen war in 86,3% die Ausheilung der Wurzelspitzenresektionen vollständig. In 28,6% war die Kieferhöhle intraoperativ eröffnet worden. Bei 112 Patienten konnte der Sinus maxillaris mittels Nasennebenhöhlen-Röntgen (NNH) befundet werden, dieses war in 93,8% unauffällig. Dabei war es statistisch unerheblich, ob bei dem chirurgischen Eingriff die Kieferhöhle eröffnet worden war oder nicht. Die endoskopische Untersuchung der Patienten mit fraglichem NNH-Röntgenbefund (6,2%) zeigte typische Merkmale einer chronischen Entzündung, eine dentogene Genese dieser Veränderungen war jedoch nicht nachweisbar. Die intraoperative Eröffnung des Antrums hatte demnach keinen negativen Einfluß auf die Erfolgsrate der Wurzelspitzenresektionen oder auf die Integrität des Sinus maxillaris.

Summary

Radiologic and Endoscopic Follow-Up of the Maxillary Sinus After Upper Lateral Apicectomies. 125 patients who had undergone upper lateral apicectomy were followed up for between 6 and 42 months. Special emphasis was put on the maxillary sinus. Of 146 teeth examined, 86.3% showed full healing after apicectomy. The maxillary sinus had been opened in 28.6% of cases. In 112 patients paranasal sinus views were available for establishing the condition of the maxillary sinus. These were found to be normal in 93.8% of cases. Whether or not the maxillary sinus had been opened proved to be irrelevant statistically. Endoscopy of patients with unclear X-rays (6.2%) showed the typical signs of chronic inflammation. However, there was no definite evidence of a dental origin. Consequently, intraoperative opening of the antrum does not have any negative effects on the success rate of apicectomies or the integrity of the maxillary sinus.

Schlüsselwörter: Wurzelspitzenresektion, Kieferhöhlenendoskopie, Sinusitis maxillaris.

Keywords: Apicectomy, maxillary sinuscopy, maxillary sinusitis.

Einleitung

Die Wurzelspitzenresektion ist ein bewährter zahnärztlich-chirurgischer Eingriff zur Zahnerhaltung, der in den letzten Jahren in zunehmendem Maße auch im Seitenzahnbereich erfolgreich angewendet wird (Peter, 1936; Trauner, 1939; Kristen, 1963; Hering, 1967; Keil, 1968; Altonen und Mattila, 1976; Wörle und Wirsching, 1977; Wörle, 1981; Ioannides und Borstlap, 1983; Presle et al., 1984). Im Oberkiefer ist dabei eine Eröffnung der Kieferhöhle in vielen Fällen nicht zu vermeiden. Dieser Umstand führte jedoch bei dem von Ericson et al. (1974) untersuchten Patientengut zu keiner Beeinträchtigung der Ausheilung resezierter Apices.

Immer wieder wird gegen dieses Operationsverfahren die Sinusitis maxillaris als postoperative Komplikation einer Wurzelspitzenresektion im Oberkieferseitenzahnbereich angeführt. Ziel unserer Arbeit ist es einerseits die Erfolgsrate der Wurzelspitzenresektion im Oberkieferseitenzahnbereich in Abhängigkeit von einer intraoperativen Antrumeröffnung zu erfassen und andererseits eventuell damit verbundene pathologische Veränderungen des Sinus maxillaris festzustellen.

Material und Methode

In den Jahren 1982—1984 wurden an der Wiener Klinik bei 151 Patienten Wurzelspitzenresektionen im Oberkieferseitenzahnbereich durchgeführt. Davon konnten 129 Patienten einer Nachkontrolle unterzogen werden. Bei 4 Patientinnen war auf Grund einer Gravidität keine röntgenologische, sondern nur eine klinische Untersuchung möglich. Diese fanden in der Statistik keine Berücksichtigung.

Die röntgenologische Kontrolle der Wurzelspitzenresektionen erfolgte daher an 125 Patienten, wobei insgesamt 146 Zähne befundet werden konnten. 4 Zähne wurden retrograd mit Phosphatzement und Guttapercha abgefüllt. Alle übrigen Zähne wurden in üblicher Weise intraoperativ mit Guttaperchaspitzen und Phosphatzement orthograd gefüllt.

Die Aufschlüsselung der einzelnen Zahngruppen mit Berücksichtigung der Kieferhöhleneröffnung erfolgt in Tab. 1. 109 Wurzelspitzenresektionen konnten ohne Eröffnung der Kieferhöhle durchgeführt werden. Bei 37 Zähnen war während der Operation eine Eröffnung des Antrums nicht zu vermeiden.

Die postoperative Kontrolle der Kieferhöhle mittels NNH-Röntgen konnte an 112 Patienten durchgeführt werden. 13 Patienten lehnten eine derartige Untersu-

Tabelle 1. *Einteilung der wurzelspitzenresezierten Zähne (n = 146) nach ihrer Lokalisation*

Zahngruppen		KH eröffnet	KH nicht eröffnet	Gesamtzahl
13	23	1	16	17
14	24	6	43	49
15	25	18	36	54
16/17	26/27	12	14	26
Summe		37	109	146

chung mit der Begründung ab, sich keiner weiteren Strahlenbelastung aussetzen zu wollen. Bei allen Patienten, die im Sinus maxillaris röntgenologische Auffälligkeiten zeigten, wurde zusätzlich eine Endoskopie des Sinus maxillaris durchgeführt.

Ergebnisse

Von 146 resezierten Zähnen waren zum Zeitpunkt der Röntgenkontrolle 126 (86,3%), sowohl klinisch als auch röntgenologisch als ausgeheilt zu betrachten. 11 Zähne (7,5%) waren zwar klinisch beschwerdefrei, zeigten aber keine vollständige Ausheilung. 9 Zähne (6,2%) zeigten keine Heilungstendenz, bzw. mußten einige Monate postoperativ extrahiert werden. Bei der Aufschlüsselung der Ausheilungsrate bezüglich der Antrumeröffnung finden sich keine statistisch signifikanten Unterschiede (Tab. 2).

Tabelle 2. *Röntgenkontolle resezierter Zähne im Oberkieferseitenzahnbereich (n = 146) 6—42 Monate postoperativ*

Ausheilungsrate	KH eröffnet	KH nicht eröffnet	Gesamtzahl
Vollständig	33 (89,2%)	93 (85,3%)	126 (86,3%)
Unvollständig	3 (8,1%)	8 (7,3%)	11 (7,5%)
Keine	1 (2,7%)	8 (7,3%)	9 (6,2%)
Summe	37 (100,0%)	109 (100,0%)	146 (100,0%)

Von den 112 Patienten, die einem NNH-Röntgen zugestimmt hatten, war bei 32 Patienten (28,6%) im Zuge der Operation eine Eröffnung der Kieferhöhle notwendig gewesen, 80 Patienten (71,4%) konnten ohne Eröffnung der Kieferhöhle operiert werden (Tab. 3).

Tabelle 3. *Rate der intraoperativen KH-Eröffnungen bei 112 mittels NNH-Röntgenkontrolle erfaßten Patienten (n = 112)*

KH eröffnet	32 (28,6%)
KH nicht eröffnet	80 (71,4%)
Summe	112 (100%)

Der NNH-Röntgenbefund zeigte bei 105 Patienten (93,8%) keinerlei Auffälligkeiten im Sinus maxillaris, bei 7 Patienten (6,2%) konnten radiologische Veränderungen festgestellt werden. Bei den 32 Patienten, deren Kieferhöhle intraoperativ eröffnet worden war, zeigte das NNH-Röntgen von 31 Patienten (97%) keinerlei Verschattung des Sinus maxillaris, bei einem Patienten (3%)

zeigten sich röntgenologische Auffälligkeiten. Wurde das Antrum intraoperativ nicht eröffnet, ergab das NNH-Röntgen bei 74 Patienten (92,5%) einen unauffälligen Befund, bei 6 Patienten (7,5%) wurde ein pathologischer Befund festgestellt (Tab. 4).

Tabelle 4. *NNH-Röntgenbefund mit Berücksichtigung der Kieferhöhleneröffnung (n = 112) 6—42 Monate postoperativ*

	KH eröffnet	KH nicht eröffnet	Gesamtzahl
KH o. B.	31 (97%)	74 (92,5%)	105 (93,8%)
KH fraglich	1 (3%)	6 (7,5%)	7 (6,2%)
Summe	32 (100,0%)	80 (100,0%)	112 (100,0%)

Die endoskopische Untersuchung der Kieferhöhle ergab in allen röntgenologisch suspekten Fällen eine geringgradig verstärkte Gefäßzeichnung. Bei keinem Patienten konnte aber eine pathologische Sekretbildung festgestellt werden. Weiters zeigte sich in zwei Fällen eine lokalisierte ödematöse Schwellung im Bereich des operierten Gebietes, bzw. in einem Fall ein Schleimhautpolyp mit unauffälliger Gefäßzeichnung. In einem weiteren Fall konnte eine lokal begrenzte Fremdkörperreaktion von 3—4 mm Durchmesser diagnostiziert werden. Bei allen Patienten mit pathologischem NNH-Röntgen bzw. Endoskopiebefund waren die Wurzelspitzenresektionen außer in einem Fall vollständig ausgeheilt.

Zusätzlich ergab sich als Nebenbefund bei 10 Patienten (9%) eine Verschattung der Kieferhöhle der nicht operierten Seite.

Diskussion

Wie schon in früheren Untersuchungen (Peter, 1936; Altonen und Mattila, 1976; Wörle und Wirsching, 1977; Presle et al., 1984) nachgewiesen, zeigen auch unsere Ergebnisse, daß die Erfolgsrate der Wurzelspitzenresektion bei regelrechter Durchführung auch im Seitenzahnbereich sehr hoch liegt. Eine Eröffnung der Kieferhöhle hat in Übereinstimmung mit Ericson (1974), statistisch keinen signifikanten Einfluß auf den Erfolg der Wurzelspitzenresektion. Der Prozentsatz von Patienten mit pathologischen Kieferhöhlenbefunden nach Wurzelspitzenresektion im Oberkieferseitenzahnbereich unterscheidet sich nicht vom vielfach angenommenen Erkrankungsanteil der Gesamtbevölkerung (Albegger, 1982). Auch diesbezüglich ist es statistisch unerheblich ob bei dem chirurgischen Eingriff die Kieferhöhle eröffnet wurde oder nicht.

Akute operationsbedingte Erscheinungen von Seiten der Kieferhöhle sind in keinem Fall aufgetreten. Voraussetzung für gute Ergebnisse ist eine befriedigende endodontische Versorgung des resezierten Zahnes. Diese ist unseres Erachtens ausschließlich durch eine intraoperative Wurzelfüllung möglich. Weiters ist bei Eröffnung der Kieferhöhle eine sorgfältige Abdeckung des Sinus maxillaris mittels

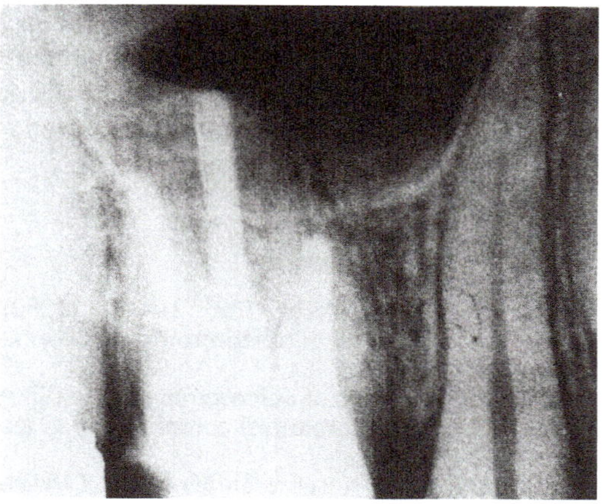

Abb. 1. Röntgenbild eines ersten oberen Molaren sechs Monate postoperativ. Der Periodontalspalt ist an der Resektionsfläche bereits wiederhergestellt

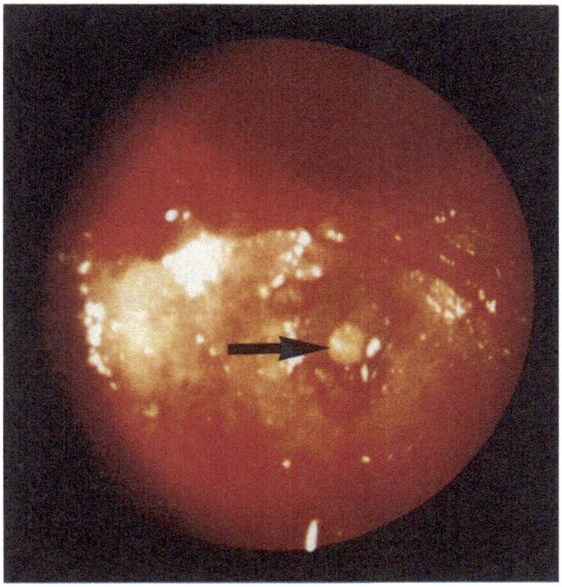

Abb. 2. Intraoperative endoskopische Aufnahme eines ersten oberen Molaren. Der resezierte Apex mit der Guttaperchafüllung ist deutlich erkennbar

Gazestreifen während der Operation notwendig. Sollten dennoch Reste von Wurzelfüllmaterial ins Antrum gelangen, ist vor dem dichten Nahtverschluß eine gründliche Spülung des Antrums indiziert. Mißerfolge sind dann zu erwarten, wenn keine suffiziente endodontische Behandlung durchgeführt wird oder falls Fremdkörper (Füllungsmaterial, Fragmente des resezierten Zahnes) in die Kieferhöhle eingebracht werden.

Werden alle diese Kriterien bei dem operativen Eingriff beachtet, so kann nach einer Wurzelspitzenresektion im Oberkieferseitenzahnbereich das Risiko einer Sinusitis maxillaris als postoperative Komplikation mehr als gering eingeschätzt werden. Eine intraoperative Eröffnung des Antrums hat keinen nachteiligen Effekt auf den Erfolg der Wurzelspitzenresektion an sich.

Literatur

Albegger, K.: Die Sinusitis. Wien. Med. Wschr. *132*, 121—127 (1982).

Altonen, M., Mattila, K.: Follow-up study of apicoectomized molars. Int. J. Oral Surg. *5*, 33—40 (1976).

Ericson, S., Finne, K., Persson, G.: Results of apicoectomy of maxillary canines, premolars and molars with special reference to oroantral communication as a prognostic factor. Int. J. Oral Surg. *3*, 386—393 (1974).

Hering, H.: Die Wurzelspitzenresektion an unteren Molaren. Zahnärztliche Praxis *18*, 53 (1967).

Ioannides, C., Borstlap, W. A.: Apicoectomy on molars: a clinical and radiographical study. Int. J. Oral Surg. *12*, 73—79 (1983).

Keil, E.: Die Wurzelspitzenresektion der Molaren im Oberkiefer. Zahnärztliche Praxis *19*, 209 (1968).

Kristen, K.: Ergebnisse der apikalen Radikaloperation im Seitenzahnbereich. Dtsch. Zahn-, Mund- und Kieferheilkunde *39*, 1 (1963).

Peter, K.: Die Wurzelspitzenresektion der Molaren. Leipzig: H. Meusser. 1936.

Presle, U., Ertl, L., Watzek, G.: Wurzelspitzenresektion der Molaren. Besonderheiten der Technik und Ergebnisse. Z. Stomatol. *81*, 13—19 (1984).

Trauner, R.: Zur Wurzelspitzenresektion oberer Molaren. Z. Stomatol. *5*, 231—233 (1939).

Wörle, M., Wirsching, R.: Die Wurzelspitzenresektion im Seitenzahnbereich als Alternative zum Implantat. Dtsch. zahnärztl. Z. *32*, 340—342 (1977).

Wörle, M.: Die Wurzelspitzenresektion an Molaren (I) Indikation, klinische Erfahrung und Ergebnisse. ZWR. *90*, 34—43 (1981).

Anschrift der Verfasser: OA Dr. L. Ertl, Abteilung für zahnärztliche Chirurgie, Universitätsklinik für Zahn-, Mund- und Kieferheilkunde, Währinger Straße 25 a, A-1090 Wien.

Zinkoxidhältiges Wurzelfüllmaterial — eine Ursache der Kieferhöhlen-Aspergillose

J. Beck-Mannagetta[1] und *H. Pohla*[2]
[1] Abteilung für Kiefer- und Gesichtschirurgie
(Vorstand: Prof. Dr. Helene Matras)
der Landeskrankenanstalten Salzburg
[2] Institut für Zoologie
(Vorstand: Prof. Dr. H. Adam)
der Universität Salzburg

Mit 3 Abbildungen

Zusammenfassung

Überschüssiges, zinkoxid- und paraformaldehydhältiges Wurzelfüllmaterial aus Oberkieferzähnen kann auslösend für eine Aspergillus-Infektion sein. Zink verursacht schon in kleinsten Mengen eine starke Wachstumsbeschleunigung dieses ubiquitären Schimmelpilzes, dessen Sporen durch das natürliche Ostium der Kieferhöhle eingeatmet werden. Typischerweise findet sich daher bei der Aspergillose ein kleiner, röntgendichter Fremdkörper im Lumen der Kieferhöhle. — Bei den hier beschriebenen 5 Patienten dürfte diese Pathogenese zutreffen. Bei den auslösenden Wurzelfüllpräparaten dürfte es sich in 2 Fällen um N 2® und in einem Fall um Riebler-Masse® gehandelt haben. Die beiden anderen Materialien konnten nicht identifiziert werden. Gelegentlich können aber auch traumatische oder rhinogene Faktoren die Ursache einer Aspergillus-Infektion sein. Wegen möglicher Haftungsansprüche der Patienten wird einer genauen Anamnese bzw. Prophylaxe große Bedeutung zugemessen.

Summary

Zinc Oxide Containing Endodontic Material—A Cause of Antral Aspergillosis. Excess zinc oxide and paraformaldehyde containing root filling material from maxillary teeth can lead to an aspergillus infection. Already tiny amounts of zinc result in a considerable growth acceleration of this ubiquitous mould, the spores of which are inhaled via the natural orifice of the antrum. Typically a small radiopaque foreign body will be found in the center of a maxillary sinus infected with aspergillus.

In the 5 patients described here this pathogenesis appears to be likely. The inducing root filling materials were probably N 2® in two cases and Riebler's paste® in one. The two other materials could not be identified. Rarely traumatic or rhinogenic factors may be the cause for an aspergillus infection. Because of possible medicolegal consequences the patient's history should be carefully documented and adequate prophylaxis should be done.

Schlüsselwörter: Aspergillose der Kieferhöhle, Nebenwirkungen von Zink, Komplikationen bei Wurzelfüllungen.

Keywords: Antral aspergillosis, side effects of zinc, endodontic complications.

Einleitung

In den letzten Jahren häufen sich in der europäischen Literatur Mitteilungen über Pilzinfektionen der Kieferhöhle, bei denen typischerweise ein röntgendichter Fremdkörper im Lumen des Antrums zu erkennen ist (Münzel, 1983; Stammberger et al., 1983, 1984). Die meisten Beschreiber dieses Krankheitsbildes hielten diese Konkremente für kalzifizierte Pilz- oder Schleimmassen (sogenannte „Antrolithen"). Wie wir schon in früheren Untersuchungen feststellen konnten, handelt es sich jedoch bei diesem röntgendichten Gebilde um überschüssiges, zinkoxidhältiges Wurzelfüllmaterial (Beck-Mannagetta et al., 1983, 1986). Bereits 1869 konnte Raulin, ein Schüler Pasteurs, eine starke Wachstumsbeschleunigung von Aspergilluspilzen unter dem Einfluß von Zinkoxid feststellen. Zinkoxidhältiges Wurzelfüllmaterial, das sich in der Kieferhöhle oder in unmittelbarer Nähe befindet, fördert somit das Wachstum dieser Schimmelpilze in hohem Maße (Zamani et al., 1985). Da grundsätzlich eine rhinogene Ursache dieser Schimmelpilzinfektionen nicht a priori ausgeschlossen werden kann (Jahrsdoerfer et al., 1979), sollte das eigene Krankengut auf einen möglichen Zusammenhang zwischen Wurzelfüllungen und Kieferhöhlen-Aspergillose näher untersucht werden.

Material und Methode

Zwischen 1. Juni 1983 und 31. Mai 1985 wurde bei fünf Patienten (vier Frauen, ein Mann) eine Aspergillose der Kieferhöhle diagnostiziert.

Die zahnärztliche Anamnese erbrachte in jedem Fall Wurzelbehandlungen in den betroffenen Oberkieferquadranten: In zwei Fällen handelte es sich um N 2® und einmal um Riebler-Masse®. Beide Präparate enthalten Zinkoxid und Paraformaldehyd. Bei zwei Patienten konnte der behandelnde Zahnarzt nicht mehr eruiert werden, und die Patienten konnten nur ungefähr den Zeitpunkt der Wurzelfüllung angeben (K. O. und G. M.).

Das zeitliche Intervall zwischen endodontischer Therapie und der operativen Entfernung der Pilzkonkremente aus der Kieferhöhle war sehr unterschiedlich und betrug zwischen 24 und 200 Monaten (im Durchschnitt 8 Jahre und 7 Monate).

Röntgenologisch fand sich in vier Fällen ein bis zu 8 mm Durchmesser großer, röntgendichter Fremdkörper im Lumen der vollständig oder subtotal verschatteten Kieferhöhle (Abb. 1 *a* und *b*). Die übrigen Nasennebenhöhlen waren durchwegs normal lufthältig. Bei der Operation wurde die Kieferhöhle vom Mundvorhof eröffnet, die Pilzmassen (meist mit einem schattengebenden Konkrement) entfernt und eine Drainage zur Nase angelegt.

Die Pilzkonkremente erweisen sich makroskopisch als mißfärbige Massen von bröckelig-schmieriger Konsistenz. Sie liegen meist frei in der Kieferhöhle, die sie mehr oder weniger ausfüllen. Gelegentlich kann man einen schalenartigen Aufbau um das röntgendichte Konkrement erkennen. Die histopathologische Diagnose beruht auf dem Nachweis der charakteristischen Y-förmig verzweigten Hyphen und der Konidienträger.

Bei einer Patientin (K. O.) konnte das röntgendichte Material aus der Kieferhöhle mittels energiedispersiver Röntgenmikroanalyse am gefrierfixierten Dünnschnitt untersucht werden [zur Analysenmethode siehe Pohla, H.: Mikroskopie *40*, 273—284 (1983)]. Die Patienten wurden 2 bis 20 Monate nach der Operation klinisch und röntgenologisch nachuntersucht.

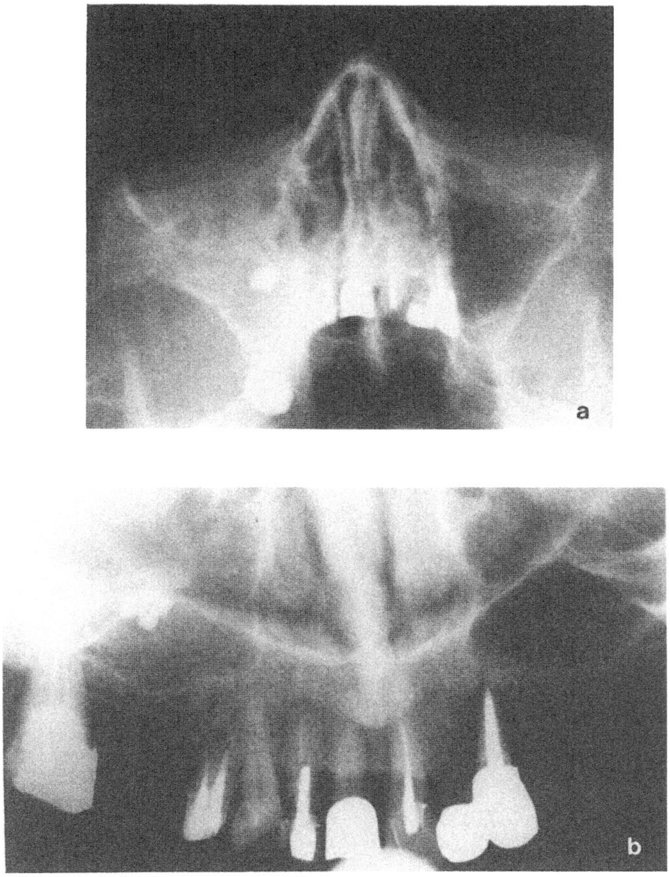

Abb. 1a und b. Nasennebenhöhlen-Röntgenaufnahme und Status-X-Röntgenaufnahme einer 60jährigen Patientin (K. O.) mit Aspergillose der rechten Kieferhöhle: Das röntgendichte Fremdmaterial ist deutlich zu erkennen

Ergebnisse (Tab. 1)

Das Alter der Patienten betrug im Mittel 39 Jahre 3 Monate (21 bis 60 Jahre). Vier Patienten waren im übrigen gesund, ein Patient (G. M.) litt unter insulinpflichtigem Diabetes. Drei Patienten gaben präoperative Schmerzen von unterschiedlicher Dauer an. Als Ursache der Schmerzen wurde in zwei Fällen eine therapieresistente Sinusitis maxillaris angesehen (M. K. und G. M.). Diese Patienten hatten sich andernorts wiederholten Kieferhöhlenspülungen unterziehen müssen. In zwei Fällen (K. O. und S. L.) war die verschattete Kieferhöhle ein Zufallsbefund: Einmal im Rahmen einer Durchuntersuchung und einmal bei der Eröffnung der Kieferhöhle nach Extraktion des Zahnes 16.

Bei dem Patienten G. M. reichte das Aspergillus-Myzetom bis in den mittleren Nasengang, verlegte das Ostium naturale der Kieferhöhle und bewirkte einen

Tabelle 1. *Anamnese, Klinik und röntgenologische Befunde bei 5 Patienten mit solitärer Kieferhöhlen-Aspergillose*

Patient	Geschlecht Alter (Op.)	Zahn	Wurzelfüll-material	Intervall zw. Wurzelfüllg. u. KH-Operation	Präop. Symptome (Dauer)	Röntgendichter antraler Fremdkörper	Anmerkungen
M. K.	♀ 21 a 6 m	6/	Rieblermasse®	84 Monate	therapie-resistente Sinusitis (6 m)	Fremdkörper	Reoperation der KH nach 17 m wegen unspezif. Sinusitis
B. B.	♀ 28 a 8 m	6/	N 2®	30 Monate	Schmerzen (30 m)	Fremdkörper	
K. O.	♀ 60 a 6 m	?/	zinkhältiges Wurzelfüll-material laut Analyse	ca. 180 Monate	keine	Fremdkörper	
S. L.	♀ 30 a 5 m	6/	N 2®	24 Monate	Zufalls-befund bei MA-Verb. (2 d)	Fremdkörper	
G. M.	♂ 55 a	7/	unbekannt	ca. 200 Monate	therapie-resistente Sinusitis (6 m)	kein Fremdkörper	insulinpfl. Diabetes Knochendestruktionen (Tumorverdacht!)
	4♀ 1♂ $\bar{x}$ = 39 a 3 m	5× OK-Molar	4× zinkhältiges Wurzelfüll-material	$\bar{x}$ = 103,6 m $\bar{x}$ = 8 a 7 m		4× röntgendichter Fremdkörper	

a = Jahre, m = Monate, d = Tage; KH = Kieferhöhle; $\bar{x}$ = Durchschnitt.

äußerst schmerzhaften Sekretstau. An einigen Stellen traten Knochendestruktionen auf, weshalb zunächst auch ein neoplastisches Geschehen in Erwägung gezogen wurde.

Das energiedispersive Spektrum des Fremdmaterials (Patientin K. O.) ergab den eindeutigen Nachweis von Zink (sowie Schwefel und Phosphor), doch sonst für keine anderen Schwermetalle (Abb. 2). Eine Zuordnung zu einem bestimmten Wurzelfüllmaterial war deshalb nicht möglich.

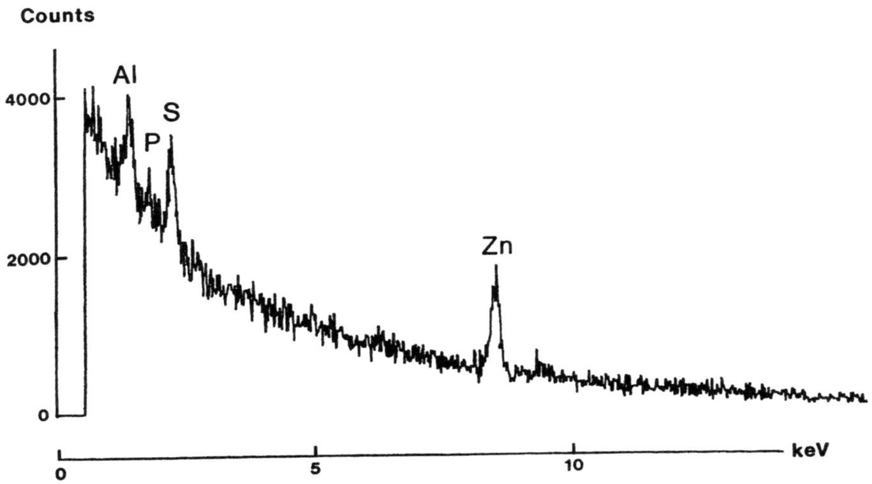

Abb. 2. Energiedispersives Spektrum des röntgendichten Fremdmaterials aus der Kieferhöhle (Pat. K. O.) von einem 200 nm Dünnschnitt auf Aluminium-Grid. Abszisse: *keV* Kiloelektronvolt. Ordinate: *Counts* Zählrate (200 Sekunden Echtzeit)

Nach einem postoperativen Beobachtungszeitraum von durchschnittlich 7 Monaten waren alle 5 Patienten subjektiv beschwerdefrei. Röntgenologisch waren die Kieferhöhlen weitgehend pneumatisiert, und es fand sich kein Hinweis auf ein Rezidiv. Bei einer Patientin (M. K.) war eine Reoperation der Kieferhöhle nach 17 Monaten wegen unspezifischer Sinusitis erforderlich.

Diskussion

Die Untersuchungsergebnisse dieser 5 Patienten bestätigen unsere früheren Erfahrungen an einem anderen Krankengut (Beck-Mannagetta et al., 1986): Bei der solitären Aspergillose der Kieferhöhle mit röntgendichtem Konkrement spielt überschüssiges, zinkoxid- und paraformaldehydhältiges Wurzelfüllmaterial eine entscheidende Rolle.

Wegen der unmittelbaren Nachbarschaft von Prämolaren- und Molarenwurzeln zur Kieferhöhle kannn es leicht zur unbeabsichtigten Überfüllung und zum Eindringen von Wurzelfüllmaterial in die Kieferhöhle kommen (Russell et al., 1982). Die im Wurzelfüllmaterial enthaltenen Desinfizientien (Paraformaldehyd,

Eugenol u. a,) führen wahrscheinlich zu einer Entzündung und lokalen Nekrose der Kieferhöhlenschleimhaut, lassen jedoch zunächst eine Infektion nicht zu (Rappaport et al., 1964; Spångberg, 1974). Erst nach längerer Liegedauer läßt die Wirkung der Desinfizientien nach und nun finden eingeatmete Aspergillussporen ein durch Zink angereichertes, optimales Milieu vor (Abb. 3). Für diese Pathogenese spricht auch der lange zeitliche Abstand zwischen Wurzelfüllung und Diagnose der Aspergillus-Infektion (rund 8 Jahre in unserem Krankengut). Obwohl bei unseren Patienten wahrscheinlich in jedem Fall das verwendete Wurzelfüllmaterial als auslösender Faktor anzusehen ist, ist dennoch die Entstehung einer Aspergillus-Infektion auch rhinogen durch Inhalation von zinkhältigem Staub denkbar (Rudwan et al., 1976). Eine traumatisch bedingte Infektion durch einen zinkhältigen Fremdkörper lag bei unseren Patienten nicht vor (Härle et al., 1969; Kley et al., 1971).

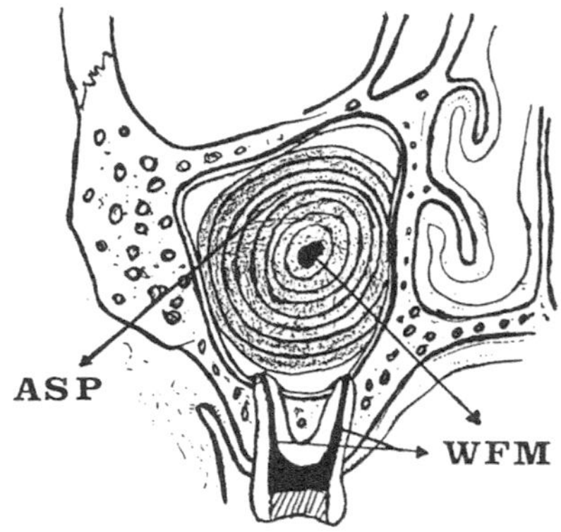

Abb. 3. Typischer Aufbau eines Aspergillus-Myzetoms der Kieferhöhle: Konzentrische Pilzschalen (*ASP*) umgeben das überschüssige, zinkoxidhältige Wurzelfüllmaterial (*WFM*)

Der radiologische Nachweis eines röntgendichten Fremdkörpers in einer verschatteten Kieferhöhle ist nahezu beweisend für eine Aspergillus-Infektion. Das Fehlen dieses Fremdkörpers bei manchen Patienten läßt sich durch spontanen Verlust des Fremdmaterials über das natürliche Ostium der Kieferhöhle oder durch Diffusion von Zink aus lege artis gefüllten Zähnen erklären. Auch die Inhalation von zinkhältigem Staub oder eine chronische Mund-Antrumverbindung mit Ablagerung von nekrotischen Massen können eine Pilzinfektion begünstigen. Bei den letzten drei Möglichkeiten ergibt sich wegen der diffusen Verteilung geringster Zinkmengen keine erhöhte Strahlendichte und deshalb auch kein sichtbares Konkrement (Beck-Mannagetta et al., 1986). Obwohl sich nicht in jedem Fall die Ursache der Pilzinfektion eindeutig feststellen läßt, halten wir folgende Punkte bei der *Erhebung der Anamnese* für besonders wichtig:

1. Zeitpunkt und verwendetes Material von Wurzelfüllungen im betreffenden Oberkieferquadranten,
2. Trauma mit Fremdkörpereinsprengung,
3. chronische Exposition zu zink- oder sporenhältigem inhalierbaren Staub (verschiedene Berufe in Industrie und Landwirtschaft erscheinen prädisponiert),

4. Erfassen schwerer Grundleiden (z. b. Diabetes, TBC, maligne Erkrankungen, Cortisonmedikation).

Diese Anamnese kann bei eventuellen Haftungsansprüchen des Patienten von späterer Bedeutung sein. Die Erfragung von prädisponierenden Grundleiden ist für den unter Umständen erforderlichen, zusätzlichen Einsatz von Antimykotika bei gefährdeten Patienten wichtig.

Ein genauer Röntgenbefund der vorhandenen Zähne, Wurzelfüllungen oder Extraktionslücken dient zur Ergänzung der anamnestischen Angaben.

Als *Therapie* der Aspergillose der Kieferhöhle bei sonst gesunden Patienten halten wir die sorgfältige Entfernung der Pilzmassen und des schattengebenden Konkrementes für ausreichend, da die Kieferhöhlenschleimhaut meist nur mäßiggradig entzündlich verändert ist. Lokale Antibiotika (z. B. Nebacetin®-Spülungen) sind kontraindiziert, weil das Pilzwachstum durch Reduktion der Bakterienflora sogar indirekt gefördert wird. Wegen ihrer Nebenwirkungen sollten Antimykotika nur Patienten in reduziertem Allgemeinzustand vorbehalten bleiben, um eine invasive Verlaufsform der Mykose zu verhindern (Berkow et al., 1983).

Prophylaktisch sollten endodontische Behandlungen im Oberkiefer-Seitenzahnbereich nicht mit Präparaten auf Zinkoxid-Eugenol-Basis durchgeführt werden, bzw. sollte besondere Sorgfalt angewendet werden, um eine Überfüllung zu vermeiden (keine Anästhesie, kein maschinelles Arbeiten, Kontrollröntgen nach der Wurzelfüllung). In dieser Region wäre somit Wurzelfüllmaterialien anderer Art (z. B. auf Kunstharzbasis oder Kalziumhydroxidbasis) der Vorzug zu geben. Kommt es trotz aller Vorsicht zur Überfüllung, so sollte das überschüssige Wurzelfüllmaterial chirurgisch entfernt werden.

Literatur

Beck-Mannagetta, J., Necek, D., Grasserbauer, M.: Solitary aspergillosis of maxillary sinus, a complication of dental treatment. Lancet *ii*, 1260 (1983).

Beck-Mannagetta, J., Necek, D., Grasserbauer, M.: Zahnärztliche Aspekte der solitären Kieferhöhlen-Aspergillose. Z. Stomatol. *83* (im Druck, 1986).

Berkow, R. L., Weisman, S. J., Provisor, A. J., Weetman, R. M., Baehner, R. L.: Invasive aspergillosis of paranasal tissues in children with malignancies. J. Pediatr. *103*, 49—53 (1983).

Härle, F., Krekeler, G.: Lokale Amphotericin-B-Behandlung einer Kieferhöhlen-Aspergillose. Zahnärztl. Welt-Rundschau *78*, 813—815 (1969).

Jahrsdoerfer, R. A., Ejercito, V. S., Johns, M. M. E., Cantrell, R. W., Sydnor, J. B.: Aspergillosis of the nose and paranasal sinuses. Am. J. Otolaryngol. *1*, 6—14 (1979).

Kley, W., Draf, W.: Die Aspergillose der oberen Luftwege. HNO *19*, 355—360 (1971).

Münzel, M. A.: Die Aspergillose der Nasennebenhöhlen. Laryng. Rhinol. Otol. *62*, 570—573 (1983).

Rappaport, H. M., Lilly, G. E., Kapsimalis, P.: Toxicity of endodontic filling materials. Oral Surg. *18*, 785—802 (1964).

Raulin, J.: Études chimiques sur la végétation. Annales des Sciences Naturelles: Botanique *11*, 93—299 (1869).

Rudwan, M. A., Sheikh, H. A.: Aspergilloma of paranasal sinuses—a common cause of unilateral proptosis in Sudan. Clin. Radiol. *27*, 497—502 (1976).

Russell, D. I., Ryan, W. J., Towers, J. F.: Complications of automated root canal treatment. Brit. Dent. J. *153*, 393—398 (1982).

Spångberg, L.: Biologic effects of root canal filling materials. Oral Surg. *38*, 934—944 (1974).

Stammberger, H., Jakse, R., Raber, J.: Aspergillus-Mykosen der Nasennebenhöhlen. HNO *30*, 45—52, 81—87 (1982), HNO *31*, 161—167 (1983).

Stammberger, H., Jakse, R., Beaufort, F.: Aspergillosis of the paranasal sinuses. X-ray diagnosis, histopathology, and clinical aspects. Ann. Otol. Rhinol. Laryngol. *93*, 251—256 (1984).

Zamani, B., Knezek, B. D., Flegler, S. L., Beneke, E. S., Dazzo, F. B.: Autoradiographic method to screen for soil microorganisms which accumulate zinc. Appl. Environm. Microbiol. *49*, 137—142 (1985).

Anschrift der Verfasser: OA Dr. J. Beck-Mannagetta, Abteilung für Kiefer- und Gesichtschirurgie, Landeskrankenanstalten Salzburg, Müllner Hauptstraße 48, A-5020 Salzburg.

Klinische Erfahrungen bei der Aspergillose der Kieferhöhle

P. Schacht und *Hp. Müller*
Abteilung für Mund-, Kiefer- und Gesichtschirurgie
(Vorstand: Prim. Dr. Hp. Müller)
des Allgemeinen Krankenhauses Wels

Zusammenfassung

In der vorliegenden Arbeit wird über 58 Fälle von Sinusitis maxillaris mycotica, hauptsächlich Aspergillosen berichtet, die in den Jahren 1977 bis 1985 an der Abteilung für Mund-, Kiefer- und Gesichtschirurgie im AKH Wels behandelt wurden. Die Verdachtsdiagnose einer Sinusitis mycotica kann in vielen Fällen schon radiologisch beim Auftreten eines metalldichten Fremdkörpers in der Kieferhöhle gestellt werden. Die Abklärung erfolgt je nach dem klinischen Bild endoskopisch oder sofort operativ.

Der Pilznachweis wird histologisch oder kulturell geführt.

Auf das therapeutische Vorgehen sowie auf den postoperativen Verlauf wird näher eingegangen.

Summary

Clinical Experiences in Aspergillosis of the Maxillary Sinus. 58 cases of mycotic maxillary sinusitis, mainly aspergillosis, treated at the Department of Maxillofacial Surgery, General Hospital in Wels, from 1977 to 1985 are reported.
Mycotic sinusitis is often suggested on plain X-rays by the presence of radiopaque material in the maxillary sinus. Depending on the clinical symptoms, it is confirmed by endoscopy or immediate surgery. The presence of fungi is established by histologic examinations or culture. The management concept and the postoperative course are reviewed.

Schlüsselwörter: Kieferhöhle, Aspergillose.
Keywords: Maxillary sinus, aspergillosis.

In den Jahren 1977 bis 1985 wurden an der Abteilung für Mund-, Kiefer- und Gesichtschirurgie im AKH Wels 608 Patienten wegen einer Sinusitis maxillaris operativ behandelt, davon 58 mit einer Sinusitis maxillaris mycotica.

Bei 43 Patienten (= 74,1%) konnte histologisch, davon in 6 Fällen auch kulturell der Nachweis einer Aspergillenbesiedlung erbracht werden. Bei den übrigen Pilzerkrankungen der Kieferhöhlen handelte es sich 3mal um Candida, 1mal um Nocardia, 2mal um Mucor und 9mal um nicht näher klassifizierbare nekrotische Pilze. In Klinik und Verlauf unterschieden sich die verschiedenen Formen nicht, so daß in der Aufarbeitung der Befunde keine Differenzierung erfolgte.

Diagnostik und Klinik

Klinisch zeigten sich 20 Fälle (34,6%) völlig unauffällig, 10mal wurde die Diagnose im Rahmen einer Focussuche gestellt, 17 Fälle boten die klinischen Symptome einer Sinusitis maxillaris (11mal Sinusitis chronica, nur 6mal akute Sinusitis bzw. akute Exazerbation einer chronischen Entzündung).

9 Patienten kamen wegen unspezifischer Cephalea, je 1mal erfolgte die Zuweisung zur Abklärung der Ursache einer Orbitaphlegmone und eines sinubronchialen Syndroms.

Tabelle 1. *Klinische Symptomatik*

Zufallsbefunde	20	34,6%
Focussuche	10	17,2%
Sinusitis chronica	11	19,0%
Sinusitis acuta	6	10,3%
Cephalea	9	15,5%
Orbitaphlegmone	1	1,7%
Sinubronch. Syndrom	1	1,7%
Summe	58	100,0%

Die Röntgenaufnahmen (Tab. 2) ergaben in 33 Fällen einen metalldichten Fremdkörper, in 25 Fällen eine diffuse Verschattung der Kieferhöhle.

Tabelle 2. *Röntgenbefunde*

	Metalldicht. FK		Diffuse Verschattung	
Zufallsbefunde	14	24,2%	6	10,3%
Focussuche	6	10,3%	4	6,9%
Beschwerden	13	22,4%	15	25,9%
Summe	33	56,9%	25	43,1%

37mal wurde präoperativ sinuskopiert, dabei bestätigte in 30 Fällen das typische Bild von grau-grün-bräunlichen Massen auch endoskopisch die Verdachtsdiagnose Sinusitis maxillaris mycotica.

In 4 Fällen konnte nur eine massive Polyposis festgestellt werden, in 3 Fällen wurde ein makroskopisch Wurzelfüllmaterial entsprechender Fremdkörper bei der Endoskopie entfernt und erst die Histologie erlaubte die Diagnose einer Pilzbesiedlung.

Therapie

In den Jahren 1977 bis 1981 wurden 22 Patienten mit Sinusitis maxillaris mycotica versorgt, dabei wurde 21mal eine Radikaloperation durchgeführt. Nur bei 1 Fall wurden lediglich die nekrotischen Massen sowie die derben Polypen entfernt, ein Fenster zum unteren Nasengang angelegt und der weniger veränderte Teil der Kieferhöhlenschleimhaut belassen. Dazu wurde für 5 Tage die betreffende Kieferhöhle von der Nase aus durch ein intraoperativ gelegtes PVC-Röhrchen antibiotisch gespült (Baneocin®, Biochemie).

In den Jahren 1982—1985 wurde bei 36 Patienten nur mehr 1mal eine Radikaloperation durchgeführt, 3mal konnte der Fremdkörper endoskopisch entfernt werden, aber 32mal wurde eine funktionelle Kieferhöhlenoperation wie oben angeführt vorgenommen (Müller et al., 1984; Stammberger, 1984).

Ergebnisse der Nachuntersuchungen

In die Abschlußkontrolle konnten 50 von 54 Patienten einbezogen werden, die mindestens 6 Monate nach der Sanierung begutachtet wurden. Hier zeigten sich 35 Patienten beschwerdefrei, bei 13 zeigten sich geringe bis mäßige Parästhesien im Bereich des Nervus infraorbitalis (von diesen waren 2 aus den Jahren 1982—1985,

Tabelle 3. *Postoperative Beschwerden*

Beschwerdefrei	35	70%
Parästhesien	13	26%
Rhinitis	1	2%
Rezidiv	1	2%
Summe	50	100%

bei denen eine funktionelle Kieferhöhlenoperation durchgeführt wurde, die anderen 11 wurden in den Jahren 1977—1981 radikal operiert). Bei 1 Patienten bestand zur Zeit der Nachkontrolle eine akute Rhinitis. Bis jetzt haben wir erst ein Rezidiv gefunden. Hier wurden nach einer funktionellen Operation beim zweiten Mal endoskopisch die Pilzmassen entfernt und die Kieferhöhle gespült. Der Patient ist derzeit beschwerdefrei und wird weiter kontrolliert.

Bei 36 Kontrollröntgen zeigten 20 einen normalen Befund, 16 Fälle eine Verschattung oder leichte Trübung. Bei 10 Kontrollsinuskopien fand sich 4mal eine unauffällige Kieferhöhle, 4mal eine narbige Septierung ohne Entzündungszeichen, einmal eine mäßige Polyposis und einmal wurde, wie oben erwähnt, ein Rezidiv festgestellt.

Prädisponierende Faktoren

Eine Stoffwechselstörung, in diesem Fall ein Diabetes mellitus, konnte nur in 1 Fall festgestellt werden. In jedem Fall zeigten sich aber entweder wurzelbehandelte Zähne in dem entsprechenden Oberkieferquadranten oder Zahnlücken, niemals konnten wir ein vollständiges vitales Gebiß in diesem Quadranten finden. Nie war die Pilzerkrankung beidseitig zu finden.

Da in vielen Fällen der röntgenologisch sichtbare Fremdkörper makroskopisch Wurzelfüllmaterial entsprach, liegt für uns der Verdacht nahe, daß über den Apex in die Kieferhöhle eingedrungenes Wurzelfüllmaterial das Angehen der ubiquitär vorkommenden Pilzsporen in der Kieferhöhle begünstigt. In den Fällen, in denen röntgenologisch kein Fremdkörper sichtbar war, könnte dieser bereits über das Ostium naturale abtransportiert worden sein, die Sinusitis mycotica aber persistiert haben (Beck-Managetta und Necek, 1985).

Konklusion

Die Schlußfolgerungen, die wir aus unseren Erfahrungen ziehen, sind nun folgende:

1. Eine Überfüllung der Zähne im Seitenzahnbereich des Oberkiefers sollte möglichst vermieden werden.
2. Ein Übersichtsröntgen ist zumindest bei Erstuntersuchungen auf jeden Fall vorteilhaft.
3. Jeder im Röntgen erkennbare Fremdkörper muß endoskopisch abgeklärt werden.
4. Wenn irgend möglich, soll zumindest ein Teil der Kieferhöhlenschleimhaut erhalten bleiben, um die postoperativen Beschwerden möglichst gering zu halten.

   Eine Radikaloperation erscheint uns nur in Ausnahmefällen notwendig.
5. Auch wenn wir in unserem Krankengut keinen Fall mit schwerem Verlauf der Sinusitis maxillaris mycotica finden konnten, wie er aus der Literatur bekannt ist (Härle, 1970; Ramon et al., 1977), sind wir doch der Meinung, daß auch zufällig diagnostizierte Pilzsinusitiden saniert werden sollen, auch wenn im Moment klinische Symptome fehlen.
6. Eine spezifische antimycotische Therapie ist bei exakter Entfernung der Pilzmassen und ausreichender Belüftung der Kieferhöhle durch ein großes Nasenfenster nicht notwendig. Die Nachbehandlung erfolgt wie bei unspezifischen Sinusitiden durch lokale Spülungen mit Baneocin.
7. Wie weit eine primär bestehende chronische Sinusitis das Auftreten einer Pilzbesiedlung begünstigt, können wir nicht sagen. Der Zusammenhang mit Wurzelfüllmaterial liegt für uns aber nahe.

Literatur

Beck-Managetta, J., Necek, D.: Radiological findings in aspergillosis of the maxillary sinus. Dento-Maxillo-Facial Radiol., Suppl. 7, 103 (1985).

Härle, F.: Die craniale Mucormycose. DZZ *5*, 565 (1970).

Müller, Hp., Schacht, P., Härle, F.: Pilzerkrankungen der Kieferhöhle. In: Fortschritte der Kiefer- und Gesichtschirurgie, Bd. 29, S. 163. Stuttgart-New York: G. Thieme. 1984.

Ramon, Y., Oberman, M., Horovitz, I., Freedman, A.: Extensive maxillary sequestration resulting from rhinocerebral mucormycosis. Oral Surg. *35*, 989—991 (1977).

Stammberger, H.: Endoskopisch-chirurgische Behandlung von Mykosen der Nasennebenhöhlen. Laryng. Rhinol. Otol. *63*, 48—55 (1984).

Anschrift der Verfasser: Dr. P. Schacht, Abteilung für Mund-, Kiefer- und Gesichtschirurgie, Allgemeines Krankenhaus Wels, A-4600 Wels.

Zur operativen Behandlung der Zysten im Kieferhöhlenbereich

H. Berthold und *K. Dula*
Klinik und Poliklinik für Oralchirurgie
(Leiter: PD Dr. Dr. H. Berthold)
der Universität Bern, Schweiz

Mit 3 Abbildungen

Zusammenfassung

Als Modifikation des klassischen Operationsverfahrens der Zysten in der Kieferhöhle nach Wassmund wird die Methode der Antrozystektomie empfohlen.

Die chirurgische Behandlung mit diesem modifizierten Verfahren, das bei 37 von 40 Patienten mit großvolumigen Zysten in antro angewendet wurde, vermeidet die Unsicherheiten bei der Belassung von Zystenbalganteilen in der Kieferhöhle. Die Prinzipien des operativen Vorgehens sind auf eine schonende Antrotomie, die Zystektomie und Erhaltung der physiologischen Schleimhautauskleidung der Kieferhöhle ausgerichtet.

Im Ergebnis der Nachkontrolle von 29 Patienten mit einer Antrozystektomie fanden sich in 89,7% subjektive Beschwerdefreiheit und klinisch lokal reizlose Schleimhaut- beziehungsweise Narbenverhältnisse.

Röntgenologisch war im Bereich der operierten Kieferhöhle bei 55% der Probanden eine Verbesserung im Vergleich zur Voruntersuchung festzustellen. Klinische wie röntgenologische Befunde ermutigen daher, am Behandlungsprinzip der Antrozystektomie festzuhalten.

Summary

Surgical Management of Maxillary Sinus Cysts. Antrocystectomy is recommended as a modification of Wassmund's classical operation for cysts in the maxillary sinus.

This modified procedure, which was applied in 37 of 40 patients with large sinus cysts, precludes the uncertainties associated with leaving cyst epithelium in the sinus. The principles of surgical management include non-traumatic antrotomy, cystectomy and preservation of normal sinus mucosa.

29 patients were followed up. 89,7% did not have any discomfort and clinically showed a bland oral mucosa and scar tissue.

Radiography documented an improvement of the operated sinus versus the initial examination in 55% of cases. Thus, clinical and radiological findings encourage the continued use of antrocystectomy.

Schlüsselwörter: Antrozystektomie, Kieferhöhlenschleimhaut, Zystenvolumen, Nasenfenster.

Keywords: Antrocystectomy, maxillary sinus mucosa, cyst volume, nasal window.

Einleitung

Die Therapie der Zysten im Bereich der Kieferhöhle ist darauf ausgerichtet, die pathologischen Veränderungen im dentomaxillären Bereich zu sanieren und gleichzeitig die pathophysiologischen Verhältnisse in den Nasennebenhöhlen zu beseitigen. Für das operative Vorgehen sind daher nicht nur die Lage und Ausdehnung der Zyste von Bedeutung, sondern ebenso die Beurteilung der räumlichen und inhaltlichen Verhältnisse der Restkieferhöhle sowie die Beziehungen zur Nasenhöhle.

Vom Oberkieferseitenzahngebiet ausgehende Zysten verdrängen je nach Größe das Lumen der Kieferhöhle und besitzen wechselnde Beziehungen zur seitlichen Nasenwand, die sie ebenso wie die faziale Kieferhöhlenwand verdrängen und destruieren können. Partsch (1932) hat die Marsupialisation, d. h. Zystostomie von ausgedehnten Oberkieferzysten empfohlen. Als Alternative gibt Wassmund (1927, 1935) sein Operationsverfahren an, das für ausgedehnte Zysten die Vereinigung von Zysten- und Restkieferhöhle zu einem gemeinsamen Hohlraum vorsieht. Dabei werden sowohl makroskopisch gesund erscheinende Kieferhöhlenschleimhaut als auch Zystenbalganteile nebeneinander belassen. Eckert-Möbius (1957) empfiehlt ein ähnliches Vorgehen, verzichtet aber auf eine Vereinigung von Zysten- und Restkieferhöhle.

Für die Operation großer Zysten der Kieferhöhle hat sich das von Wassmund (1935, 1950) angegebene Verfahren zahlreichen Autoren bewährt (Klammt, 1976; Krüger, 1979; Schwenzer, 1982; Gehrke et al., 1985).

Unsicherheiten bei der operativen Therapie ergeben sich aber durch die Belassung von Zystenbalganteilen, weil der Forderung nach pathohistologischer Untersuchung des gesamten Zystenmaterials nicht entsprochen wird. Die Erhaltung des Zystenbalges wird zudem häufig durch sekundär-entzündliche Veränderungen der Zystenwand in Frage gestellt. Wir bevorzugen daher die totale Entfernung der Zyste aus der Kieferhöhle im Sinne einer Antrozystektomie.

Material und Methode

An unserer Klinik wurden in den Jahren 1980—1984 vierzig großvolumige Zysten im Bereich der Kieferhöhle operiert. Aufgrund der pathohistologischen Differenzierung handelt es sich um 30 odontogene Kieferzysten, davon 7 Keratozysten, sowie 10 von Flimmerepithel ausgeleidete Zysten in voroperierten Kieferhöhlen (Tab. 1).

Der Zugang zur fazialen Kieferhöhlenwand erfolgt von einem Zahnfleischrandschnitt nach Novak-Peter oder, bei unbezahnten Kieferbereichen, von einem Schnitt entlang der Mukogingivalgrenze.

Für die permaxilläre Antrotomie verzichten wir auf eine extensive Weichteilmobilisation, wie sie von Wassmund (1935) gefordert wurde. Die Fensterung der Kieferhöhle erfolgt entweder konventionell mit Fräser bzw. Hohlmeißel oder nach der von Lindorf (1974) angegebenen Knochendeckelmethode. Gelangt die osteoplastische Methode nicht zur Anwendung, wird der Knochendefekt grundsätzlich mit einem Lyoduratransplantat abgedeckt.

In 37 von 40 Fällen erfolgte eine Antrozystektomie, die wir, unabhängig von der Lage und Ausdehnung der Zyste in antro, bevorzugen. Das Lumen der Zyste

Tabelle 1. *Histologie der Zysten in antro (n = 40)*

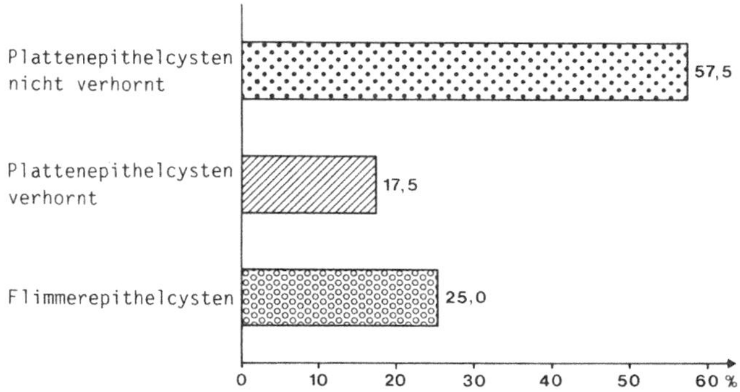

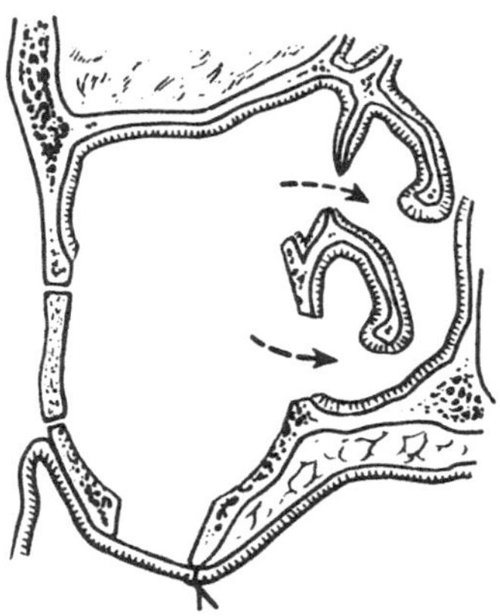

Abb. 1. Antrozystektomie, modifiziertes Verfahren der Zystenoperation nach der Methode von Wassmund

wird durch Entfernung der knöchernen Zystenwand mit der Restkieferhöhle vereinigt, der Zystenbalg total entfernt (Abb. 1).

Nur bei drei Patienten führten wir eine Antrozystostomie durch. Klinisch intakte Kieferhöhlenschleimhaut bleibt erhalten, selbst wenn sie als Zeichen einer entzündlichen Schädigung ihren spiegelnden Glanz verloren hat oder eine polsterartige Verdickung aufweist. Polypös veränderte Schleimhautanteile exzidieren wir nach schonender Mobilisation (Tab. 2).

Tabelle 2. *Behandlung der Kieferhöhlenschleimhaut*

1. Belassen	31	77,5%
2. Teilentfernung	8	20%
3. Radikalentfernung	1	2,5%
	40	100,0%

Bei Zysten mit inniger Adhärenz zur lateralen Nasenwand legen wir obligatorisch ein Schleimhaut-Knochenfenster zum unteren Nasengang an. Demgegenüber verzichten wir bei kleineren Zysten ohne Kontakt zur seitlichen Nasenwand und makroskopisch intakter Restschleimhaut auf die nasale Drainage.

Für die Nachbehandlung speziell dieser Fälle ist eine sorgfältige Nasenhygiene und Prophylaxe durch abschwellende Medikamente, milde Nasenemulsionen sowie Inhalationen erforderlich.

Ergebnisse

Bei einer postoperativen Kontrolle von 29 der 40 Patienten waren subjektiv 26 (89,7%) beschwerdefrei. Nur in 3 Fällen (10,3%) wurden Restbeschwerden geklagt (Tab. 3). Klinisch zeigten alle kontrollierten Patienten bei der anterioren Rhinoskopie bzw. Inspektion der Mundhöhle reizlose Schleimhaut- bzw. Narbenverhältnisse. Bei 12 Patienten (41,4%) stellten wir als Folge der Antrotomie eine mäßige Abflachung des Vestibulums fest. Hierbei handelt es sich vorwiegend um Fälle, bei denen der Antrotomiedefekt nur mit einem Lyodura-Patch abgedeckt wurde.

Tabelle 3. *Postoperative Beschwerdelage*

1. Beschwerdefrei	26	89,7%
2. Restbeschwerden	3	10,3%
3. Neue Beschwerden	0	0%
	29	100,0%

Bei bezahnten Patienten wurde die Vitalität der Zähne im Operationsquadranten überprüft. Im Vergleich zum präoperativen Befund war sie bei 16 Patienten (55,2%) unverändert, bei einem Patienten (3,4%) stellten wir eine Devitalisierung zweier Nachbarzähne im Gefolge der Operation fest. 12 Patienten (41,4%) waren zahnlos.

Die Beurteilung des Nasenfensters erfolgte mit dem Endoskop. Bei 18 Patienten (62,1%) fand sich ein freies, gut gängiges Ostium; nur 1 Patient (3,4%) wies eine komplette Synechie auf. Bei 6 Patienten (20,7%) war kein Nasenfenster angelegt worden, 4 Patienten (13,8%) waren nicht sicher beurteilbar. Zur Abklärung der Rezidivfrage erfolgte weiterhin bei den kontrollierten Patienten eine röntgenologische Untersuchung (OPT, NNH-Aufnahme). Dabei wiesen 12 Patienten (41,3%) seitengleich gut belüftete Kieferhöhlen auf (Abb. 2*a, b,* 3*a, b*). Bei weiteren 4 Probanden (13,8%) war im Bereich der operierten Kieferhöhle nurmehr eine deutlich verminderte Verschattung nachweisbar. 13 Patienten zeigten unverändert zum präoperativen Befund eine homogene Verschattung der erkrankten Kieferhöhle. Bei einem Patienten mit einer Flimmerepithelzyste ergab sich der Verdacht auf ein Rezidiv (Tab. 4).

Diskussion

Für die operative Behandlung der Zysten in der Kieferhöhle hat sich das von Wassmund (1935) angegebene Operationsprinzip bewährt, das wir nach einem

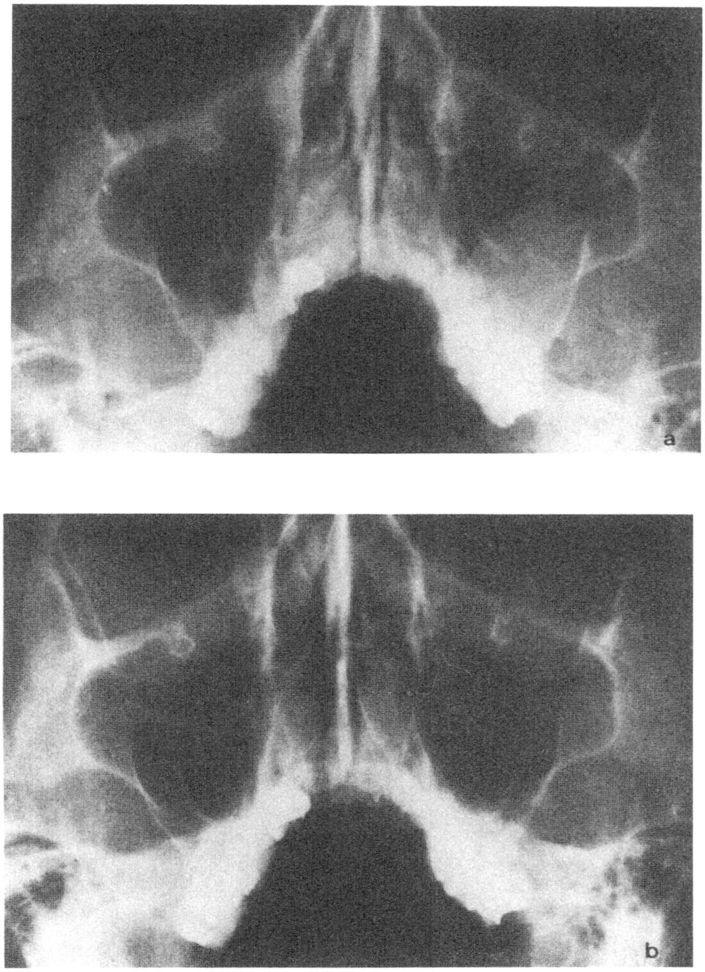

Abb. 2. *a* Pat. M. Ch., 49 Jahre. Keratozyste ausgehend von impaktiert 28. *b* Zustand fünf Monate nach Antrozystektomie links

modifizierten Verfahren anwenden. Hervorzuheben ist der Verzicht auf eine extensive Weichteilmobilisation über der fazialen Kieferhöhlenwand und die Durchführung einer schonenden permaxillären Antrotomie.

Die von Lindorf (1974) angegebene osteoplastische Knochendeckelmethode hat sich dabei bewährt. Durch die Replantation der Knochenplatte wird die Ausbildung eines ausgedehnten Narbengebietes über dem Defekt zur Kieferhöhle, das zu erheblichen postoperativen Beschwerden führen kann, vermieden. Destruktive Veränderungen als Folge des expansiven Zystenwachstums schränken nach unseren Erfahrungen allerdings die Indikation für dieses operative Vorgehen ein.

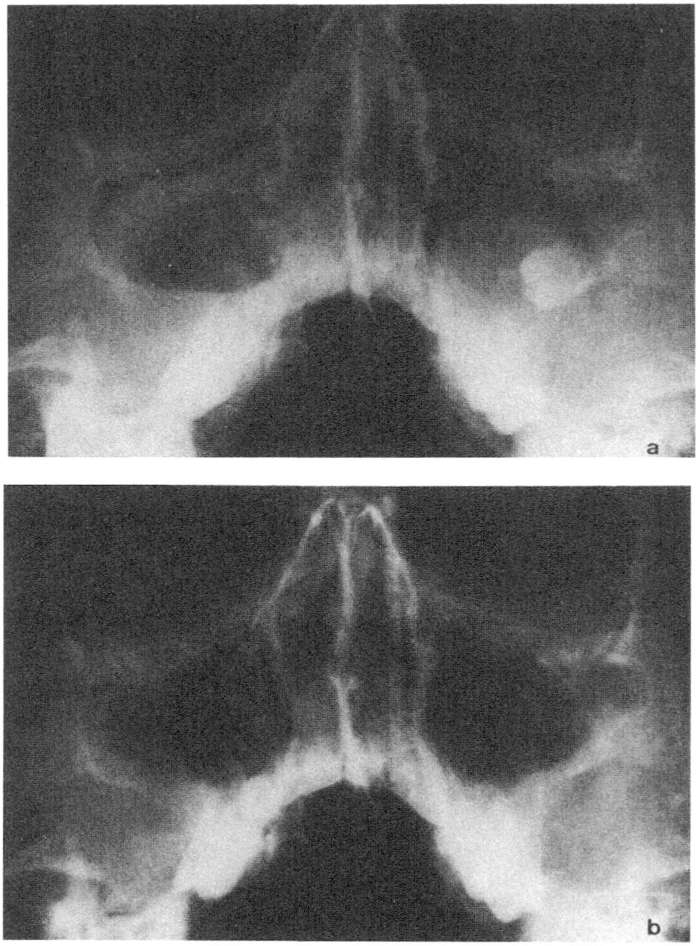

Abb. 3. *a* Pat. G. F., 16 Jahre. Keratozysten im rechten und linken Sinus maxillaris. *b* Zustand zwölf Monate nach Antrozystektomie beidseits

Zur Frage der partiellen Erhaltung von Zystenbalganteilen oder ihrer totalen Entfernung bestehen unterschiedliche Auffassungen (Wassmund, 1950; Eckert-Möbius, 1957; Klammt, 1976; Krüger, 1979, Schwenzer, 1982).

Drommer (1979) verzichtet auf eine Totalextirpation, ausgenommen bei Keratozysten oder Zystenformen, die intra operationem nicht „das typisch glatt grau-glänzende Epithel" aufweisen. Schwenzer (1982), Gehrke et al. (1985) „favorisieren" demgegenüber die totale Entfernung des Zystenbalges im Sinne einer Antrozystektomie.

Die klinische Erfahrung zeigt, daß der Zystenbalg in fast allen Fällen durch eitrig-entzündliche Sekundärinfektion eine erhebliche regressive Schädigung erfahren hat, so daß seine Erhaltung nicht vertretbar ist. Wie die Untersuchungen von Fröhlich (1957) ergaben, sind die entzündlichen Veränderungen histologisch bis zu sechs Monaten nach einer Zystostomie unverändert nachweisbar.

Die totale Entfernung der Zyste gewährleistet es zudem, eine differenzierte pathohistologische Beurteilung der gesamten Balganteile vorzunehmen.

Nicht zuletzt das Vorkommen von Keratozysten oder Ameloblastomen, ebenso wie die selten mögliche maligne Entartung des Zystenepithels, veranlassen uns, der Zystektomie den Vorrang zu geben.

Auf die Notwendigkeit der Erhaltung klinisch intakter Kieferhöhlenschleimhaut im Bereich der Restkieferhöhle haben ebenfalls bereits Wassmund (1950) und Eckert-Möbius (1957) hingewiesen. Die Forderung wurde in der Folgezeit vernachlässigt, bis die ungünstigen Auswirkungen einer radikalen Kurettage der Kieferhöhlenschleimhaut bekannt wurden.

Tabelle 4. *Postoperativer Röntgenbefund bei Zysten in antro (n = 40)*

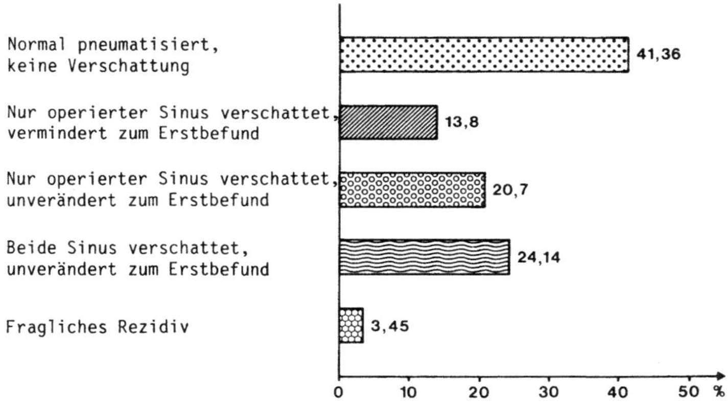

So besteht heute Einigkeit darüber, die Schleimhaut der Restkieferhöhle zu erhalten, selbst wenn sie ihren spiegelnden, perlmuttartigen Glanz verloren hat. Nur polypöse Schleimhautareale sollten nach schonender Mobilisation exzidiert werden.

Die dem Verfahren der Zystektomie angelasteten negativen Auswirkungen auf die Vitalität der angrenzenden Zähne können wir nicht bestätigen. Auf den Umstand, daß nach Zystostomie sogar mehr Vitalitätsstörungen zu beobachten sind, haben wir bereits in einer früheren Mitteilung (Zetzmann et al., 1982) und neuerlich auch Fenner und Tetsch (1985) hingewiesen.

Die Untersuchungsergebnisse nach Antrozystektomie bestätigen, daß durch eine subtile, gewebsschonende Operationstechnik die subjektiven Beschwerden weitgehend eingeschränkt werden können. Klinische wie röntgenologische Befunde ermutigen ebenfalls, an dem bevorzugten Behandlungsprinzip der Antrozystektomie festzuhalten.

Literatur

mer, R.: Diagnostik, Klassifikation und Therapie der Zysten im Bereich der ieferhöhlen. Schweiz. Mschr. Zahnheilk. *89*, 921—924 (1979).

-Möbius, A.: Grundsätzliches und Spezielles zur Behandlung dentaler Zysten im ebiet der Nase und Kieferhöhle. Dt. Zahn-Mund-Kieferheilk. *27*, 39—53 (1957).

r, R., Tetsch, P.: Sensibilität und Mobilität von Zähnen nach Zystenoperationen. tsch. Zahnärztl. Z. *40*, 631—632 (1985).

ch, E.: Die operative Behandlung der Kieferzysten. Dtsch. Zahnärztl. Z. *12*, 217—230 957).

e, G., Schmelzle, R., Schwenzer, N.: Hat sich die Operation der Kieferhöhle nach assmund bewährt? Dtsch. Zahnärztl. Z. *40*, 648—650 (1985).

nt, J.: Die Zysten des Kieferknochens. Leipzig: J. A. Barth. 1976.

r, E.: Lehrbuch der chirurgischen Zahn-, Mund- und Kieferheilkunde, Bd. 1. Berlin: uintessenz. 1979.

f, H. H.: Knochendeckelverschluß nach oraler Kieferhöhleneröffnung. Dtsch. hnärztl. Z. *29*, 587—590 (1974).

f, H. H.: Chirurgische Therapie extremer Kieferhöhlenzysten und ihre computerto- graphische Diagnostik. Dtsch. Zahnärztl. Z. *39*, 223—228 (1984).

n, C.: Die Operation der Zysten. In: Handbuch der Zahnheilkunde, Bd. I (Bruhn, Chr., ntorowicz, A., Partsch, C., Hrsg.). Berlin: Urban & Schwarzenberg. 1932.

J., Schmelzle, R., Schwenzer, N., Neumann, V.: Zur chirurgischen Therapie der ontogenen Sinusitis maxillaris. Ein Bericht über 397 Fälle. Dtsch. Zahnärztl. Z. *34*, —34 (1979).

nzer, N.: Die odontogenen Erkrankungen der Kieferhöhle. Arch. Otorhinolaryngol. 5, 307—328 (1982). (Kongreßbericht.)

nund, M.: Die röntgenologische Kontrastdarstellung mit Jodipin und die Behandlung oßer Oberkieferzysten. Vjschr. Zahnheilk. *43*, 524 (1927).

nund, M.: Jahrbuch der praktischen Chirurgie des Mundes und der Kiefer, Bd. 1. ipzig: J. A. Barth. 1935.

nund, M.: Dentale Cysten im Gebiet der Nase und Kieferhöhle. Eine kritische trachtung. HNO *4*, 145—152 (1950).

nn, D., Berthold, H., Buser, D.: Die Defektfüllung großvolumiger Knochenhöhlen Kieferbereich mit Kollagenvlies. Schweiz. Mschr. Zahnheilk. *92*, 119—126 (1982).

nschrift der Verfasser: PD Dr. Dr. H. Berthold, Klinik und Poliklinik für Oralchirur- niversität Bern, Freiburgstraße 7, CH-3010 Bern, Schweiz.

*Verschluß von Mund-Antrum-Verbindungen mit absorbierbaren Kunststoffschablonen im Tierexperiment**

K. L. Gerlach, H.-R. Krause und *J. Eitenmüller*

Abteilung für Mund- und Kieferchirurgie und Zahnärztliche Chirurgie
(Direktor: Prof. Dr. Dr. H.-D. Pape)
der Universitäts-Zahn- und -Kieferklinik, Köln, Bundesrepublik Deutschland

Mit 6 Abbildungen

Zusammenfassung

Es wird ein Verfahren zur Deckung frischer Mund-Antrum-Verbindungen nach Zahnextraktionen beim Hund beschrieben. Individuell dem Alveolarfortsatz angepaßte Schablonen aus vollständig absorbierbarem Kunststoff (Poly-l-Lactid/Polyglykolid) wurden bei 12 Hunden nach der Zahnextraktion und Eröffnung der Kieferhöhle über die Alveole fixiert. Der Heilverlauf wird bei jeweils 2 nach 4, 8 und 12 Wochen postoperativ gewonnenen Präparaten demonstriert. Die Gewebsverträglichkeit sowie Absorptionsfähigkeit des verwendeten Copolymers wurde vorausgehend in vivo (bei Ratten) untersucht.

Summary

Closure of Oroantral Fistulas with a Biodegradable Synthetic—An Animal Experiment. A procedure for closing recent oroantral fistulas after tooth extractions in dogs is described. 12 dogs underwent extraction of a tooth with opening of the maxillary sinus.

Fully absorbable synthetic material (poly-l-lactide/polyglycolide) was molded to fit the alveolar process and placed across the empty socket. 2 specimens taken 4, 8 and 12 weeks postoperatively demonstrate the healing process. Tissue tolerance and absorption of the copolymer were established in prior in vivo experiments (in rats).

Schlüsselwörter: Biodegradabler Kunststoff, Mund-Antrum-Verbindungen.
Keywords: Biodegradable synthetic material, oroantral fistula.

Einleitung

Zum Verschluß der durch Zahnextraktionen verursachten Mund-Antrum-Verbindungen (MAV) stellen die verschiedenen Verschiebelappen der Wangen- und Gaumenschleimhaut die Methode der Wahl dar.

---

* Die Durchführung dieser Arbeit wurde aus Mitteln der Deutschen Forschungsgemeinschaft finanziert.

Die veränderte Mundvorhofsituation mit dem später gelegentlich erforderlichen präprothetischen Zweiteingriff sowie die den Patienten oft belastenden postoperativen Ödeme nach Verschiebelappen aus der Wangenschleimhaut erlauben die Frage nach anderen Behandlungsmethoden. Um die Nachteile der üblichen plastischen Deckung zu umgehen, wurde die Anwendung verschiedener Plättchen propagiert, die zur Abdeckung der MAV über der Alveole plaziert und mit den Rändern unter der vestibulären bzw. palatinalen Schleimhaut fixiert werden (Tab. 1). Auf diese Weise sollte das sich in der Alveole bildende Koagulum geschützt und die Granulationsgewebebildung sowie Epithelisierung gefördert werden.

Unter dieser Vorstellung wurden in einer laufenden Tierversuchsserie oroantrale Fisteln und Plättchen aus einem Copolymer des Poly-l-Lactids (PLA) mit Glykolid (PGA) * verschlossen.

Tabelle 1. *Literaturübersicht über verwendete Implantate zum Verschluß von Mund-Antrum-Verbindungen*

Proctor (1946)	konservierter Rippenknorpel
McClung und Chipps (1951)	Tantalplatte
Budge (1952)	Tantalplatte
Eschler und Schindler (1954)	Silberplatte
Crolius (1956)	Goldplatte
Rothenberg (1960)	Goldplatte
Meyerhoff et al. (1973)	Goldplatte
Spirgi (1967)	lyophilisierte Fascia lata
Stoehr (1963)	lyophilisierte Dura

Material und Methode

In einem Vorversuch wurden zur Überprüfung der mechanischen Eigenschaften, der Gewebsverträglichkeit sowie der Absorptionszeit neben anderen Materialien genormte Prüfkörper des Copolymers aus PLA/10% PGA (25 × 3 × 2 mm, 2 × 2 × 5 mm) in die Rückenmuskulatur von Ratten implantiert. Proben zur Überprüfung wurden wöchentlich bis zu vier Monaten und dann monatlich bis zu einem Jahr entnommen. Die Überprüfung der Biege- und Zugfestigkeit erfolgten nach DIN 53452 bzw. 53455, des Elastizitätsmoduls nach DIN 53457.

Bei 12 Beagle-Harrier-Hunden wurden in ITN die ersten oder zweiten Molaren einer Oberkieferseite extrahiert und der Zugang zur Kieferhöhle mit einer Fräse erweitert (Abb. 1). Die Kunststoffschablone wurde der Konfiguration des Alveolarkammes angepaßt und sowohl unter der vestibulären als auch palatinalen Schleimhaut mit Matratzennähten fixiert (Abb. 2). Jeweils 2 Tiere wurden nach 4, 8 und 12 Wochen getötet.

Zur histologischen Aufbereitung wurden alle Präparate in Methylmethacrylat eingebettet und zu unentkalkten Hartgewebsschnitten aufgearbeitet (Eitenmüller und Eisen, 1976).

---

* Hersteller: Boehringer Ingelheim KG, Ingelheim, Bundesrepublik Deutschland.

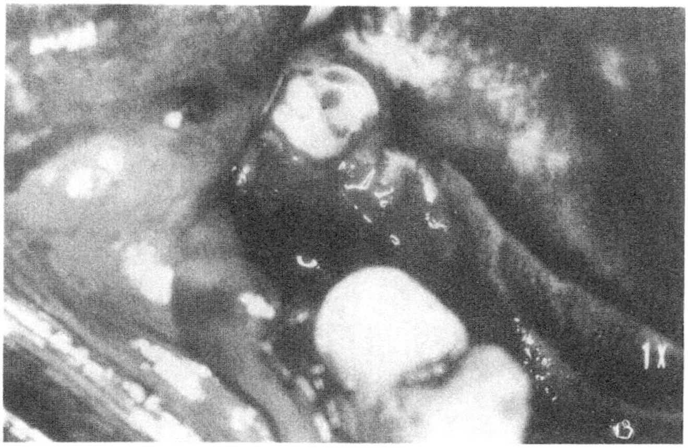

Abb. 1. Situs nach Extraktion des 1. Molaren

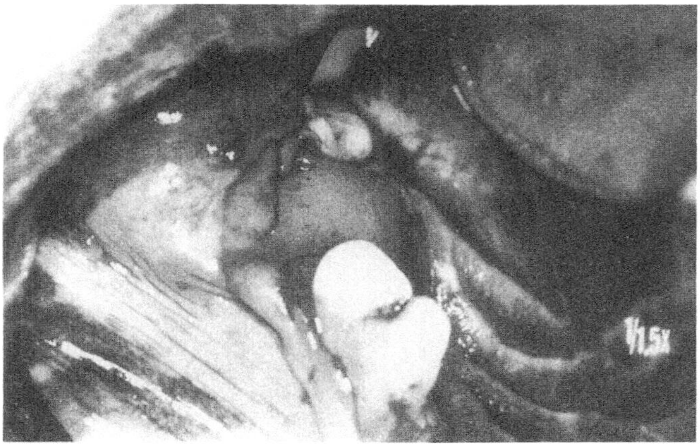

Abb. 2. Operationssitus nach Verschluß der Mund-Antrum-Verbindung mit einer absorbierbaren Kunststoffschablone

Ergebnisse

Vorversuche

Die Absorptionszeit der in die Rattenmuskulatur implantierten Probekörper dauerte bis zu einem Jahr (Abb. 3). Die Auswertung der histologischen Präparate zeigte eine Woche nach der Implantation eine relativ monotone feingewebliche Reaktion: alle Proben waren von einem deutlichen Granulationssaum aus Makrophagen, neutrophilen Granulozyten und wenigen Lymphozyten umgeben. Bereits nach zwei Wochen war nur ein schmaler Rand aus Fibroblasten und Fibrozyten festzustellen (Abb. 4). In den folgenden Wochen waren diese Proben mantelförmig in eine bindegewebige Kapsel eingebettet. Erste Anzeichen einer beginnenden Absorption wurden nach sechs Wochen beobachtet.

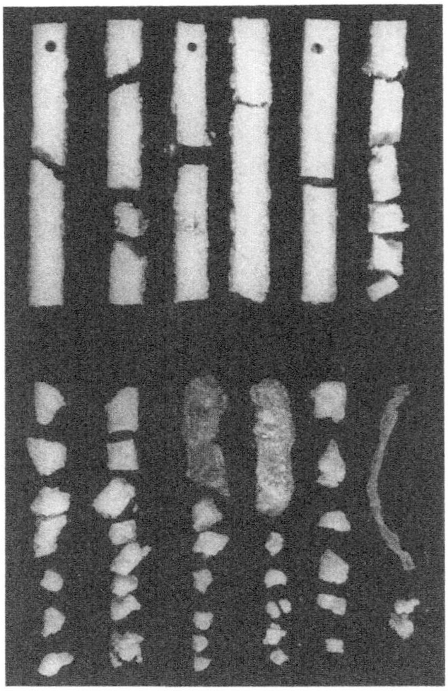

Abb. 3. Probekörper aus PLA/PGA nach Implantation in der Rattenmuskulatur (ein Monat bis zwölf Monate)

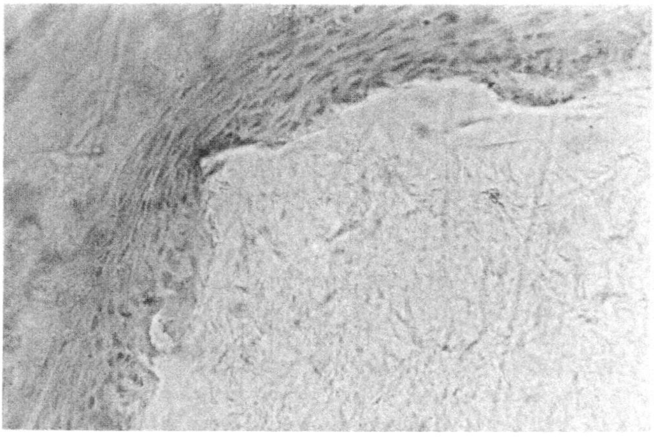

Abb. 4. Histologischer Befund zwei Wochen nach Implantation in der Rattenmuskulatur (Vergr. 100 : 1)

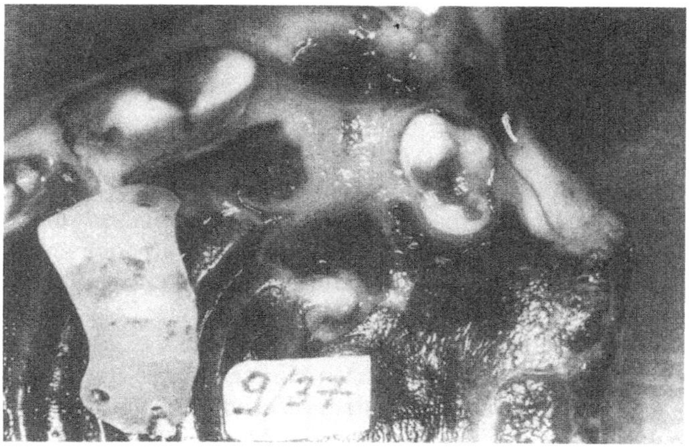

Abb. 5. Situs vier Wochen p. Op. mit abgenommener Schablone

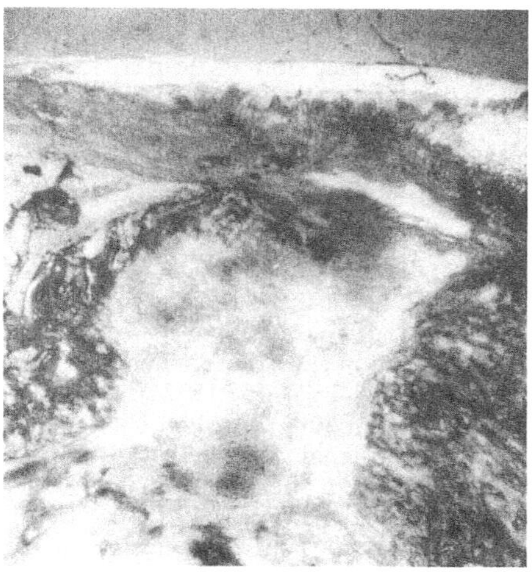

Abb. 6. Histologischer Befund vier Wochen nach Verschluß der MAV mit einer Kunststoffschablone. Unterhalb der Platte geschlossene Epithelschicht, Alveole mit Bindegewebe ausgefüllt (Vergr. 2,5 : 1)

Initial wurde die Biegefestigkeit mit 30 MPa, die Zugfestigkeit mit 27,4 MPa und das Elastizitätsmodul mit 1524 MPa bestimmt (Mittelwerte von jeweils 10 Proben). In vivo nahm die Biegefestigkeit rapide ab, nach zwei Wochen waren lediglich noch 5,5 MPa nachweisbar.

Bei allen Hunden wurde zunächst eine gute Einheilung der Schablonen beobachtet. Zwischen der vierten und zwölften Woche war bei einem Teil der Tiere ein Verlust der Platte festzustellen. Bereits nach vier Wochen konnte eine vollständige Epithelisierung der Extraktionswunde unter der Platte beobachtet werden (Abb. 5). Die Schleimhaut der Kieferhöhle war bei den 6 obduzierten Tieren reizlos verheilt, histologisch wurde unter der Epithelschicht nach vier Wochen im Defektbereich Bindegewebe (Abb. 6) und nach acht und zwölf Wochen Knochenneubildung nachgewiesen.

Diskussion

Die ausgezeichnete Biokompatibilität der aus Poly-l-Lactid und Polyglykolid hergestellten absorbierbaren Nahtmaterialien (Wassermann und Levy, 1974; Thiede und Lünstedt, 1975) veranlaßten uns, dieses Copolymer in veränderter Form im Hinblick auf andere Anwendungsmöglichkeiten zu überprüfen. Die nachgewiesene gute Gewebeverträglichkeit der in einem Vorversuch überprüften Implantate bestätigte die Ergebnisse einer vergleichbaren Untersuchung von Cutright et al. (1974). Bei allen obduzierten Hunden wurde eine komplikationslose Heilung der experimentellen Mund-Antrum-Verbindungen festgestellt. Die rasche Epithelisierung im Alveolenbereich unter der Schutzplatte steht in Übereinstimmung mit den Publikationen von Crolius (1956) und Rothenberg (1960). Sie fanden bei Patienten 3—4 Wochen nach dem Verschluß von oro-antralen Fisteln mit Goldfolien ebenfalls eine geschlossene Epithelschicht.

Möglicherweise bietet die Verwendung dieser vollständig absorbierbaren Kunststoffschablonen eine einfache, den Patienten kaum belastende Alternative zum Verschluß der Mund-Antrum-Verbindungen.

Literatur

Budge, C. T.: Closure of an antro-oral opening by use of the tantalum plate. J. oral Surg. *10*, 32—34 (1952).

Crolius, W. E.: The use of gold plate for the closure of oro-antral fistulas. Oral Surg., Oral Med., Oral Path. *9*, 836—838 (1956).

Cutright, D. E., Perez, B.: Degradation rates of polymers and copolymers of polylactid and polyglycolic acids. Oral Surg. *37*, 142—152 (1974).

Eitenmüller, J., Eisen, E.: Die Herstellung histologischer Schnitte aus der unentkalkten Knochenkompakta. Z. mikrosk. anat. Forschung *90*, 521—526 (1976).

Eschler, J., Schindler, K.: Beitrag zur Behandlung der Kieferhöhlenperforation nach Zahnextraktion. Dtsch. Zahnärztebl. *8*, 4—6 (1954).

McClung, E. J., Chipps, J. E.: Tantalum foil used in closing antro-oral fistulas. U.S. Armed Forces Med. J. *2*, 1183—1186 (1951).

Meyerhoff, W., Christiansen, Th., Rontal, E.: Gold foil closure of oroantral fistulas. Laryngoscope *83*, 940—944 (1973).

Proctor, B.: The closure of oromaxillary fistulae. Laryngoscope *56*, 46—47 (1946).

Rothenberg, F.: A different approach to the closure of oro-antral fistulas, using a gold plate. J. dent. Res. *39*, 748 (1960).

Spirgi, P. M.: Les communications bucco-sinusiennes anciennes (fistules). Considérations d'intérêt prothétique sur les techniques plastiques de fermeture. Schweiz. Mschr. Zahnheilk. *77*, 108—129 (1967).

Stoehr, K.: Der Verschluß von Mund-Antrum-Verbindungen mit lyophilisierter Dura. Dtsch. Stomat. *23*, 481—484 (1973).

Thiede, A., Lünstedt, B.: In-vivo-Untersuchungen bei Nahtreaktionen an sterilen und infizierten absorbierbaren und nicht absorbierbaren chirurgischen Nahtmaterialien. Zentralbl. Chir. *104*, 568—571 (1979).

Wassermann, D., Levy, A.: Canadian Patent 950 308 (1974).

Anschrift der Verfasser: Dr. Dr. K. L. Gerlach, Abteilung für Mund- und Kieferchirurgie und Zahnärztliche Chirurgie, Universitäts-Zahn- und -Kieferklinik, Joseph-Stelzmann-Straße 9, D-5000 Köln 41, Bundesrepublik Deutschland.

Zur sofortigen operativen Behandlung der eröffneten Kieferhöhle in der zahnärztlichen Praxis

R. Fischer

Ambulatorium für Kieferchirurgie
(Leiter: Prim. Dr. R. Fischer)
des Allgemeinen öffentlichen Krankenhauses der Stadt St. Pölten

Zusammenfassung

Die Eröffnung der Kieferhöhle im Zuge einer Zahnextraktion im Oberkieferseitenzahnbereich ist nie mit Sicherheit zu vermeiden. Es sollten bestimmte Maßnahmen für die zahnärztliche Praxis festgelegt werden, um einen operativen Verschluß der Mund-Kieferhöhlenverbindung so rasch wie möglich erfolgreich durchführen zu können, bzw. zu veranlassen.

Die Aufklärungspflicht des Zahnarztes über das Risiko der Kieferhöhleneröffnung bei Extraktionen im Oberkieferseitenzahnbereich wird zur Diskussion gestellt.

Summary

Primary Surgical Management of Oroantral Communications in the Dentist's Practice. Opening of the maxillary sinus cannot always be precluded when extracting upper laterals. Methods for dental practice should be defined to guarantee successful early closure of oroantral communications by surgery.

The concept of mandatory patient information about the potential risk of oroantral communications during upper lateral extraxtions is submitted for discussion.

Schlüsselwörter: Mund-Kieferhöhlenverbindung, Aufklärungspflicht des Zahnarztes.
Keywords: Oroantral communication, mandatory patient information by the dentist.

Einleitung

Im Gegensatz zu vielen anderen Komplikationen auf dem Gebiet der Zahn-, Mund- und Kieferheilkunde, ist die Eröffnung der Kieferhöhle im Zuge der Zahnextraktion nicht mit Sicherheit zu vermeiden. Die anatomischen Verhältnisse im Bereich des Oberkiefers sind so gelagert, daß die Wurzeln der Seitenzähne in so enger Beziehung zum Boden der Kieferhöhle stehen können, daß es häufig bei deren Entfernung zur Eröffnung der Kieferhöhle kommt; zudem können ostitische Veränderungen in der Periapikalregion dieser Zähne ebenfalls bei der Extraktion zu einer Eröffnung der Kieferhöhle Anlaß geben (Sicher, 1937; Keresztesi und Wutka, 1981; Schroll, 1981).

Von jedem Zahnarzt muß daher gefordert werden, daß er eine derartige Verbindung zwischen Mundhöhle und Kieferhöhle diagnostizieren und im Normalfall operativ verschließen kann, bzw. den Patienten auf schnellstem Weg einer entsprechenden chirurgischen Therapie zuführen muß. Das Nichtverschließen einer Verbindung zwischen der Mundhöhle und der Kieferhöhle im Anschluß an eine Zahnextraktion wäre mit der ärztlichen Sorgfaltspflicht nicht zu vereinbaren.

Prognose

Die Prognose einer operativen Behandlung der eröffneten Kieferhöhle ist umso besser, je frühzeitiger sie durchgeführt wird, am besten sofort im Anschluß an die Zahnextraktion. Allerdings ist die Indikation von bestimmten Voraussetzungen abhängig, da unter Umständen der nicht erfolgreiche Eingriff für den Patienten mehr Schaden als Nutzen bringt. Dazu führt Wassmund in seinem Lehrbuch aus dem Jahr 1935 aus: „Vorangegangene plastische Versuche schränken die Möglichkeit des Operateurs erheblich ein. Wenn im Mundvorhof oder in der Wange schon einmal ein Lappen entnommen worden war, der aber zur Nekrose gekommen war und die Perforation nicht hatte verschließen können, dann verbieten die Narben oft eine erneute Entnahme von Weichteilen an dieser Stelle. Je mehr mißlungene Deckungsversuche vorangegangen sind, umso größer werden die Schwierigkeiten des erfolgreichen Verschlusses. Der Praktiker sollte daher bedenken, daß dem Wohle seines Patienten meist besser gedient ist, wenn er die plastischen Methoden dem Spezialisten überläßt. Plastiken erfolgreich auszuführen, setzt Erfahrung und ein feines Gefühl für die Leistungsfähigkeit der Gewebe voraus.“ (Zitatende.)

Maßnahmen in der Praxis

Die große Zahl von Patienten, bei denen Kieferhöhleneröffnungen nicht erkannt wurden, aber auch viele Fälle von nicht erfolgreich durchgeführten plastischen Deckungsversuchen durch den Zahnarzt sollten Anlaß geben zu Überlegungen, über festzulegende Maßnahmen in der zahnärztlichen Praxis.

1. Vor jeder Zahnextraktion im Oberkieferseitenzahnbereich ist ein Zahnröntgenbild anzufertigen. Ist die Eröffnung der Kieferhöhle auf Grund des Röntgenbefundes wahrscheinlich, so sollten alle Vorkehrungen getroffen werden, eine plastische Deckung des Defektes sofort im Anschluß an die Extraktion durchzuführen. Besteht die Möglichkeit für diesen operativen Eingriff aus irgendwelchen Gründen nicht, so soll die Extraktion nicht durchgeführt werden, sondern der Patient an einen Fachkollegen oder eine kieferchirurgische Abteilung bzw. Kieferambulanz überwiesen werden. Ist der Zahnarzt in der Lage, den Eingriff durchzuführen, so sollte anamnestisch erhoben werden, ob pathologische Veränderungen im Bereich der Kieferhöhle mit Sicherheit auszuschließen sind, denn nur dann kann eine einfache plastische Deckung der Mund-Kieferhöhlenverbindung erfolgreich durchgeführt werden.

2. Nach durchgeführter Extraktion muß geprüft werden, ob die Kieferhöhle eröffnet wurde, durch den Nasenblaseversuch oder besser mit einer Knopfsonde ohne Druck.

3. Besteht eine offene Verbindung, so ist unbedingt der Zustand der Kieferhöhlenschleimhaut jedenfalls klinisch zu beurteilen.

a) Ob Sekret abfließt.
b) Ob die sichtbare Schleimhaut entzündlich verändert ist.
c) Eventuell durch eine endoskopische Beurteilung.

Wenn eine klare Aussage über den Zustand der Kieferhöhlenschleimhaut nicht möglich ist, sollte unbedingt ein Nasennebenhöhlenröntgen angefertigt werden (Krüger, 1982).

Eine Befragung der dem Anstaltsambulatorium für Kieferchirurgie in St. Pölten zugewiesenen Patienten mit eröffneter Kieferhöhle hat ergeben, daß in der Mehrzahl der Fälle durch Nichtbeachtung der oben angeführten Punkte eine wesentliche Verschlechterung des Krankheitsverlaufes, jedenfalls aber eine umfangreichere Behandlung eventuell verbunden mit einem Spitalsaufenthalt, die Folge waren.

Aufklärungspflicht

Abschließend möchte ich noch einige Anmerkungen zur Aufklärungspflicht des Zahnarztes bei derartigen Fällen machen. Unter Beachtung von Entscheidungen des OGH der letzten Jahre, müßte man davon ausgehen, daß der Zahnarzt bei jeder geplanten Zahnextraktion im Oberkieferseitenzahnbereich den Patienten über die mögliche Komplikation der Eröffnung der Kieferhöhle aufklären sollte, um spätere gerichtliche Auseinandersetzungen zu vermeiden.

Ich möchte dazu einige Präambeln derartiger Entscheidungen zitieren. OGH 23. Juni 1982: „Für das Maß der ärztlichen Aufklärungspflicht ist in erster Linie das Wohl des Patienten und in zweiter Linie die Höhe und die Häufigkeit des Operationsrisikos im Verhältnis zur Schwere der sonst fortdauernden Krankheitsfolgen maßgebend. Die Aufklärungspflicht wird in der Regel weder durch die Vermutung schon erfolgter Beratung des Patienten durch andere Ärzte, noch durch die Annahme vermindert, daß das Risiko des beabsichtigten Eingriffes allgemein bekannt sei.

OGH 11. September 1984: „Durch § 108 StGB wird auch das Recht des Menschen, über die Zulassung von medizinischen Eingriffen in seine körperliche Integrität frei zu entscheiden, geschützt.

OGH 19. Dezember 1984: „Die ärztliche Aufklärungspflicht betrifft typische, mit nicht mehr zu vernachlässigender Häufigkeit sich realisierende Operationsrisiken.

Diese Hinweise auf die Aufklärungspflicht erscheinen auch deshalb wichtig, weil eine kürzlich durchgeführte telefonische Umfrage im Bundesland Niederösterreich ergab, daß eine diesbezügliche Patienteninformation derzeit in den zahnärztlichen Ordinationen — meine eingeschlossen — nicht geschieht.

Literatur

Keresztesi, K., Wutka, P.: Die Behandlung der frisch eröffneten Kieferhöhle. Österr. Z. Stomatol. *78*, 390—396 (1981).

Krüger, E.: Operationslehre für Zahnärzte. Berlin-London-Chicago-Tokyo: Quintessenz. 1982.

Schroll, K.: Komplikationen im Rahmen der Zahnextraktion. Österr. Z. Stomatol. *78*, 138—142 (1981).

Sicher, H.: Über das Zahnziehen. (Bücher für die zahnärztliche Praxis, Bd. 9.) Wien: Urban und Schwarzenberg. 1937.

Wassmund, M.: Lehrbuch der praktischen Chirurgie des Mundes und der Kiefer, Bd. 2. Leipzig: Meusser. 1935.

Anschrift des Verfassers: Prim. Dr. R. Fischer, Schneckgasse 13/I, A-3100 St. Pölten.

Reaktionen der Kieferhöhle auf die Penetration durch Tantal-Doppelklingenimplantate im Oberkiefer-Seitenzahnbereich

E. Schuh[1], *G. Kellner* †[2], *H. Plenk Jr.*[2] und *E. Wodak*[3]

[1] Ludwig-Boltzmann-Institut für Parodontologie, Baden
[2] Histologisch-Embryologisches Institut und Laboratorium für Biomaterial- und Stützgewebeforschung der Universität Wien
[3] Hals-Nasen-Ohren-Abteilung des Krankenhauses Wiener Neustadt

Mit 2 Abbildungen

Zusammenfassung

Die an sich schon problematischere enossale Implantation im Oberkiefer wird im Seitenzahnbereich durch die Ausdehnung der Kieferhöhle in den Alveolarfortsatz noch erschwert. Über die Reaktionen der Kieferhöhle auf penetrierende Implantate wird berichtet.

Die Kieferhöhle wurde bei der Insertion von 83 Einzel- bzw. Doppelklingenimplantaten aus Tantal (Implandent Austria®) in 28 Fällen eröffnet und dann vor dem Implantateinbringen mit dem Fibrinklebesystem (Tisseel®) versiegelt. Von diesen Implantaten mußten bisher insgesamt 12 (14%) wegen aseptischer Lockerung entfernt werden. Bei 12 Patienten konnte nach 1—2 Jahren, und bei 4 von diesen Patienten nochmals nach 5—6 Jahren eine Kieferhöhlen-Endoskopie mit Biopsieentnahme über den stabilen Implantaten durchgeführt werden.

Endoskopisch zeigte sich in allen Fällen eine reizlose Schleimhaut, durch die zunächst das Implantat noch durchschimmert, nach 5—6 Jahren aber unter einer Schleimhautverdickung verborgen liegt. Histologisch fand sich über den genannten Zeitraum eine nur mit einzelnen Abwehrzellen durchsetzte und daher noch als „normal" zu bezeichnende Schleimhaut. Dies gilt mit geringen Variationen auch für die Schleimhaut, die um die Klingenstrukturen jener Implantate gewachsen war, die wegen aseptischer Lockerung entfernt werden mußten.

Diese günstigen Resultate werden vor allem auf die Inertheit des Implantatmaterials Tantal sowie auf die schonende Implantationstechnik zurückgeführt und rechtfertigen die Vorgangsweise, eine enossale Implantation bei Penetration in die Kieferhöhle nicht gleich abzubrechen.

Summary

The problems associated with endosseous implants in the upper jaw are compounded in the molar region by the presence of the alveolar recess of the maxillary sinus. Responses of the maxillary sinus to penetrating implants are discussed.

The maxillary sinus was penetrated in 28 cases during insertion of 83 single or double-bladevent implants of tantalum (Implandent Austria®) and sealed with fibrin sealant (Tisseel®) prior to implant placement. Of these implants, 12 (14%) had to be removed because of aseptic loosening. Endoscopy of the maxillary sinus with biopssies from above the stable implants was performed in 12 patients after 1 to 2 years and repeated in 4 after 5 to 6

years. It showed a bland mucosal lining in all cases. Implants were still visible through it at the first examination, but well covered by thickened mucosa at 5 to 6 years. Histologically, the mucosal lining was "normal" with only some inflammatory cells. More or less normal mucosa was also found to be present around the bladevents removed because of aseptic loosening.
These favorable results are mainly attributed to the inert implant material, *i.e.* tantalum, and the subtle implantation technique used. They justify continuation of endosseous implantation procedures even if the maxillary sinus is penetrated.

Schlüsselwörter: Enossale Implantate, Tantal, Kieferhöhle, Endoskopie, Histologie.
Keywordsw: Endosseous implants, tantalum, maxillary sinus, endoscopy, histology.

Einleitung

Das prospektive Implantatlager im Oberkiefer ist meist problematischer als im Unterkiefer, da das an sich spongiöse Knochengewebe in dieser Region oft nur spärliche Dichte aufweist, und durch die Ausdehnung der Kieferhöhle vor allem im Seitenzahnbereich oft nur eine dünne Knochenschichte für die Insertion eines Implantates vorgefunden wird (Zuckerkandl, 1893). Um diese nun schon lange Zeit bekannten anatomischen Daten mit den heute möglichen Methoden zu überprüfen, haben Schuh et al. (1984) eine Kontrastmittelfüllung der Kieferhöhle an Leichenschädeln vorgenommen und dann radiologisch untersucht. Es zeigte sich bezüglich der Ausdehnung des Kieferhöhlenbodens eine gute Übereinstimmung mit den Angaben Zuckerkandls (1893), bezüglich der Dicke des knöchernen Kieferhöhlenbodens konnte jedoch nun eindeutig nachgewiesen werden, daß 47% nur eine maximale Dicke von 2 mm aufwiesen und daher für eine Implantation nicht in Frage kommen. Bei 22% betrug die Knochendicke maximal 6 mm, und bei 31% sogar 10 mm. Diese Fälle kämen also bei geeigneten Implantatdimensionen mit einem gewissen Risiko der Kieferhöhlenpenetration für eine Implantation in Frage. Dieses Risiko wird zwar wegen der negativen Erfahrungen mit odontogen fortgeleiteten Entzündungen in der Literatur als zu groß angesehen und bei eventueller Eröffnung der Kieferhöhle ein Abbruch der Implantation angeraten (Pruin, 1974; Tetsch, 1981). Es soll jedoch hier von ermutigenden Erfahrungen mit solchen gefährdeten Implantaten berichtet werden.

Patientengut und Methoden

Von Oktober 1978 bis September 1984 wurden von insgesamt 107 Implantationen 83 Implantate im Seitenzahn- (= Molaren-)Bereich des Oberkiefers gesetzt (siehe Tab. 1). Als Implantate wurden die von Herskovits eingeführten, gefensterten Doppel- bzw. Einzelklingenimplantate verwendet (Schuh et al., 1981), die als „Implandent Austria" ® im Handel erhältlich sind (W & H, Dentalwerk Bürmoos G. m. b. H., A-5111 Bürmoos). Dieses aus 0,5 mm dickem, reinem Tantal gefertigte Implantat besitzt einen abschraubbaren Pivot für eine zweiphasige Implantation und wird nach einfacher und gewebeschonender Präparation des Implantatbettes mit einer 0,45 mm dicken Doppel- bzw. Einfachfräse mit sattem Knochenkontakt (= press fit) inseriert. Die Länge der Klingen beträgt 14 mm, die Höhe 7 mm, und durch den Abstand der Doppelklingen von 2 oder 3 mm wird neben der für Extensionsimplantate typischen Abstützung in Längsrichtung der Klingen eine verbesserte seitliche Abstützung und damit ein echter „Katamaraneffekt" erzielt.

Tabelle 1. *Gesamtübersicht der im Zeitraum 1978—1984 eingesetzten Tantal-Doppel- und Einfachklingen-Implantate*

Bereich	Gesetzte Implantate			Implantate ex		
	g	♀	♂/— 30. Sept.	g	♀	♂
OK-Front	24	12	12	3	1	2
OK-MB/rechts	44	22	22	7	2	5
OK-MB/links	39	20	19	5	1	4
Zwischensumme	107	54	53	15	4	11
UK-F	49	31	18	4	4	0
UK-MB/rechts	51	26	25	0	0	0
UK-MB/links	54	30	24	2	2	0
Zwischensumme	154	87	67	6	6	0
Gesamtübersicht	261	141	120	21	10	11

Entsprechend den anatomischen Gegebenheiten wurden im Frontzahnbereich des Oberkiefers manchmal auch Einfachklingenimplantate eingesetzt, im Seitenzahnbereich jedoch immer Doppelklingenimplantate, um die bessere Stabilität auszunützen.

Bei der Fräsung des Implantatbettes im Seitenzahnbereich wurde in 28 Fällen ein charakteristisches „Nachgeben" verspürt und dann in den meisten Fällen röntgenologisch eine Penetration in die Kieferhöhle festgestellt. In diesen Fällen wurde die Implantation nicht abgebrochen, sondern beide Frässchlitze mit dem Fibrinklebesystem (Tisseel®, Immuno AG, Wien, Österreich) versorgt und dann wie normal das Implantat eingesetzt. In keinem Fall kam es zu postoperativen Blutungen oder einem sonst abnormalen Heilungsverlauf. Bei 2 Patienten mit solchen Implantaten trat im Zuge späterer Erkältungskrankheiten eine Sinusitis, und bei 2 Patienten sogar eine Pansinusitis auf, die jedoch in allen Fällen mit den üblichen therapeutischen Maßnahmen geheilt werden konnten ohne die Implantate zu verlieren.

Um Aufschluß über den Zustand dieser gefährdeten Implantate zu erhalten, wurden bei 12 Patienten 1—2 Jahre nach der Implantation, und bei 4 von diesen Patienten nochmals 5—6 Jahre nach der Implantation die Kieferhöhlen endoskopisch untersucht (Endoskop 558 A, K. Storz, Tuttlingen, BRD, mit Hotchkin-Optik) und dabei von der Schleimhaut über den Implantaten Biopsien entnommen. Die formalinfixierten Biopsien der ersten Serie wurden in Paraffin eingebettet, und die Schnitte mit Hämatoxylin-Eosin gefärbt. Die der zweiten Serie wurden in Epon 812 eingebettet, und die Semidünnschnitte mit Toluidinblau gefärbt.

Insgesamt 12 (14%) der Implantate im Seitenzahnbereich (mit und ohne Eröffnung der Kieferhöhle) mußten im Beobachungszeitraum (siehe Tab. 1) wegen aseptischer Lockerung entfernt werden. Die mit anhaftendem Gewebe entfernten Implantate wurde ebenfalls in 10% Formalin fixiert und dann in Methylmethakrylat eingebettet, mit Diamantsägen geschnitten und dünngeschliffen, und mit einer modifizierten Paragon-Färbung gefärbt (Plenk, 1985).

Befunde

Endoskopisch zeigte sich nach 1—2 Jahren eine normal erscheinende Kieferhöhlenschleimhaut, durch die penetrierenden Klingenteile der Implantate entweder deutlich zu erkennen waren (Abb. 1 *a*), oder aber die Schleimhaut gleich einem Zelt abgehoben hatten. Daneben fand sich gelegentlich eine Verquellung der Schleim-

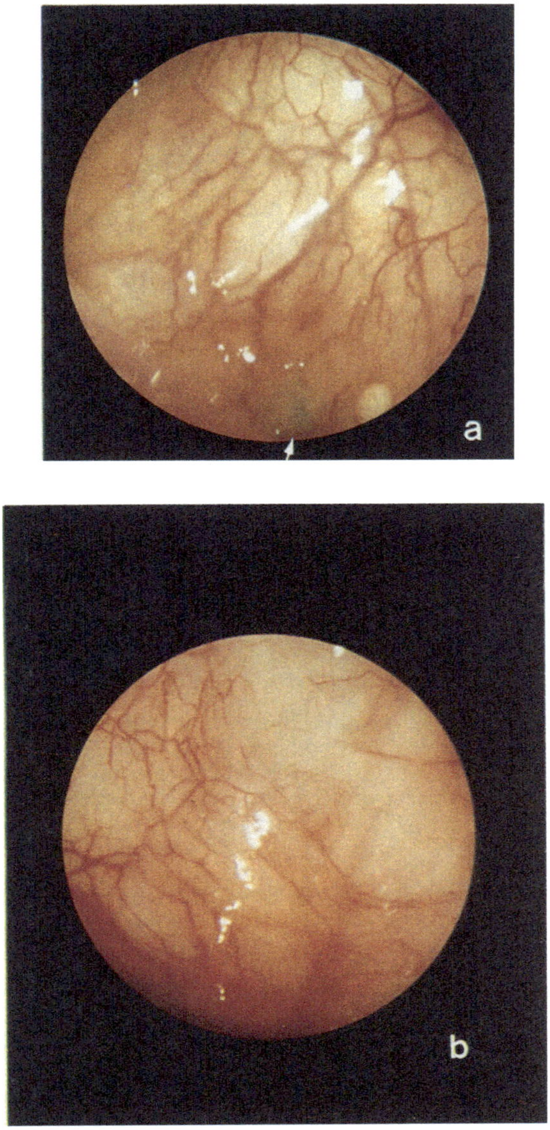

Abb. 1 a und b. Pat. F. S., ♂, 42 a. Doppelklingen-Implantat in Regio 15/16. *a* Kieferhöhlenendoskopie nach 2 Jahren. Eine penetrierende Klinge schimmert durch die Schleimhaut (Pfeil). *b* Kieferhöhlenendoskopie nach 5 Jahren. Das Implantat ist unter einem Hügel aus Narbengewebe verborgen

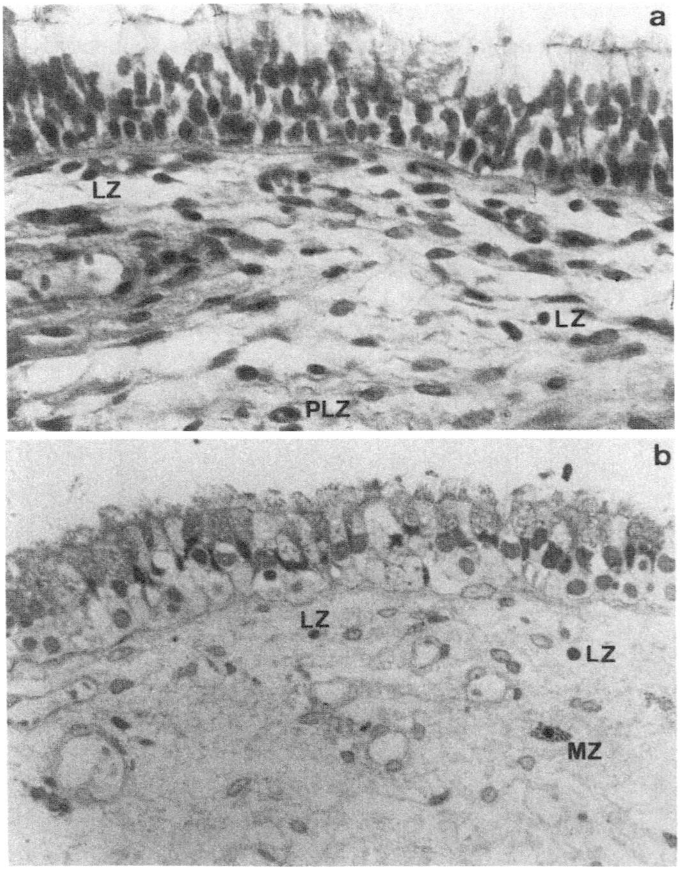

Abb. 2 a und b. Pat. F. S., ♂, 42 a. Doppelklingen-Implantat in Regio 15/15. Kieferhöhlenbiopsie über dem Implantat (*a* Paraffinschnitt, Hämatoxylin-Eosin, 450 ×; *b* Semidünnschnitt, Toluidinblau, 450 ×). „Normale" Kieferhöhlenschleimhaut nach 2 Jahren (*a*) und nach 5 Jahren (*b*) mit einzelnen Lymphozyten (*LZ*), Plasmazellen (*PLZ*) und Mastzellen (*MZ*)

haut und glanduläre Hyperplasien, wie sie auch nach endoskopischen Kieferhöhleneingriffen beobachtet werden. Nach 5—6 Jahren waren die Implantate von Narbengewebe mehr oder weniger vollständig überwachsen (Abb. 1 *b*). Die Kieferhöhlenschleimhaut erschien im übrigen unauffällig, und das auch bei jener Patientin, bei der eine Pansinusitis zur Ausheilung gebracht worden war.

Histologisch fand sich nach 1—2 Jahren eine von gestuft hochprismatischem Flimmerepithel mit Becherzellen überdeckte Schleimhaut mit unterschiedlich dicker Basallamina und einer von einzelnen Lymphozyten, Plasma- und Mastzellen durchsetzten Lamina propria (Abb. 2 *a*). Von diesem als „noch normal" zu bezeichnenden Befund wichen nur jene Fälle ab, bei denen sich vorwiegend Becherzellen im Epithel fanden. Auch nach 5—6 Jahren hatten sich diese Verhältnisse nicht verändert (Abb. 2 *b*).

Bei einem Patienten, dem beidseitig ein gelockertes Doppelklingenimplantat im Seitenzahnbereich (Regio 17, 27) nach 9 Monaten entfernt werden mußte, zeigten sich ebenfalls nur gering mit Entzündungszellen infiltrierte Kieferhöhlenschleimhäute, die allerdings die Klingen und auch den pfostentragenden Sattel der Implantate vollständig umwachsen hatten.

Schlußfolgerungen

Die akzeptable klinische Erfolgsrate bei diesen die Kieferhöhle penetrierenden und daher besonders gefährdeten Implantate sowie die überraschend günstigen endoskopischen und histologischen Befunde über die Reaktion der eröffneten Kieferhöhlen können auf folgende Ursachen zurückgeführt werden:

1. Die Bereitung des Implantatbettes kann als exakt und gewebeschonend bezeichnet werden. Die bei fühlbarer Penetration zusätzlich angewendete Fibrinklebung dürfte sich hier wie bei anderen Anwendungssituationen günstig auf die Heilung ausgewirkt haben.

2. Die Dimensionen des Doppelklingenimplantates erscheinen vor allem für das begrenzte Platzangebot im Oberkiefer günstig. Kommt es dennoch zur Penetration der Kieferhöhle, so stellt das bekannt inerte Material Tantal offensichtlich keine Beeinträchtigung für die Wundheilungsvorgänge dar. Sogar bei bestehenden Entzündungsvorgängen sind die Implantate nicht verlorengegangen. In diesem Zusammenhang erscheint jedoch auch wichtig, daß diese Implantationen grundsätzlich nur in klinisch und röntgenologisch störungsfreie Kieferregionen und nur bei allgemein-medizinisch risikofreien Patienten erfolgten.

3. Die Penetration der Kieferhöhlenschleimhaut ergibt allerdings ein nach zwei Seiten „offenes“ Implantat, bei dem nun die doppelte Gefahr einer Schleimhautumwachsung (epithelial downgrowth) besteht. Sollte dies eintreten, so ist sowohl mit einer Implantatlockerung als auch mit einer Fortleitung von Entzündungsvorgängen zu rechnen.

Literatur

Plenk, H., Jr.: The microscopic evaluation of hard tissue implants. In: Techniques of Biocompatibility Testing, Vol. 1 (Williams, D. F., Hrsg.). Boca Raton, Fl.: CRC Press. 1985 (im Druck).

Pruin, E. H.: Implantationskurs in der Odonto-Stomatologie. Berlin: Quintessenz. 1974.

Schuh, E., Kellner, G., Krammer, H., Slavicek, R.: Das Doppelklingenimplantat, System Ebauches (nach Dr. Herskovits), eine klinische, histologische, immunologische und gnathologische Studie. Die Quintessenz 3, 4, Ref. Nr. 6196, 417—427, 633—637 (1981).

Schuh, E., Schmiedl, R., Vogel, G.: Anatomische Grenzen der enossalen zahnärztlichen Implantologie. Z. Stomatol. *81*, 81—90 (1984).

Tetsch, P.: Implantate zur Aufnahme von Zahnersatz. In: Praxis der Zahnheilkunde, Bd. 21 (Haunfelder, D., Hupfauf, L., Ketterl, W., Schmuth, G., Hrsg.). München-Wien: Urban & Schwarzenberg. 1981.

Zuckerkandl, E.: Normale und pathologische Anatomie der Nasenhöhle und ihrer pneumatischen Anhänge. Wien-Leipzig: Braumüller. 1893.

Anschrift der Verfasser: MR Prof. Dr. E. Schuh, Ludwig-Boltzmann-Institut für Parodontologie, Kaiser-Franz-Ring 8, A-2500 Baden bei Wien.

Klinische und röntgenologische Befunde bei nasalen und antralen Perforationen durch gewebeintegrierte Prothesen

G. Feldmann
Department of Oral Surgery
(Vorstand: Dr. G. Feldmann)
Postgraduate Dental Education Center, Regional Hospital, Örebro, Sweden

Mit 6 Abbildungen

Zusammenfassung

Bei 10 Patienten wurden während der Jahre 1980—1984 66 Implantate ad modum Brånemark im Oberkiefer eingesetzt. Bei 24 Implantaten lag eine Perforation zur Nasen- respektive Kieferhöhle vor. Die Verlustquote der perforierenden Implantate lag in der gleichen Größenordnung wie die der nichtperforierenden. Komplikationen von seiten der Nasen- oder Kieferhöhle lagen nicht vor.

Summary

Clinical and Radiological Findings in Osteointegrated Prostheses Perforating the Nasal and Maxillary Cavities. In 10 patients 66 implants were inserted in the upper jaw by the Brånemark technique between 1980 and 1984. In 24 implants nasal or maxillary perforation occurred. No complications from the nasal cavity or maxillary sinus were observed. The number of implants lost was almost the same, regardless of the presence or absence of perforations.

Schlüsselwörter: Gewebeintegrierte Prothesen, Sinuskopie, nasale und antrale Perforation.

Keywords: Osteointegrated prostheses, sinuscopy, nasal and maxillary perforation.

Einleitung

Für viele Menschen ist Zahnlosigkeit gleichzusetzen mit oraler Invalidität und zwar nicht nur in funktioneller Hinsicht, sondern vor allem aus psycho-sozialen Gründen. Eine konventionelle totale Prothese erfüllt in diesen Fällen keine rehabilitierende Funktion, sondern stellt im Gegenteil sogar meistens das Hauptproblem dar.

Die Eingliederung festsitzender gewebeintegrierter Prothesen nach dem von Brånemark entwickelten Verfahren gibt uns in diesen Fällen die Möglichkeit einer optimalen funktionellen und psycho-sozialen Rehabilitierung (Brånemark, 1977).

Während im Unterkiefer das Einbringen der Verankerungselemente, auch bei weitgehender Resorption, meist kein größeres Problem darstellt, bestehen im Oberkiefer bei fortgeschrittener Atrophie oft erhebliche Schwierigkeiten

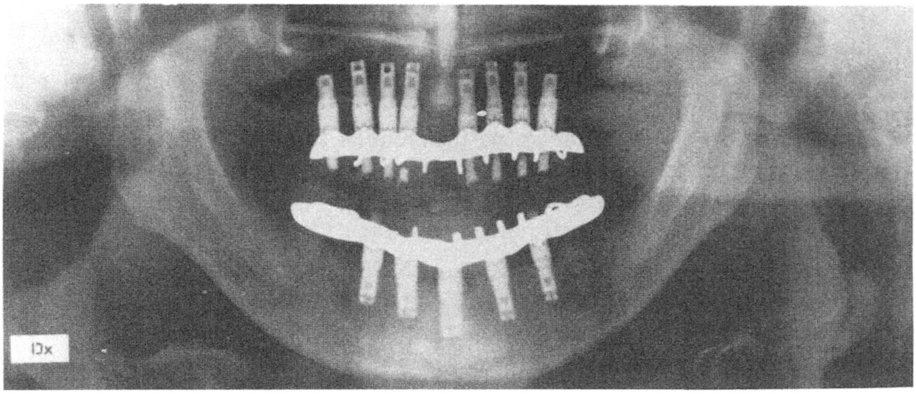

Abb. 1. Gewebeintegrierte Prothese im Oberkiefer 3½ Jahre postoperativ mit perforierenden Implantaten zum Sinus maxillaris. Unterkiefer 1¾ Jahre postoperativ

genügend Knochen für die Verankerung der Implantate zu finden. Eine Perforation der knöchernen Begrenzung und der Schleimhaut des Cavum nasi oder des Sinus maxillaris ist dabei nicht immer zu vermeiden.

Tetsch (1984) hat auf die Gefahr von Infektionskomplikationen bei Perforationen zur Nasen- und Kieferhöhle hingewiesen.

Brånemark et al. (1984) fanden dagegen bei perforierenden Implantaten mit einer Liegedauer bis zu 10 Jahren keine Komplikationen oder Nebenwirkungen.

Es erschien uns daher angebracht, unser eigenes Patientengut unter folgenden Fragestellungen zu bearbeiten.

1. Wie reagieren Nasen- und Kieferhöhle auf eine permanente Perforation durch osteointegrierte Implantate?

2. Haben perforierende osteointegrierte Implantate eine kürzere Überlebensdauer als nicht perforierende?

Material und Methode

In der Zeit von 1980 bis 1984 wurden an unserer Klinik bei 6 Frauen und 4 Männern mit einem Alter von 38 bis 66 Jahren (Mittelwert 53,6) im Oberkiefer 66 Implantate ad modum Brånemark eingesetzt.

Bei dieser Methode wird von einem zirkulären im Vestibulum oris angelegten Schnitt ein palatinal gestielter Schleimhautperiostlappen gebildet. Nach Vorbohren und Einschneiden des Gewindes unter reichlicher Spülung werden die Implantate eingesetzt und der zurückverlagerte Lappen vernäht. Nach einer Einheilzeit von 5—6 Monaten werden, nach kreisförmiger Exzision der Schleimhaut über den Implantaten, die zur Aufnahme der Brückenkonstruktion notwendigen Distanzhülsen mit den Implantaten verbunden. Hierbei erfolgt gleichzeitig die Osteointegrationskontrolle der vorher eingebrachten Fixturen. Nicht absolut festsitzende, also nicht osteointegrierte, Implantate wurden als mißglückt betrachtet und entfernt, die umgebende Bindegewebeschicht exstirpiert und die Wunde vernäht. Nach weiteren zwei Wochen erfolgt die prothetische Versorgung und damit Belastung der Implantate durch Einsetzen festverschraubbarer Brücken.

Die *klinische Beurteilung* erfolgte auf Grund folgender Kriterien:

Subjektive Beschwerden des Patienten.

Konstatierte Sinusitiden oder Auftreten sinusitisartiger Beschwerden seit Inkorporation der Implantate.

Nasoskopie bei zur Nasenhöhle perforierenden Implantaten.

Sinuskopie bei zum Sinus maxillaris perforierenden Implantaten.

Anzahl verlorener perforierender Implantate.

Anzahl verlorener nicht perforierender Implantate.

Zur *röntgenologischen Beurteilung* von Sinus und Implantat samt dessen Umgebung wurden folgende Röntgenaufnahmen angefertigt:

OPG,

Sinus Standardprojektion,

Zahnfilm.

Dabei wurden registriert:

Verschattung der Kieferhöhle.

Relation Implantat — Nase — respektive Kieferhöhle.

Osteointegration des Implantates.

Pathologische Veränderung im Anschluß an das Implantat.

Ergebnisse

Von den 66 Implantaten perforierten 13 zur Kieferhöhle und 11 zur Nasenhöhle. Drei der zur Kieferhöhle und ein zur Nasenhöhle perforierendes Implantat mußten entfernt werden.

Tabelle 1. *Implantate* mit *Perforation zur Nasen- und Kieferhöhle 1980—1984*

	Total	Verloren	In Funktion
Nasenhöhle	11	1	10
Kieferhöhle	13	3	10
Summe	24	4 16,6%	20 83,4%

Von den 42 Implantaten, die keinen Kontakt zur Nasen- oder Kieferhöhle hatten, mußten 6 entfernt werden.

Tabelle 2. *Implantate* ohne *Perforation zur Nasen- und Kieferhöhle 1980—1984*

Total	Verloren	In Funktion
42	6 14%	36 86%

In allen diesen Fällen geschah die Entfernung innerhalb der ersten zwölf Monate postoperativ, da keine Osteointegration erzielt worden war. In keinem Fall traten postoperative Komplikationen auf.

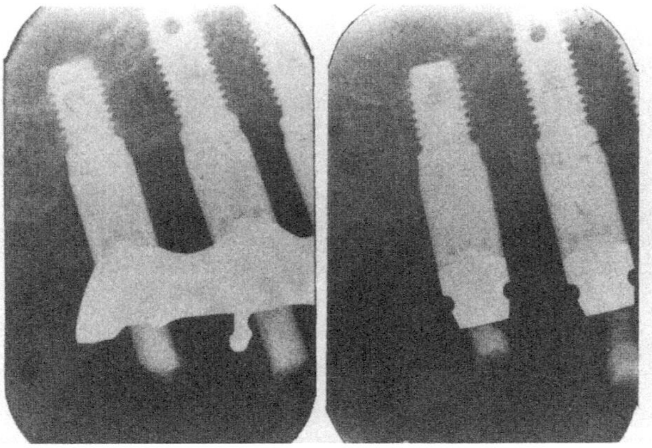

Abb. 2. Den Sinus maxillaris perforierende Implantate. Links: 3½ Jahre postoperativ. Rechts: 5 Monate postoperativ. Ungestörte Osteointegration und Remodellierung des alveolären Knochens

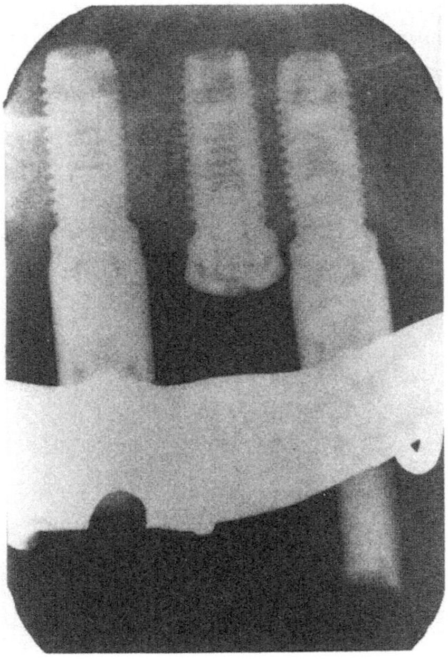

Abb. 3. Zum Cavum nasi perforierende Implantate 3 Jahre postoperativ. Das rechte Implantat liegt mit seiner distalen Fläche in der Sinuswand, das mittlere unter der Schleimhaut ruhende Implantat kann falls notwendig jederzeit belastet werden. Ungestörte Osteointegration

Die Röntgenkontrolle

Bei keinem Patienten konnte eine Verschattung der betroffenen Kieferhöhle beobachtet werden.

Alle Implantate waren osteointegriert.

Bei allen Implantaten fand sich eine die Kiefer- beziehungsweise Nasenhöhlenbegrenzung charakterisierende Corticalislinie in direktem Kontakt mit dem Implantat.

In keinem Fall konnten auf osteolytische Prozesse deutende Veränderungen in der Kontaktzone zum Implantat gefunden werden.

Klinische Beobachtungen

Keiner der Patienten hatte subjektive Beschwerden im betroffenen Gebiet.

Maxilläre Sinusitiden oder sinusitisähnliche Beschwerden wurden von allen Patienten verneint.

Bei einem Patienten fand sich ein kleinfingernagelgroßes gestieltes Papillom am oberen linken Naseneingang adherent am Septum und lateralen Alarknorpel ohne Relation zu einem perforierenden Implantat.

Bei allen Patienten fand sich eine generell entzündungsfreie Nasenschleimhaut.

Durch eine *Nasoskopie* konnten 8 von 10 die Nasenhöhle perforierende Implantate untersucht werden.

3 Implantate waren vollkommen von reizloser Schleimhaut bedeckt.

5 Implantate perforierten mit ihrer Spitze außer dem Knochen auch die Nasenschleimhaut. Bei 2 dieser Implantate konnte eine etwa 1 mm breite leicht gerötete Zone im Anschluß an einen Teil des Implantates, bei einer im übrigen reizlosen Nasenschleimhaut, gesehen werden. Bei den 3 übrigen schleimhautperforierenden Implantaten fehlte auch diese leichte Rötung.

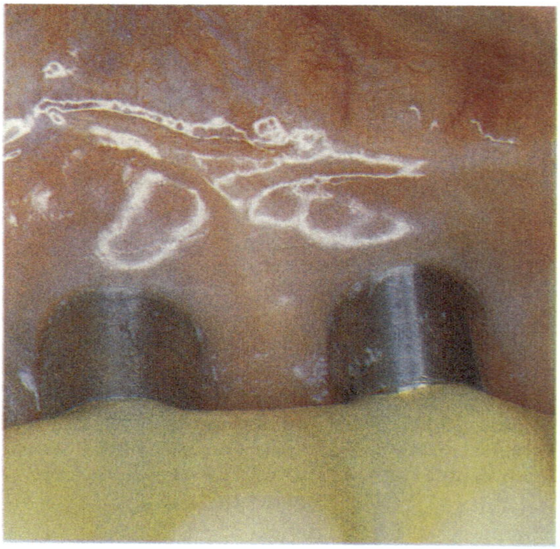

Abb. 4. Oberkieferimplantate: Reizlos eingeheilt. 2 Jahre postoperativ

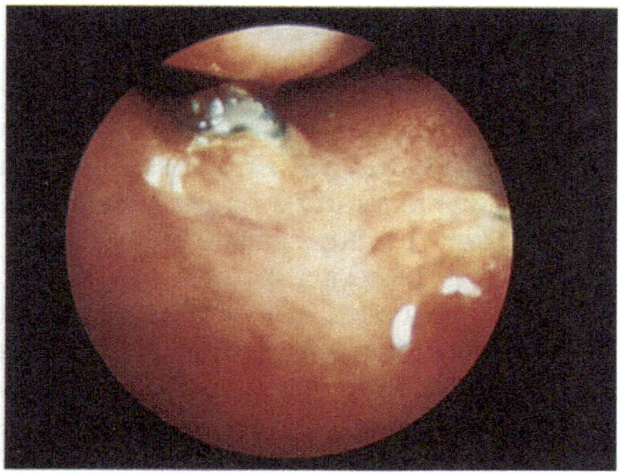

Abb. 5. Nasoskopie. Perforierendes Implantat unter der Choncha inferior. Vorne rechts: Implantat, das bis auf eine kleine Perforationsstelle am höchsten Punkt von normaler Schleimhaut überwachsen ist. 2 Jahre postoperativ

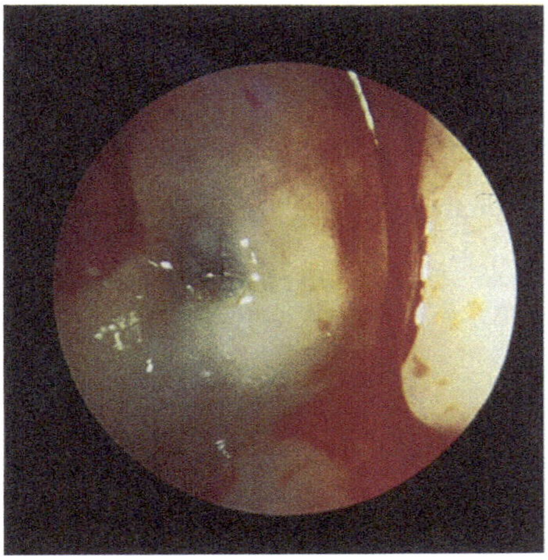

Abb. 6. Sinusskopie. Teilweise, die Sinusschleimhaut perforierendes Implantat. Die Schleimhaut liegt der Oberfläche des Implantates vollkommen reizlos an. 2 Jahre postoperativ

Mittels einer *Sinuskopie* konnten 6 von 10 die Kieferhöhle perforierende Implantate untersucht werden. Bei allen Untersuchungen konnte eine generell reizlose blasse Sinusschleimhaut beobachtet werden.

3 Implantate hatten die Schleimhaut perforiert. 1 Implantat hatte eine Anhebung der Schleimhaut ohne Kontinuitätsabbruch verursacht. 2 Implantate konnten nicht mit Sicherheit lokalisiert werden.

In allen Fällen war die Schleimhaut, auch wenn sie perforiert war, völlig reizlos.

Die Ergebnisse unserer Untersuchung an einem begrenzten Patientengut zeigten, daß bei der von uns benutzten Methode keinerlei Komplikationen von seiten der Nasen- respektive Kieferhöhle bei perforierenden osteointegrierten Implantate auftraten.

Die Implantatverluste von 16,6% perforierenden respektive 14% nichtperforierenden unterscheiden sich nicht nennenswert voneinander. Diese Tendenz stimmt mit den von Brånemark erzielten Ergebnissen überein (Brånemark et al., 1984). Die insgesamt höhere Verlustrate in unserem Material dürfte auf die relativ kurze Zeit der Anwendung der beschriebenen Methode zurückzuführen und mit zunehmender Erfahrung zu verbessern sein.

Mit der Naso- und Sinuskopie der Kontaktzone zwischen Implantat und Schleimhaut gemachte Beobachtungen zeigten die gleichen guten Verhältnisse, wie wir sie auch an der Gingiva unserer Patienten finden. Dennoch sollte bei zwar maximaler Inanspruchnahme der zur Implantatstabilisierung geeigneten Knochenstrukturen eine weitgehende Penetration des Implantates durch die Nasen- und Sinusschleimhaut vermieden werden.

Literatur

Brånemark, P. J., Adell, R., Albrektsson, T., Lekholm, U., Lindström, J., Rockler, B.: An experimental and clinical study of osseointegrated implants penetrating the nasal cavity and maxillary sinus. J. Oral Maxillofac. Surg. *42*, 497—505 (1984).

Brånemark, P.-I., Hansson, B. O., Adell, R., Breine, U., Lindström, J., Hallén, O., Öhman, A.: Osseointegrated implants in the treatment of the edentulous jaw. Experience from a 10-year period. Stockholm: Almqvist & Wiksell. 1977. Auch veröffentlicht in Scand. J. Plast. Reconstr. Surg., Suppl. 16 (1977).

Tetsch, P.: Enossale Implantationen in der Zahnheilkunde (Tetsch, P., Hrsg.). München-Wien: Hanser. 1984.

Anschrift des Verfassers: Dr. G. Feldmann, Postgraduate Dental Education Center, Department of Oral Surgery, Regional Hospital, S-701 85 Örebro, Schweden.

GPSR Compliance

The European Union's (EU) General Product Safety Regulation (GPSR) is a set of rules that requires consumer products to be safe and our obligations to ensure this.

If you have any concerns about our products, you can contact us on ProductSafety@springernature.com

In case Publisher is established outside the EU, the EU authorized representative is:

Springer Nature Customer Service Center GmbH
Europaplatz 3
69115 Heidelberg, Germany

Batch number: 10607330

Printed by Printforce, the Netherlands